汤头歌诀详解

TANGTOUGEJUEXIANGJIE

朱良春 缪正来◎编著

（修订版）

中国中医药出版社

·北京·

图书在版编目（CIP）数据

汤头歌诀详解 / 朱良春，缪正来编著 .—2 版 .—北京：中国中医药出版社，2017.9（2025.3 重印）

ISBN 978-7-5132-4395-7

Ⅰ.①汤… Ⅱ.①朱…②缪… Ⅲ.①方歌—汇编 Ⅳ.① R289

中国版本图书馆 CIP 数据核字（2017）第 199341 号

中国中医药出版社出版

北京经济技术开发区科创十三街 31 号院二区 8 号楼

邮政编码　100176

传真　010-64405721

廊坊市祥丰印刷有限公司印刷

各地新华书店经销

开本　787×1092　1/32　印张 14.5　字数 348 千字

2017 年 9 月第 2 版　2025 年 3 月第 9 次印刷

书号　ISBN 978 – 7 – 5132 – 4395–7

定价　45.00 元

网址　www.cptcm.com

服 务 热 线　010-64405510

购 书 热 线　010-89535836

维 权 打 假　010-64405753

微信服务号　zgzyycbs

微商城网址　https://kdt.im/LIdUGr

官 方 微 博　http://e.weibo.com/cptcm

天猫旗舰店网址　https://zgzyycbs.tmall.com

如有印装质量问题请与本社出版部联系（010-64405510）

前　言

立方用药，是中医临证时非常细致而重要的一项工作，疗效的高低和好坏，每多决定于所选用的方剂（汤头）恰当与否。所以，方剂是一门重要的课程。

方剂的数量，浩如烟海，仅明代《普济方》一书所载，就有61 739首之多，要想全部加以掌握，是不可能的，也没有必要。历史上有些医家为了便利初学者熟记和掌握常用的方剂，曾编著了多种《汤头歌诀》之类的读物。清初汪讱庵所编著的《汤头歌诀》，就是其中比较好的一种。该书共载方剂三百多首，三百多年来，流传极广，一直为后学者所传诵。89年前，严苍山氏又增辑了一百多首常用方剂，作为续集，与该书合辑为《汤头歌诀正续集》。这就更加充实了它的内容。但是，由于歌括限制，原注极为简单，其中每首方剂的适应标准和组成原理，较欠明确，部分方剂的解释已显得陈旧，同时，若干年来方剂的内容已有新的发展，还有一些近代临床常用的有效方剂也应收入。因此，结合临床实际，对它详加注解，增添内容，重新编订，是十分必要的。我们根据汪、严原著，编写这本《汤头歌诀详解》，就是希望解决上述问题的。

本书共分二十二章。第一章绪论，概括地介绍了方剂学的基础知识和理论。第二至二十二章，按照汪、严原著的分章编排次序，将正集和续集同类相并，删去"便用杂方"和其他不常用的方剂共8首，新增近代常用的方剂46首，并将痈疡之剂改为外科之剂，经产之剂改为妇科之剂，幼科之剂改为儿科之剂，其次对每章中方剂的排列次序也作了必要的调整。在叙述上，每章之前冠以"概说"，以阐明每类方剂的立法依据、基本作用、辨证应用以及应用上的注意事项。关于每首方剂的具体介绍，计分9项。

1. 方歌：除新增的方剂都是新编外，多数照旧，但部分具有迷信观念，或用词欠妥，表达不明，或韵脚不叶，诵读不爽的，都做了必要的修改或改编。

2. 来源：标明方剂的出处。原书对部分方剂未注明出处或所注出处有讹误的，现都做了补充或更正。

3. 词解：对方歌中难懂的词句，加以解释。

4. 药物：列出方剂的药味和剂量，并对古代用量不合今用的在括号中加注常用剂量。

5. 用法：详细说明调剂和服用方法。

6. 功效：提示方剂的主要作用。

7. 适应证：详细列出方剂的适应对象。

8. 禁忌：说明方剂的禁忌证或配伍食物禁忌。凡无禁忌的，此项则不列入。

9. 方义：对方剂的组成配伍、药理作用、随症加减等方面，做了详细分析。此外，每章之末附以小结，以归纳其重点内容。

我们在编写本书时，虽曾感到汪、严原著中有部分方剂不太常用，某些方剂的分类归纳不很妥当，但鉴于中医的用方习惯，往往因地而异。汪、严原著流传极广，对医界的影响很深，所以在这方面基本上仍保留汪、严原著之旧，未做过多的删剔和更动。当然，本书尚可能存在不少缺点，希望读者随时提出批评和指教，以便将来有机会重版时加以修订。

　　本书于 1962 年编竣，承蒙著名中医药学家樊天徒先生于百忙中给予审订，并赐予序言，今樊老已驾鹤仙逝，对其热情指教，令人铭感，谨致缅怀敬意志念！

朱良春　缪正来　同识于南通

2013 年 4 月

序　言

　　方剂是治病的武器，所以临床医生都把熟读汤头歌诀作为基本功之一。在许多汤头歌诀当中，汪讱庵氏所编的一种是比较好的，但因时代关系，还有些常用方剂，尤其是治疗温病的方剂遗漏很多，未足以餍学者的要求。严苍山氏特为之补苴而有增辑之作，殆亦有见于此。但汪、严二氏的原著，可商处还是不少。例如，在方剂的分类方面，和解剂和表里剂的体例不够严格，有些简直是杂凑。在方义的解释方面，适应证介绍得很简略，而说理往往求深反晦，不便于初学。因此，一部分类比较合理、解说比较晓畅的新著早就在许多学者的迫切盼望中了。

　　朱良春和缪正来同志近以所著《汤头歌诀详解》的稿本见示，并嘱为之点定，余因得先睹为快。朱、缪二位所辑，是在汪、严二氏原著的基础上加工的，对方剂的分类虽然未能打破汪氏的旧框框，但也做了一些必要的更动。其特点是在每一类方剂的前面都写了一篇概说，对辨证论治和随证处方做了简要的阐述，对用药的意义和主治的证候都叙述得比较详细，还附带地介绍了他们的临床经验，这对初学者是有很大帮助的。

　　这部书的内容很丰富，大大超过了一般对汤头歌诀的要求，而成为方剂学和治疗学的综合。为什么要这样写？我的看法是这样：初涉临床的医生必然要掌握一些日常用药的成方，才不致杂药乱投，有药无方。可是，病情多变，执成方以治病，总难免有点枘凿不相入。所以，行医既久，还要求能够自出心裁地随症处方，不拘于成方而能法与古会才行。这就非得掌握辨证论治的治疗学和随证处方的方剂学不为功了。朱、缪二位这样写的用意，可能是想在这方面给予初学以很好的启发吧！

樊天徒

1962 年序于南京

目　录

第十七章 除痰之剂

第一章　绪　　论

"方剂"古人常以"汤头"概称①。方剂是由几味或许多味药物组合起来的。方剂的组成不是任意或随便地凑合几味药物，而是在明确诊断和治疗原则的基础上，遵循方剂的组成法则，选择适宜的药物组合起来，用以祛除特定病证的。方剂学，就是研究怎样组成方剂、怎样运用方剂和怎样调剂等内容的一门学科。

大家知道，方剂的运用是很广泛的，中医治病除了针刺、气功和推拿等疗法外，大多要用方剂这个工具。一个医者在临床实践中，对于"辨证论治"的法则，掌握和运用得正确与否，主要是要通过运用方剂，观察疗效以后，才能得出结论。如医者不能正确地掌握和运用方剂这个工具，即使辨证对头，诊断正确，也不能得出良好的治疗效果。因此方剂学是学习临床课时必修的一门主要课程。

一、方剂的起源和发展

人们最初用来治疗疾病的主要武器是单味药物。单味药物对于某些单纯的病症和某些疾病的主要症状，确实能够起到治疗作用，像大便燥实的患者，服用一味大黄，就可以使大便畅解。后来随着医疗实践经验的发展，觉察到单味药物不能治好复杂的病证，于是在掌握已

---

① 中医方剂中的汤剂为数最多，运用最广，是各种剂型的代表，所以每举"汤头"二字概称"方剂"。

有单味药物功用的基础上，逐步寻求和使用两味以上的药物去治病。譬如，起先只知道半夏和生姜能够止呕，大黄可以通便，以后遇到既有呕吐又有大便燥实的病证，把半夏、生姜和大黄①合并起来使用，这是很自然的事。由此可知，方剂是在单味药物治疗的基础上逐步发展起来的。

方剂的起源很早。根据皇甫谧《甲乙经》序中的记载，远在公元前三千多年前的商代，有一位名叫伊尹的宰相，就创著了《汤液》。有些医家认为，《汉书·艺文志》中所提到的《汤液经法》32卷，就是伊尹所著的《汤液论》。传说伊尹原是厨司，十分精于烹调，通过烹调先熟悉了许多可以用作调味的——像姜、桂、茴、朴之类药物的性能，而后触类旁通，相继认识了其他有关类别的药物，从而创为汤液。《吕氏春秋》中载有伊尹回答汤帝问长寿的道理的一段文字，说："用其新，弃其陈，腠理遂通，精气日新，邪气尽去，及其天年。"②从这里看来，伊尹不但熟悉药性，而且通晓医理。那么，他创著《汤液经法》是很有可能的。可惜这本书已经失传了。在现存的中医文献中，记载方剂最早的要算两千多年前成书的中医主要著作——《黄帝内经》（以下简称《内经》）。《内经》中载有生铁落饮（生铁落，水煎，治怒狂）、秫米半夏汤（秫米、半夏，水煎，治失眠）、四乌贼骨一藘茹丸（乌贼骨四分，藘茹即茜草一分，以雀卵作丸，治血枯）、鸡矢醴（鸡矢白，酒煎，治鼓胀）、寒痹酒方（蜀椒、姜、桂，酒浸，外熨治寒痹作痛）等 12 方。《内经》中记载的方剂

---

① 《证治准绳》中的"半夏生姜大黄汤"，就是用这三味药组成的。用治反胃呕吐、大便不通。

② 高诱注："用药物之新，弃去其陈以疗疾，则腠理肌脉，遂通不闭也。"按：也有认为，《吕氏春秋》的这段记载，是说明养生益寿的机理的。

虽然为数不多，且带有原始单方的形式，但它已有煎剂、丸剂、丹剂、酒剂等几种制剂类型。更可贵的是《内经》中已经创定了方剂的组成原则——君、臣、佐、使，这更为方剂学的形成和发展开辟了先河。

马王堆出土的《五十二病方》帛书，约为春秋战国时期的作品，也是现存古代的一种医方著作，记载了医方280首之多，受到了医界的极大关注。

汉代张仲景撰著的《伤寒论》和《金匮要略》二书，是现存的经方代表著作。《伤寒论》共载112方，《金匮要略》共载262方（有些方与《伤寒论》重复）。其中每首方剂的组合都具有法度谨严、配合周密、制法精当、调剂妥善的特点。这两部书不仅是集汉代以前方剂的大成，而且是总结汉代以前的医学理论和经验的典籍。所以，后世医家都称它们为方书鼻祖，而把它们列为主要著作。

到了魏、晋、南北朝和隋、唐时代，方书著述已很多。就魏、晋、南北朝来说，方书著述即有数十种之多，但大多已亡佚。而现在仅存的著名方书，只有晋朝葛洪所著的《肘后卒救方》及南北朝陶弘景补《肘后方》之阙而著的《肘后百一方》。不过这两部书已经混合起来，难以分别了。迄至隋、唐，方的种数虽不及魏、晋、南北朝之多，但多为巨著。唐代孙思邈著的《千金要方》和《千金翼方》，内容包罗很广，共收载方剂5 300多首。后来王焘博采唐代以前的有关医学名著，撰著了《外台秘要》40卷。这都是方剂方面的重要参考文献。这里还值得提一提的，隋代有两部方书巨著——《四海类聚方》2 600卷和《类聚单方》300卷，是当时很有价值的方书，可惜都已失传。

宋代名医辈出，医学著作很多。这时对于医方编纂，可算是历史上的一个鼎盛时期。最著名的医方著作，有《太平圣惠方》和《太平惠民和剂局方》。这两部书都是国家诏令名医编撰起来的。其中所收集的方剂包含当时的效方、验方和秘方。《太平圣惠方》共载方10 000多首，曾由国家颁布为我国第一部《方典》。后来，国家召集名医编撰的《圣济总录》200卷，其中收罗更广，共集方剂20 000多首。现代有些医家称它为中医方剂的第三次总结。此外，宋代医家撰著的医方也有好多种，如王衮的《博济方》、沈括的《苏沈良方》、王贶的《全生指迷方》、许叔微的《类证普济本事方》、陈无择的《三因极一病证方论》（以下简称《三因方》）、严用和的《济生方》等等，对于研究方剂都有极大的参考价值。

金、元时代，最突出的是四大学派的产生，推进了医学的发展，也大大丰富和发展了方剂学的内容。如刘河间善用"寒凉"，著有《黄帝内经宣明论方》《伤寒直格方》，李东垣擅长"补土"，著有《东垣试效方》，张子和主张"攻下"，著有《儒门事亲》，朱丹溪长于"滋阴"，著有《丹溪心法》《局方发挥》《格致余论》等书。他们对于方剂的运用各有独到的体会和阐发。

明代医方著述极多，其中卷帙最为浩繁的方书，要数朱橚的《普济方》，它共收载了方剂61 739首。与李时珍的《本草纲目》和王肯堂的《六科准绳》，并为明代医药方面的三大巨著。还有李恒的《袖珍方大全》、吴崑的《医方考》、胡濙的《卫生易简方》、熊宗立的《名方类证医书大全》等等，也都是当时比较有名的方书。而且，当时由于温补派的发展，如薛立斋、张景岳、赵养葵等医家，大大发展了温补学说，创制了许多新的温补方剂，因而方剂学也随之有了新的发展。

清代以来，方剂著作更是指不胜屈。清代的方剂著作，或是注释前人的某些方书，或是撮取简要实用的成方加以方解，或将常用的方剂编成歌括，便于初学者诵读、熟记，这是其主要特点。如张路玉的《千金方衍义》，汪讱庵的《医方集解》与《汤头歌诀》，陈修园的《时方妙用》等等，都是属于这一类。在医方普及读物方面，以汪讱庵的著作，尤其是《汤头歌诀》，最为实用，影响极大，最受后学者欢迎。它的特点是便于诵读、熟记，流传最为广泛，垂300余年而不衰。

晚清时代，由于叶天士、薛生白、吴鞠通、王孟英等医家，创定了温病学说的体系，不但在医学理论方面增添了新的内容，而且使治疗温病的方剂得到了大大的发展和充实。

新中国成立以后，在党的中医政策的光辉照耀下，方剂和中医学的其他部分一样，得到了前所未有的发展，这不仅表现在继承、整理古代方剂和方剂著述等方面，而且表现在近若干年来，全国开展采风运动，收集民间有效方药，同时中医和西医大合作，运用现代科学方法研究方剂。因此，大大丰富了方剂学的内容。今后，在党的正确领导下，随着中医事业日益发展，中西医合作日益加强，方剂学将会得到更大的发展。

综上所说，方剂学的起源自有文字可考以来，迄今已有两千几百年了。大体说来，春秋战国时代的方剂，尚带有原始单方的形式。迨至汉代，张仲景的《伤寒杂病论》问世以后，方剂学已从原始雏形发展到相当成熟的阶段。这时的方剂，不但组织严谨、周密，而且调剂和制法也很精当。同时，还有一个特点，就是大多数方剂的药味，都在8味以下，极少超过10味。魏、晋时代的方剂，从它的方制和调剂来看，基本上与汉代张仲景的相近。但至唐代，方剂就有了显著的演变。就唐代的代表作《千金要方》来说，其中所收的方剂，组成的药品或多或少，少的只有一两味，多的常常几十味，而且主治范围或泛或专，既有一病而立数方，也有一方而主数病。这种演变，可以说是为了适应临床实际需要的一种发展。后来，随着中医学不断地发展和提高，方剂学的内容也不断充实和完善。这不仅表现在方剂数量的日益增多，而且更主要的是历代医家通过实践再实践，创制了丰富多彩的卓效良方。如金、元时代，寒凉、滋阴、补土、攻下四大学派的形成和发展，就使方剂在这四个方面，增添了新的内容。明代，由于温补派的进一步发展，因而温补方面的方剂也得到了更新的发展。再如晚清时代，杰出的温病学说体系的创立，使方剂学的内容得到了更大的充实。新中国成立以来，由于党和政府重视中医、中药，方剂学正在朝着　个新的方向前进。

由此看来，方剂学是随着中医学的发展而不断地向前发展的。这种发展是符合客观规律的。可是从金、元以来，有一些医家由于对于方剂学的发展缺乏正确的观点，或是崇古非今，或是尊今非古，各执一端，而产生了经方和时方①两大派别的争论。如徐大椿认为，仲景的方剂集千圣之大成，万世也不能超出它的范围，而唐以后的方子，呆板肤浅，缺乏生机，可法可传的绝少。但罗太无却认为，以古方治今病，"譬之拆旧柴起新屋，两不相投"。其实，经方组织严谨，确有疗效，古时可以用，现在和将来也还可以用。时方不但发展了经方，而且其中有许多奇方妙法补充了经方所未备。我们在学习和运用方剂时，必须正确地对待方剂的继承和发展问题。

二、方剂的分类

方剂的分类，是方剂形成以后进一步发展的产物，它随着方剂学

---

① 经方和时方："经方"也叫古方，是以仲景的方剂为代表；"时方"也叫今方，是以宋代的方剂为中心。

的日益发展而日趋完善。历来，对于方剂的分类，有种种不同：有按方剂的组合和性质进行分类的，有从药物的性能进行分类的，也有以方剂的功效进行分类的。现在择要分别叙述。

1. 七方 方剂分类最早的记载，当首推《内经》。《素问·至真要大论》中说："治有缓急，方有大小。""补上治上制以缓；补下治下制以急。""君一臣二奇之制也；君二臣四偶之制也。""奇之不去，则偶之，是为重方。"这是方剂分类的雏形。后来，宋代成无己在《伤寒明理药方论》中把它定名叫作"七方"，即："制方之用，大、小、缓、急、奇、偶、复，七方是也。"现将七方的内容：分别举例说明。

大方：是指药力强大而能够克制邪气强盛之病的方剂。如猛峻攻下的"大承气汤"和攻表解热的"大青龙汤"，都是分量较重、药味较多，而效能胜于小承气汤和小青龙汤的"大方"。

小方：是指药少、剂量较轻而用治邪气较浅之病的方剂。如具有微下作用的"小承气汤"和具有微温作用的"小建中汤"。

缓方：是指药力缓和而用于一般慢性虚弱病证的方剂。如甘以缓之，用治脾胃气虚的"四君子汤"；丸以缓之，用于久痢不止的"乌梅丸"等。

急方：是指药力猛峻、效能急速而用于扶危救急的方剂。如急下存阴的"大承气汤"和回阳救急的"四逆汤"。

奇方：是指一味药物或组成药物合于单数的方剂，也有认为是指用一种主药来治疗病因单纯病证的方剂。如治疗虚脱的"独参汤"和破气除满的"厚朴三物汤"。

偶方：是指两味药物或组成药物合于双数的方剂，也有认为是指用两种以上主药来治疗病因复杂病证的方剂。如"肾气丸"的附、桂同用，"大建中汤"的椒、姜配合。

复方：是指两或数方合用而治错综复杂之病的方剂。如用"桂枝汤"与"麻黄汤"二方合并使用的"桂枝麻黄各半汤"，以及由麻黄汤（去杏仁）、桂枝汤（去大枣）、平胃散和二陈汤数方合并使用的"五积散"。

从上面的举例看来，七方基本上是按照方剂组合的情况，如相对的大和小——组成药物的多少，奇和偶——组成主药的单数和双数等进行分类的。当然，所谓方剂组合的大、小、奇、偶等，在临床上都必须以病情的轻重、病势的缓急、症状的多寡等作为依据。

2. 十剂　继《内经》七方之后，北齐徐之才①又有"十剂"的分类方法。十剂是根据药物的性能进行分类的。当然也可以说是依照方剂的功用进行分类的。因为方与药是密切相互关联的。十剂是指宣、通、补、泄、轻、重、滑、涩、燥、湿。宋代寇宗奭在这个基础上补充了寒、热二剂，名为十二剂。现将它的内容，分别举例说明。

宣剂：宣可去壅。宣，是指具有解郁、宣散等功能的方药；壅，是指郁结不散、壅滞阻塞等病理现象。如引邪上越，去除壅塞的"瓜蒂散"和"通关散"，疏理郁结，宣散壅塞的"逍遥散"和"越鞠丸"。

通剂：通可行滞。通，是指具有通行、消滞、去除闭阻等功能的方剂；滞，是指蓄积闭阻、留滞不行等病理现象。如行湿利尿的"五苓散"和"六一散"，通泄水气、痰饮的"己椒苈黄丸"② 和"十枣

---

①　根据《本草纲目》记载，十剂出自北齐徐之才的《药对》，但也有人认为，出自唐陈藏器的《本草拾遗》。《药对》和《本草拾遗》都已亡佚，而现存记载十剂内容最早的为宋代《圣济经》一书。

②　己椒苈黄丸：《金匮要略》方，组成药物有防己、椒目、葶苈、大黄。（按：此方本书未做具体介绍。故注出其药味）

汤"。

补剂：补可扶弱。补，是指一切能够补益阴阳、气血的方药；弱，是指一切虚弱病证。如补阴的"六味地黄丸"和补阳的"附桂八味丸"，补气的"四君子汤"和补血的"四物汤"。

泄剂：泄可去闭。泄，是指具有泄泻通闭、攻下去结等功能的方药；闭，是邪实内结、积滞不通等病理现象。如攻泄热实的"大承气汤"和攻泄寒食的"三物备急丸"，以及逐瘀破结的"桃仁承气汤"等。

轻剂：轻可去实。轻，是指具有轻扬发表、疏散祛邪等功能的方药；实，这里只是指外感表实的病证而言。如发散风寒的"麻黄汤"和"葛根汤"，轻疏风热的"桑菊饮"和"银翘散"。

重剂：重可镇怯。重，是指具有重镇坠压、平肝镇心作用的方药；怯，是指精神恍惚、多惊健忘、怔忡不宁等病状。如镇心安神的"安神丸"① 和平肝镇逆的"旋覆代赭汤"。

滑剂：滑可去着。滑，是指具有滑润利导等功能的方药；着，这里主要是指大便燥结、留而不去的病证。如润燥通便的"脾约麻仁丸"和外导利便的"蜜煎导法"。

涩剂：涩可固脱。涩，是指具有收涩、固脱等作用的方药；脱，是指久泻不止、遗精滑泄和大小便失禁等病证。如收涩止泄，治疗虚寒久泻的"桃花汤"，涩精固泄，治疗无梦失精的"金锁固精丸""封髓丹"，以及治疗小便失禁的"桑螵蛸散"等。

燥剂：燥可胜湿。燥，是指具有香燥胜湿功能的方药；湿，是指

---

① 安神丸：《兰室秘藏》方，组成药物有黄连、朱砂、生地黄、当归、甘草。（按：此方本书未做具体介绍，故注出其药味）

湿邪所引起的病证。如宽中化湿、驱除内伤之湿的"平胃散"和发表祛湿、治疗外感湿邪的"神术散"。

湿剂：湿可润燥。湿，是指具有滋津枯、润血燥功能的方药；燥，是指枯燥的意思，像血液枯竭、津液耗伤等病证。如用于内燥血枯的"活血润燥生津饮"和生津益血的"消渴方"。

寒剂：寒能胜热。寒，是指具有清热、保津、泻火等寒凉性能的方药；热，是指热性病证。如清热的"白虎汤"和清热生津的"人参白虎汤"，以及泻火解毒的"黄连解毒汤"。

热剂：热可制寒。热，是辛热性能而具有回阳救逆、祛寒温阳功用的方药；寒，是指寒性病证。如回阳救逆的"四逆汤"，治疗脾寒的"理中汤"。

后来，明代缪仲淳在十剂之外另增升、降二剂，也叫十二剂。升、降二剂可算高度概括，因为绝大多数药物，从升、降、浮、沉来说，不是升即是降。因此，升、降二剂与十剂并列，很多医家都认为不够合理，如清代沈金鳌说："十剂中如宣、轻则有升义，泄、滑则兼有降义，且诸药性，非升则降……则升降二字，可以概群药，不得另立二门比于十剂之后。"

3. 八阵　明代张景岳根据方剂的效能，创立了著名的"八阵"[①]分类法，即：补、和、攻、散、寒、热、固、因等八类。这种分类，基本上是以汗、吐、下、和、温、清、消、补八法作为指导思想的。现在分别简要地说明如下。

补阵：补益之类的方剂，适用于体质虚弱、元气亏损的病证。

---

①　八阵：《景岳全书》中分为古方八阵和新方八阵；前者都是选集的古方，后者多为张氏创订的方剂。

和阵：具有调和意义的一类方剂，用以调和人体所发生的偏胜病变。

攻阵：攻泻去实的一类方剂，用治急证、实证。

散阵：功能发散的一类方剂，宜用于风寒外感等表证病变。

寒阵：寒凉清热、滋阴增液的一类方剂，治疗热证或津水亏乏、火炎之证。

热阵：辛热助阳祛寒的一类方剂，适用于一切寒证。

固阵：固涩之类的方剂，适用于各种滑泄不禁之证，如久泻不止、遗精滑泄等。

因阵：是因证施方的意思。以上七阵所未能包括的其他类型，都可算作因阵。其意义似乎在于示医者灵活施方，而不必受上述各阵的约制。

4. 二十二剂　清代汪讱庵，根据方剂的治疗效能，在《医方集解》中将方剂分为补养、发表、涌吐、攻里、表里、和解、理气、理血、祛风、祛寒、清暑、利湿、润燥、泻火、除痰、消导、收涩、杀虫、明目、痈疡、经产，加上附录救急，共为22类。汪氏的《汤头歌诀》，根据上述分类，除去明目和救急两类，加上附录便用杂方，并将次序略加调整，共为21类。今人严苍山氏在编写《汤头歌诀续集》时，增添幼科一类。而这本《汤头歌诀详解》将汪、严二氏的《汤头歌诀正续集》中的正集和续集同类相并，删去便用杂方一类，逐方加以注释，并增加绪论一章，共为22章。为了尊重原著，对于分类的排列次序，我们未予更动，但对每类中的方剂先后次序，则以类相从，做了一些调整。

此外，方剂还有两种分类法：一种是按病归类，如伤寒门、中风门、湿病门、燥病门等等；一种是从人之形体分类，如头面部、胸胁部、腰腹部、手足部等等。（当然还有其他的分类法，这里不一一赘述）这样分类，难免庞杂，头绪纷繁。因此，一般都不采用这种分类法。

总的说来，上述七方、十剂、八阵、二十二剂，是方剂学史上四个不同时期具有代表性的方剂分类方法。它们对于方剂的分类，虽然各有特点，都有一定的实用价值，但是，从它们的内容来看，都是从前人的原有基础上逐渐发展起来的。一般认为，清代汪讱庵的方剂分类方法，尽管还有一些缺点，但是比较细致，切合实用。当然，直到目前，方剂的分类还没有得到统一。这主要是由于每一首方剂，往往具有好几种功能，像四物汤有补血、和血、调经作用，既可列于补养剂，又可列入理血剂，所以在分类上见解各有不同。我们认为，无论怎样分类，方剂分类的这种交叉现象仍然会存在的。如果能根据方剂的主要功能进行归类，这个问题是不难补救的。

三、方剂的组成与配伍

我们知道，除个别方剂以单行外，绝大多数的方剂，都是由两味以上的药物所组成的。那么，每首方剂的功能，是不是等于所组成药物功能的相加呢？一般地说，每首方剂中的药物组合在一起，通过调剂以后，往往都产生新的变化——构成综合性的效能。举例说吧，豆豉和葱白，都是发表药，二者配合，名叫葱豉汤，为治疗伤寒表证寒热，头痛的发表剂；豆豉和栀子，一为发表药，一为清热药，二者配合，名叫栀子豉汤，为治疗伤寒汗吐下后虚烦不得眠、心中懊侬的除烦剂。前二者配合以后，相得益彰，增强了固有的发表功能；后二者配合以后，改变了原来的性能，而产生了新的效能。再如，防风本为表散发汗之药，但与补气固表、健中的黄芪、白术配合（玉屏风散）

以后，便成为止汗之剂。显然，防风因得芪、术之补，而改变了原有发汗功能；芪、术因得防风表散之力，而充分发挥补气固表的作用，因而达到止汗的目的。由此可见，当几味或许多味药物组成一个方子以后，药物不是保全其固有的性能，互相增强效用，就是失去其原来的性能，产生新的功效①，从而发挥其综合作用。这是方剂的精妙之处。我们学习和研究方剂的主要目的，就是为了临床处方时能够很好地掌握方剂的综合作用，从而提高治疗效果。那么，怎样掌握方剂的综合作用呢？最主要的就是要懂得方剂的组成法则和变化原理。

方剂的组成法则，概括地说，就是君、臣、佐、使。《素问·至真要大论》说："主病之谓君，佐君之谓臣，应臣之谓使。"又说："君一臣三佐五，制之中也……"根据《内经》以及后世医家对于君、臣、佐、使的记述，归纳起来，所谓君药，就是方中针对主病、主症起主要作用的药物——主药；臣药，就是辅助主药加强主要疗效的药物；佐药，就是协助主药解除某些次要症状，或是监制主药，以消除或缓解主药的毒性和剧性——减少主药副作用的药物；使药，就是能够引导诸药直达病所的药物，或是具有调味、赋形等作用的次要药物②。至于君、臣、佐、使，组成药味的多寡，除了使药常用一味外，其余都可依据证候的需要来决定。下面举例说明。

例一：麻黄汤主治伤寒表实证，症见恶寒，发热，头痛，身疼，骨节疼痛，无汗而喘，脉浮紧。

---

① 徐灵胎说："故方之既成，能使药各全其性，亦能使药各失其性。"
② 日本和田启十郎说："使药一名结构药，用以构成药剂为适当的形状。"

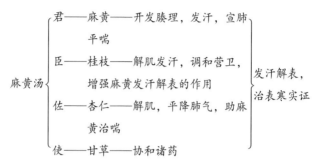

例二：大青龙汤主治伤寒表实里热证，发热恶寒严重，全身疼痛，无汗烦躁，脉浮紧有力。

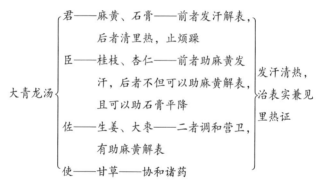

从上面两个方子来看，每一个方子都有一个主治功能，也即所谓综合作用，像麻黄汤的综合作用就是发汗解表，治表寒实证；大青龙汤的综合作用就是发汗清热，治表实而兼见里热证。在临床上，对于一个病证做出明确诊断以后，就要开方子。我们所开的方子，能不能达到预期的目的——能不能使方子所产生的综合作用恰好地能够驱除导致那个病证的病邪，或者解除那个病证的主要症状，就决定于方子的组成是否确当合理。怎样才能做到处方合理、确当呢？要做到这一点，除了掌握君臣佐使，分清药物的主次轻重之外，还必须懂得药物的"七情和合",以掌握药物配合以后的性能变化。

"七情和合",早在《神农本草经》中就有了记载,它是古代药物配伍的经验积累,也是组方时必须掌握的基础。七情是指单行、相须、相使、相畏、相恶、相杀、相反。除"单行",如独参汤,是用一味药物单独发挥作用外,其余六都是说明两种以上药物的配伍关系。例如:应用两种功用相同的药物,从而增强疗效的,叫作"相须",如知母配黄柏,则滋阴降火的功效更强。用一种药物去配制另一种功效相接近的药物,以使其疗效提高的,叫作"相使",如大黄可使黄芩清热的效力更大。取一味药去抑制或减低另一味药物的毒性或剧性的,叫作"相畏",如半夏畏生姜,二者合用则生姜可减半夏的毒性,使其更能发挥镇降、止呕、祛痰的作用。利用一种药物去牵制或改变另一药物的偏性的,叫作"相恶",如生姜畏黄芩,合用则黄芩可减低生姜的温性。一种药物能解除另一种药物的中毒反应的,叫作"相杀",如蟹壳能杀漆毒。两种药物同用要发生剧烈的副作用的,叫作"相反",如半夏反川乌,因为半夏和川乌,一温一燥,二者都有毒性,同用必然会加强毒性,容易产生副作用。从这里我们可以进一步知道,药物经过配伍以后,往往会产生复杂的变化:有的具有协同作用,可以增强疗效;有的具有拮抗作用,相反能降低疗效;有的甚至能产生有害作用。在临床处方时,我们常常有意地运用药物相畏和相恶的作用,减低某些药物的毒性或偏性,使其发挥独特的治疗作用;也往往应用药物之间相杀的原理,借用一些药物去解除另一些药物的中毒现象。此外,相须、相使的配伍运用更是普遍。至于相反的药物,非确有把握和需要者,原则上都必须禁用,以免发生意外事故。

综上所述,方剂的君臣佐使,说明处方时必须按照病情的轻重和症状的多寡，选择适宜的药物，并分清其轻重主次和搭配的关系；七情和合，主要说明药物配伍以后的复杂变化。我们必须掌握这两方面，处方时才能做到"多而不杂，少而不漏"，才能明确每首方剂的综合作用，从而随着疾病的千差万别，开出相应的处方。

四、方剂的加减变化

"病变方变"，这是中医辨证论治、因症施方的特色。丹波元简氏说："用方之妙，莫如于加减；用方之难，亦莫如于加减。"正说明了方剂加减的重要。在临床上，方剂的加减变化以什么为依据呢？必须根据证的差异——病人的病情、体质、年龄、生活习惯以及气候环境的不同，灵活地变更处方的药量或药味。假使"欲用古方，必先审病者所患之证，悉与古方前所列之证皆合，更于方中所用之药，无一不与所现之证相合，然后施用。否则必须加减。无可加减，则另择一方。断不可道听途说，闻某方可以治某病，不论其因之异同，证之出入，而冒昧施治……"只有这样才能做到效法于古方而不拘泥于古方。方剂的加减变化，可分为三种：一是药量的加减；一是药味的加减；一是数方相合的加减，下面分别介绍。

1. 药量的加减 一张方子的药味不变，单单增减其中药物的药量，就可以使它的效能和组成发生变化。例如，《伤寒论》里的小承气汤和厚朴三物汤，都是同用"大黄、枳实、厚朴"三味药，但因二者的用量不同，不仅主治有别，而且方剂的组成也起了变化，见表1。

从表1可见，小承气汤以大黄为主药，主治热结便秘；厚朴三物汤以厚朴为主药，主治气滞便秘，二者的方剂组成和主治证候都是有区别的。

表 1　小承气汤和厚朴三物汤的差异

方名	方剂组成				主治证候
	君	臣	佐	使	
小承气汤	大黄四两	枳实三枚	厚朴二两		热结阳明——谵语，潮热，腹痛拒按，大便秘结
厚朴三物汤	厚朴八两	枳实五枚	大黄四两		气滞中焦——腹部满痛不减，大便秘结

此外，还有方剂的药量增减，只改变其效能，而不改变其组成的。例如，桂枝汤用"桂枝三两，芍药三两，甘草二两，生姜三两，大枣十二枚"，本是主治"太阳表证，头痛、发热，汗出、恶风"的方子，假使在方中加重"桂枝二两"，就变成"桂枝加桂汤"，成为主治"奔豚，气从少腹上冲心"的方子了。桂枝加桂汤与桂枝汤，因为其中一味桂枝的用量不同，虽然二者的主治证显然有别，但它们的组成并没有改变，见表2。

表 2　桂枝汤与桂枝加桂汤的差异

方名	方剂组成				主治证候
	君	臣	佐	使	
桂枝汤	桂枝三两	芍药三两	生姜三两大枣十二枚	甘草二两	太阳表证，头痛，发热，汗出，恶风
桂枝加桂汤	桂枝五两	芍药三两	生姜三两大枣十二枚	甘草二两	奔豚，气从少腹上冲心

由此可见，方剂中药量的增减，可使原方发生两种变化：一种是既改变原方的效能，也改变原方的组成；另一种，只改变原方的功

能，而不改变原方的组成。

2. 药味的加减 一张方子中，部分的药味变更，就会使它的功能发生变化。这是临床上常用的一种加减方法。在张仲景的《伤寒论》里，方剂总共112首，用药只有86种，其中许多方子，都是在某些方剂的基础上加减药味化裁而成的。例如，从一种栀子豉汤变化出6张方子，分别适应各种证候，就是很好的例证，见表3。

表3　栀子豉汤类方剂的药物组成

方名	药物						
	栀子	豆豉	甘草	生姜	枳实	厚朴	干姜
栀子豉汤	+	+					
栀子甘草豉汤	+	+	+				
栀子生姜豉汤	+	+		+			
枳实栀子汤	+	+			+		
栀子厚朴汤	+				+	+	
栀子干姜汤	+						+

上表所列的6张栀子豉汤方，用药总共只有七味，而适应证各有不同，其中后五张方子都是栀子豉汤的基础上加减而成的。（见表4）

就表4看来，栀子豉汤的药味加减，都是以症状为依据的。栀子豉汤的主治是虚烦不得眠，心中懊憹，或烦热胸中窒；如果兼有中气不足而出现"少气"，则加"甘草"，以补中益气；兼有中气上逆而作"呕"，便加"生姜"以降逆止呕；倘若伴有伤食而"心下痞闷"，则加"枳实"，宽中下气以除积。至于心烦，腹泻严重而卧起不安者，是由于热与气结，壅于胸腹之间，其证重点在于"满"，治宜去满为主，除烦为次，所以用栀子豉汤减去豆豉，而加枳、朴以泄满下气。身热微烦，是上焦虚热未除，但其证轻于栀子豉汤，故除去豆豉之宣泄而仍用栀子以清热；大便溏泄，是因误下引起的中焦虚寒，所以加"干姜"逐内寒以止泻。

表 4 栀子豉汤类方剂的药物组成

类别	主治证候	方名	加减	
			加	减
主证主方	虚烦不得眠、心中懊憹，或烦热胸中窒者	栀子豉汤		
证变方变	栀子豉汤证兼见少气者	栀子甘草豉汤	甘草	—
	栀子豉汤证兼见呕者	栀子生姜豉汤	生姜	—
	病后食复劳复，身热心下痞闷①，或食膏粱之物过多，烦热闷乱者②	枳实栀子汤	枳实	—
	心烦、腹泻，卧起不安者	栀子厚朴汤	厚朴、枳实	豆豉
	身热微烦，大便溏泄者③	栀子干姜汤	干姜	豆豉

根据上述，可知方剂的药味加减，完全是以症状为凭证的。我们在临床上要应付千变万化的病证，就得掌握方剂药物的加减方法。临床上遇到某一病证时，通常应尽量先选用适当的成方；假使没有完全恰当的成方，然后才以某一成方为基础加减药味；要是症与方的出入很大，也就是成方的大半药物都不适用，那就不必加减，可以另立一

---

① 见《伤寒蕴要》。

② 见《内外伤辨惑论》。

③ 唐宗海："……则此方（栀子干姜汤）用干姜，正是大下微溏泻，故用干姜救之，而仍不废栀子者，以原有身热微热之证。"

方。这就告诉我们，方剂的药味加减，必须要在方剂基本适用于客观病证的基础上进行，才能做到既能灵活变动，又能合乎法度。

3. 数方相合的加减 几张方子合并使用或相合加减使用，是应付合病或并病①的一种方法。历来的方剂数以万计，其中有很多复方都是由两张以上的方剂合并或化裁而成的。像常用的十全大补汤，就是由四君子汤和四物汤再加黄芪与肉桂组成的，见表5。

表5　十全大补汤的组成方剂

方名	出处	药物										主治
		当归	地黄	白芍	川芎	人参	白术	茯苓	甘草	黄芪	肉桂	
四物汤	《太平惠民和剂局方》	+	+	+	+							血虚证
四君子汤	《太平惠民和剂局方》					+	+	+	+			气虚证
八珍汤	《六科准绳》	+	+	+	+	+	+	+	+			气血两虚证
十全大补汤	《医学发明》	+	+	+	+	+	+	+	+	+	+	气血两虚兼阳虚证

大家知道，四物汤的功用主要是补血，能治血虚之证；四君子汤的效能主要是补气，可疗气虚之候。血虚和气虚是两种不同的证候，假使二者并现，便要把四物和四君合并使用，方能收效。八珍汤就是在这个基础上形成的。古人遇到比八珍更复杂的证候——气血两虚

———————

① 合病、并病：这里是指几种病证或几种方证合并发生的意思，与《伤寒论》里合病、并病的概念不尽相同。

兼见阳虚，又创立了十全大补汤，以适应临床病证的需要，这是很自然的事。于此可知，数方合成的复方，纯粹是为了复杂的病证而设；如果证候单一，那就无需数方合并使用了。

五、方剂的剂型

方药的剂型，是指方药制剂的形式。制剂的形式，对于疗效有很大的影响，比如，麝香、苏合香、安息香等芳香走窜性的药物，只宜制成散剂或丸剂服用，才能发挥它们应有的药效。如果用作煎剂，便会使它们的功效丧失或极大的减弱。像苏合香丸，所以制成丸剂应用，重要的原因之一就是因为其中大量芳香性的药物，加热后可使其芳香之气散失，而不宜制作煎剂。这一点古人早已有了明确的认识。如《神农本草经》说："药性有宜丸者，宜散者，宜水煮者，宜酒渍者，亦有一物兼宜者，亦有不可入酒者，并随药性，不得违越。"另一方面，许多剂型的制作，更主要的还是为了适应各种不同病证的需要。通常来说，新病、急性病患，多宜服用煎剂、散剂；旧病、慢性疾患，多宜服用丸剂、膏剂……陶弘景说："又按病有宜服丸、服汤、服酒、服膏煎者，亦兼参用，以为其制。"这是很正确的临床实践体会。我们必须熟悉方药的各种剂型的性能，然后在临床上才能很好地运用。现把常用的方药剂型，简要介绍如下。

1. 汤剂　即把药物加水或在水中掺酒、掺醋等煎煮，去渣取汁服用。这是内服药中应用最广泛的一种剂型。它的优点是：内服后吸收较快，疗效迅速，因此一般疾病都可应用，特别是新病、急性疾患，更为适宜。

和汤剂相类的制剂，还有煎、饮和药露等。煎剂，是把药物煎汤去渣后，再用小火慢慢煎炼，并且多加入白蜜等药物同煎，使其比汤剂稠浓。这种剂型多用于慢性疾病。饮,是指宜于冷服或频频饮用的汤剂,如香薷饮、甘露饮等,多用于外感热病。药露,是用药物经过煎馏方法制成的,如金银花露、青蒿露等,因其药力微薄,通常多用做饮料以辅助治疗。另外,用药物煎汤外用熏洗的,叫作洗剂,也属于汤剂的范围。

2. 丸剂 也叫丸药,是把药物研成细末,用水或蜜或糊等调和做成的圆粒,小的如芥子、绿豆,大的像桂圆。丸药的优点是,便于收藏和携带使用。因为一般的丸剂服后,在胃肠中吸收缓慢,作用比较持久,所以多用于慢性疾病,所谓"丸者缓也"。但是,也有一些丸剂是专用于急性暴病或急性热病的,如苏合香丸和万氏牛黄丸等。这类丸药主要取其便于携带使用,应付急需,且多采用研细服用的方法,使其服后吸收较快,取效迅速。这和一般丸剂的意义是显然不同的。

3. 散剂 即把药物研成粉末使用。分为内服和外用两类。内服的散剂又可分为两种。一种是药末研得较细,直接用开水、茶汤、米饮或黄酒等调服,或者配合汤药,用药汁送服,如清瘟败毒散①、失笑散之类。这种散剂的优点,使用方便,可以随身携带救急,且服用后吸收较快,通常都把它用治急性疾患。另一种散剂,是把药物研或锉成粗末,然后用水煎服,所以又叫作"煮散"。古代医家多应用这种方法。例如,银翘散、人参败毒散,古代都是研末,储藏备用,临用时,用水煎服。这实际上与汤剂相类。所不同者,汤剂都是随用随配,可以依据病情变更药物,而散剂多为成药(方药固定),只有完全适应的病证才可使用。同时,前者用量较大,而后者用量较小,效

---

① 清瘟败毒散:药味与清瘟败毒饮全同。

用较强，是符合好、省的精神的。

外用的散剂，研末必须极细，大都用作外敷或散布患处，以达到局部治疗的目的。例如，外科用的如意金黄散，喉科用的绿袍散，眼科用的推云散等都是。

4. 膏剂 即把药物煎成浓汁，然后加入矫味或赋形剂煎熬成黏胶状或饴状。通常分为内服和外用两种。内服的膏剂，是把药物反复的煎熬，滤去渣滓，加冰糖（糖）或蜂蜜等熬炼收膏。这种膏剂，适用于慢性疾病患者或体质虚弱者，作为长期治疗、滋补，或专为补养用。一般在深秋和冬季精气内敛，闭蛰封藏之时，服用膏剂最为适宜；由于春、夏天气暖热，膏剂容易变质腐坏，不宜制备应用。膏方大都是根据病情开出的复方，用时配制，一般每付膏滋可服用 1～2 月左右。但也有许多膏剂是成药，如枇杷膏、琼玉膏等，都是很常用的。外用的膏剂，是把药物用麻油、菜籽油等煎熬去渣，加入黄丹、白蜡等熬炼极为浓厚，使冷却后成为半固体状，然后把它加热熔解，摊在纸上或布上，使用时或者根据病情再加上适当的药粉少许。一般都用它外贴消肿或治风湿筋骨疼痛等病证。

5. 丹剂 其所组成的药物，往往含有金石之品，须经过煅制提炼而后合成，这有点类似过去的炼丹，有些丹剂用朱砂或金箔为衣，所以叫作丹。它的剂型没有一定，往往有些丸剂、锭剂和散剂都叫作丹。例如，活络丹、神犀丹等，剂型是丸；九一丹等（外科用），剂型是散；玉枢丹又多是块状、锭状等不等形。

6. 酒剂 一般称为药酒，古代叫作"醪药""酒醴"。大都是把药物浸泡在高粱酒或黄酒中，放置半月至一月后，去渣服用。酒剂主要是借酒的辛热善行之性，把药物的有效成分很快地带到全身各部，更好地发挥治疗作用。通常多用它活血通络，治疗风寒湿所引起的肌肉骨节疼痛，以及局部麻木不仁等病证①，或者用作补益强健筋骨。因此，药酒方大都是用温通、活络、祛湿驱风和强健筋骨之类的药品，例如虎骨木瓜酒便是。酒剂的优点是，可以长期保存服用，使用方便，而且比服用煎剂节省药材。但如对酒有过敏的人，即使其病情适合，也不宜应用。

除上述的常用主要剂型外，还有坐药、导药、线药等，都是作外用的。坐药，是把药物做成较大的丸子使用；阴道坐药，多用软布包裹，然后纳入阴道内，用治白带、阴痒等病证。导药，通常用的蜜煎导，纳于肛门内，溶解后，能够使干燥的粪便润滑而出，实质上也是坐药。线剂，就是常说的药线，是把线放在药汁中煎煮，然后使用，如用作扎瘘管的药线便是。

最后，略谈一下改良剂。所谓改良剂型，是指近年来，借助现代制药方法，把中药原生药加工制成酊剂、糖浆和片剂等等。这种剂型的特点是，有效原药得到了相当的浓缩，可以保藏较久，每次服用量少，便于携带应用。它的形式和西药的酊剂、糖浆及片剂等同类剂型相似。但每种西药的化学成分及其含量都很明确，而中药改良剂型，其化学成分及含量大都不够明确或不完全明确。这是二者的本质差别。也正因为中药，特别是复方的化学成分，极为复杂，目前尚不容易测定、分析清楚，所以有些中药制成改良剂型后，其有效成分是否会受到损失，还是一条悬案。比如按照中医的用药体验，一般养阴润燥、潜阳息风的方药，不宜制成酊剂。因为这类方剂适用于阴虚、肝阳上亢之证，倘制成酊剂，其中酒精辛热刺激，能使肝阳、肝风愈为

---

① 《素问·血气形志》篇说："经络不通，病生于不仁，治之以按摩、醪药。"

上亢，而抵消方药的效用。因此可以说，中药改良剂型，从它的制剂形成来看，确已前进了一步，但哪些药物适合于改良剂型，哪些药物只宜于这种改良剂型而不宜于那种改良剂型，哪些药物不宜于改良剂型，尚待研究和临床应用体验证实。

六、怎样学习和运用方剂

方剂的起源，从有文字记载算起，已经有了两千几百年了。在这悠久的历史里，历代医家为了同疾病做斗争，通过临床实践，创制了数以万计的方剂。这是医学经验积累中的一个重要组成部分。其中有无数的奇效良方，现代有很多无法治疗的病证，都用它获得了卓效。目前世界上有好多国家，也都注意研究我国的方药。可见方剂，是一个内容丰富的宝库。怎样把方剂学运用于临床，这是值得讨论和研究的一个重要问题。现就我们的认识，提出下面几点，供读者参考。

1. 把方剂联系"理"和"法"　　大家知道，理、法、方、药是密切联系着的。我们无论在学习或运用某一张方子时，都必须明确这个方子是用什么理论做指导的，它贯穿着哪一种治疗法则。如果丢开这一点，即使把方子的药味、用量背得滚瓜烂熟，也不能理解这张方子，当然更谈不上临床应用。比方，大承气汤有大黄、厚朴、枳实和芒硝四味药，能够主治大便不通。那么，它治什么原因引起的大便不通？这种大便不通又属于什么性质呢？其中就涉及很多理论问题。大承气汤所治的大便不通，它的原因是患者体质壮实，热邪入里，与肠中糟粕结成燥屎滞于肠中形成所谓"阳明腑实"。于此分析一下，我们就可以晓得它的原因是"热"，病位在"里"，属阳明腑证，它的病机是热实相结，性质为里热实证，这里就用到寒热、表里、虚实、脏腑及邪正等理论概念。再进一步研究，大承气汤是用的什么治疗方法呢？是泻实泄热。这就联系到"实则泻之"治疗法则。当然，上面的这些判断不是凭空造出来的，而是通过他的痞、满、燥、实等一系列的症状分析得出来的。因而又牵涉到怎样观察和辨别症状的理论，也就是"辨证"的运用。这一切都充分说明，中医治疗用方必须用它的固有理论做指导。因此，学习和研究方剂，首先必须具备中医的理论基础，否则是无法正确理解和运用的。假设我们不明确上述大承气汤所贯串的"理"和"法"，单单记熟了它的药味，怎么能算理解了它呢？如果我们仅仅凭它能主治大便不通这一点，昧然把它误用于虚寒性便秘，结果造成了不良后果，这又怎么能说会运用它呢？

2. 掌握方证的本质特点　谈到一张方子，就必然会想到它的适应证。因为讨论方剂的根本目的，是要用它去治疗病证，而每一张方子都有它特定的一种或几种适应证。这种特定的适应证，习惯上都把它与方紧密联系在一起，叫作某某方证。如大承气汤的适应证，便直接叫它大承气汤证。一般说来，方证是由很多症状组成的，多半是一个症候群，极少恰好是一种病，而且一个方证的症候群，往往可以见于好多病证。拿大承气汤为例，它的主证一般是：心下痞，腹满胀喘，腹痛拒按，大便不通，即所谓痞、满、燥、实四症。这些症状，既可见于现代医学所称的伤寒病，也可以出现在流行性乙型脑炎等热性病的过程中；中医只要见到这种方证，不管病名如何，都必须用大承气汤治疗。这说明中医用方不以病名为对象，是以症状为基础，而机械地固定一方独治一病，是绝无仅有的。因此，要学会运用一张方子就必须熟悉它的方证。怎样才算熟悉方证呢？那就是掌握了方证的本质特点——特殊症状和机理。假使抛开这一点，单单呆记方证的主要症状，那是绝对不行的。不妨，再以大承气汤证为例，如果我们只知道它的一般主证是腹痛、大便不通等等，不但可能把大承气汤误用于虚寒性便秘，而且遇到下利清水（热结旁流）的大承气汤证，又可能误用其他方剂去治疗。那么，什么是大承气汤的本质特点呢？性质是里热实，大都见于热性病中期，患者体质壮实，腹胀痛硬满，拒按，脉象数滑或滑实有力，小便色赤，烦躁口渴，舌苔黄厚干燥，或焦黑起裂纹。我们掌握了它在体征、症状、脉、舌等四个方面的本质特点。综合辨析，纵然碰到下利清水的假象，也绝不会迷失治疗方向。同时，也绝不会把大承气汤误用于虚寒性便秘。因为虚寒性便秘，它的脉象必然沉细，舌苔必然白厚而质淡……这都是与大承气汤证的本质差别。总括一句话：抓住方证要领，是应用方剂的首要条件。

3. 弄清方剂的药理作用 方同证的关系，属于方的外部联系；方的药理作用，是方的内部结构。方剂大部分是复合剂，一般的用药 8～10 味，最少的两三味，最多的几十味。正由于大部分方子是复合剂，因而方中各种药品之间就有药理的关联性。这种药理的密切关系，产生了方剂的特有效能，这是建筑在药物的四性五味和配伍等用药规律的基础之上的。例如，桂枝配麻黄，为发汗祛表寒的峻剂，但若与芍药、饴糖同用，便成为温补健中之剂。这种效能的改变，就是因为配伍不同，而药理作用改变的结果，因为桂枝、麻黄都是味辛性温之药，辛能发散，温能祛寒，二者性能相近，配伍后相得益彰，所以成为发汗祛表寒的峻剂。而芍药的味酸性微寒，饴糖味甘性温，酸能收敛，甘能补中；酸敛能够制约辛散，所以配芍药后只有温运之性，并无发散之功；因而温运协同甘补，成为温补健中之剂。由此可见，我们弄清方剂的药理作用，不仅可以正确理解它的效能，在临床上随证应变，确当地配伍和加减使用方剂，而且可以对于有药无证或列证过简的古方，从药测证，推出它的适应证，便于掌握运用。

4. 熟悉方药的用量　方药的用量恰当与否，与疗效关系极大：用量不及，方虽中病，而不能取得应有的效果；用量太过，伤害正气，反能增剧病情，或造成不良后果。我们认为，如果要能很好掌握方药的用量，除了必须熟悉一般药物的常规用量之外，还要掌握下面几个原则：

（1）剧毒方药用量宜小，必要时可逐渐加大用量。

（2）轻病、慢性病，剂量不必过大；重病、急性病，剂量可以适当加大。

（3）体质薄弱的人，方药用量一般低于体质强实的人；儿童的方药用量一般少于成年人。

（4）方中主药的用量应该较重，辅佐药的用量一般较轻。

对于古方的用量，也必须有一般的了解。由于古代的度量衡和现在的不同，所以古方所记的用量和现代相差很大。后世有些医家对此做了考订，但结论不一，如宋代林亿说："古三两，约当今之一两；古三升，约当今之一升。"明代李时珍说："古之一两，今用一钱；古之一升，今用二合半。"因此，古方的用量只可供我们研究古方中药物用量比例及其配伍关系的参考，而不可照抄使用。今人研究，《伤寒论》之一两，约合 15.625 克，可供参考。

此外，在古方中还常用"方寸匕"①　"钱匕"②　"鸡子大"或"枣大"等来表示药物的用量。所谓"方寸匕"，这就是古人一平方寸大的匕；"钱匕"，是用古代"五铢钱"作为量药的工具，如取药

---

① 方寸匕：一方寸匕的散剂，重约一钱许（四克）。
② 钱匕：一铜钱（钱匕），抄取的药末重约一钱。

粉仅遮满钱上一个字的，叫作"一字"①。至于如鸡子大或枣大，更是大体的估量。这些虽然现代都不采用，但我们必须了解。

5. 熟记基本方剂　在临床上，必须掌握很多方剂才能应诊。一般说来，愈高明的医家，掌握的方剂愈多，因为方剂掌握得多，才能随证应变，加减化裁。初学者首先必须熟记基本方剂。本书中所收集的方剂，基本上都是常用的方剂，而且都有歌括，便于诵读熟记，可以先诵读每一类的重点方剂，然后逐步增多，例如，发表剂中，可以先读熟辛温解表的麻黄汤、桂枝汤，以及辛凉解表的银翘散、桑菊饮；攻里剂中，可以先熟记寒下的大承气汤，温下的温脾汤，以及润下的脾约麻仁丸……然后再读发表攻里剂中的其他方药，并比较它们的异同。如果能把本书中常用的方剂，大部分都记熟了，可以说已经打下了初步基础，临床上也差不多可以应付了。假使在这个基础上，再去博览方书，结合临床实践，深入钻研，自可升堂入室，应付裕如了。

6. 用方必须因证制宜　随证施方，因证制宜，这是中医用方的独特之处。前面"方剂的加减变化"一节里已经谈过，临床上不能呆板套用成方，必须随证化裁，效法于古方而不拘泥于古方。要做到这种功夫，除了学好方剂的基本内容，非通过长期的临床细心体验是不可能达到的。所谓因证制宜，大致说来，就是要把握病证的整体性，随着机体内在环境的特殊和外在环境的影响，变更处方。举例说吧，同样是一种热性病的里实证，由于一发生于孕妇，一发生于常人，他们的治疗用方就有所不同；总的原则虽然应该用寒下剂，但是在选方时，一般前者的方药要轻于后者、缓于后者。还有，同样是感

---

① 一字：铜钱上共四字，一字的药量重约二分五厘。

冒，有的体质壮实，需用麻黄汤发汗解表，有的体质虚弱，宜用人参败毒散益气解表。这都是因为病体的内在环境不同，体质差异，而用方各别。至于因外在环境影响，而处方差异的，如同是伤风感冒，冬天寒冷，多用辛温发表剂，夏天炎热，多用辛凉发散剂，就是很好的例证。我们初涉临床学习使用方剂时，要特别注意体验因证制宜，才能逐步学会随证灵活用方。

7. 注意方剂的煎服方法　方剂煎服得当与否，也能影响疗效。一般的方药，每天服用二三次；汤剂每帖分头二两煎，且多宜温服。这都是常识，不用多提。现在主要谈一下要特别注意的方药的几种煎服方法。

第一，发散及芳香性药物，不宜多煎，多煎会使其性味走散；补益滋养性的方药，必须多煎，介类、矿物类宜先煎、久煎，才能充分发挥其效能。

第二，胶剂，如阿胶、龟甲胶等，若入煎剂，宜另用适量黄酒，置碗中清炖烊化，然后在其他药煎好去渣后，再投入慢慢搞匀融合。如果随诸药同煎，则部分胶剂黏附于药渣上，不能发挥作用。

第三，有些汤剂必须凉服，如治热性呕吐，尤其是小儿呕吐，常需频频冷服。

第四，发作性的疾患，方药多宜在发作之前服用，如截疟药，必须在疟疾发作前两小时服用。

第五，健胃药方宜在食前服，泻下方药宜在空腹服，安眠药宜在睡前服……这些都很要紧。

总之，这些煎服方法，我们在临床处方时，必须在方笺上注明，且嘱咐有关病家合作，才能使方药发挥应有的治疗作用。

第二章 补益之剂

一、概说

补益剂，又叫强壮剂，或简称补剂。所谓补剂，就是具有兴奋强壮、增强机体的活动能力以及滋补、改善营养状况等作用的方剂。补剂一般分为补阴、补阳和补气、补血等四类。

补阴和补阳的方剂，是为阴虚和阳虚而设。什么叫作阴虚呢？中医习惯上所说的阴虚，多指肾水、阴液不足，即所谓"肾中真阴虚"。肾中真阴虚，不但可使肾水不能上济以养肝木，引起肝阴不足，还可上盗母气（肺金为肾水之母），损耗肺阴，导致肺阴亏损。所以《沈氏尊生书》说："阴虚者，肾中真阴虚也。"肾中真阴虚的患者，多见身体消瘦，肌肤萎缩、枯涩，口干咽燥（或口舌生疮），五心烦热，腰腿酸软，小便黄赤，或头昏眼花，耳鸣，舌红少苔，脉细数无力诸症。这种证候的治疗原则是"壮水之主以制阳光"，也就是滋补肾阴。临床常用的滋补肾阴的药物是地黄、萸肉、枸杞子、龟甲等味。六味地黄丸、左归饮即是这一方面的代表方剂。如果患者见有失眠、夜梦遗精、情绪急躁、好恶反常、脉象细数弦急等阴虚火旺的征象，应该配用知母、黄柏，以滋液清火，方剂如知柏八味丸。假使患者呈现肺阴虚，出现呛咳、咳痰不爽、音哑咯血、骨蒸潮热、颧红盗汗、舌红无苔、脉细数或孔数等阴虚劳热的证候，方剂应选用沙参、元参、百合、天冬、生地黄、阿胶、甘草、功劳叶、地骨皮等滋阴清肺除热的药物为主。由于肺阴虚者多兼肝阳上亢，所以常配用鳖甲、银柴胡等药，以平肝潜阳，清热敛阴。百合固金汤和秦艽扶羸汤就是属于这一类的常用方剂。

至于阳虚，多是指肾中阳气、命火衰减，也就是所谓"肾中真阳虚"。肾中真阳虚的病人，常因命火衰减而不能上蒸脾胃，导致脾阳虚微等证。正因为肾阳虚可以涉及多种阳虚证候，所以《沈氏尊生书》说："阳虚者，肾中真阳虚也。"肾中真阳虚的病人，常有畏寒怕冷（特别是腰以下常有冷感），腰部酸痛，腿酸发软，精神不振，小便频数（或淋沥不尽），或阳痿早泄、精冷，脉象细软或沉迟等症。这种病证的治疗原则是"益火之源以消阴翳"，也就是壮肾阳，补命火。临床常用的壮肾阳和补命火的药物有肉桂、附子、鹿茸、紫河车、肉苁蓉、狗脊、巴戟天等。附桂八味丸和右归饮就是这一方面的代表方剂。如果证属脾阳虚，则多有唇淡口和，饮食减少，消化不良，或呕逆腹痛，肠鸣泄泻，甚或五更泄泻，四肢清冷，倦意嗜眠，舌质淡，苔薄白，脉虚缓。这种病证如果表现轻微，只要用香砂六君子汤健脾助阳，即可收效。若病情严重，脾阳式微而阴盛于中，就必须用肉桂、附子为主，配用干姜、党参、白术等药物，以振奋脾阳，健脾运中。附子理中汤和四神丸都属于这一方面的常用方剂。

补气和补血的方剂，顾名思义，自然是为气虚与血虚而设。要了解什么叫作气虚，首先应该懂得气是什么。气这个概念，在中医学里运用得非常广泛，其意义因场合而异，而这里只是指气血相对的气，也就是泛指机体的动力、活动机能而言。那么，气虚就意味着机体的活动能力不足或机能衰减，而补气就是促使机能活动和增强活动力。古代医家对于气虚机制的解释，多认为是由于脾、肺二经不足。因为营养物的摄取是脾所主，气体的交换是肺所主，而体内活动能量的不断补充，完全依赖于营养物的不断摄取以及肺的不断吸收新鲜空气（天地精气）。所以把气虚归属于肺、脾二经不足是很有道理的。气虚的证候怎样呢？一般多有少气懒言，语言低弱，四肢困倦，劳则气促，大便溏泄，脉虚大或细软，或见屡发脱肛、子宫脱垂、小便失禁等症状。临床上常用的补气的主要药物有人参、黄芪、党参、白术等。假使并发脱肛、子宫下垂、小便失禁等宗气下陷的证候，一般还应在补气药中加入升麻、柴胡，以起一种升举的作用。若因气虚诱发大便溏泄不止、肢冷等脾阳虚的征象时，应在补气药中加入干姜、肉桂等药物，以振奋脾阳。临床常用的补气剂是四君子汤和补中益气汤之类。

血虚，除了包括现代实验诊断的贫血而外，还包括实验检查并不贫血，而经中医望、闻、问、切所诊断的血虚在内。所以中医所谓血虚，远比现代所说的贫血的含义要广泛得多。血虚有哪些见症呢？血虚一般都要见到面色淡黄、口唇、指尖苍白，甚或全身皮肤都显得苍白，并有头昏，眼花，耳鸣，倦怠好眠，或失眠，不耐劳力，容易气粗心跳，舌质淡白或滑白无华，甚或面部、四肢有轻度的浮肿。如果由于吐血、血崩等大失血所引起的急性血虚，可能出现芤脉或弱脉，一般慢性血虚多见细涩无力的脉象。临床上常用的补血药有当归、党参、熟地黄、龙眼肉、何首乌、阿胶等，如果血虚导致阴虚内热，见有舌红少苔、午后潮热、手足发热等虚火现象，一般应在补血药中佐用地骨皮、麦冬、白芍之类，以滋阴降火。反之，如血虚兼见形寒、便溏、脉弱、舌淡等脾胃阳虚的症状，宜在补血药中配用黄芪、白术、木香、砂仁、生姜、大枣，以补气调气，健脾温阳。若因突然大失血引起四肢厥冷、自汗、脉芤虚而微等阳气虚脱的现象，宜重用人参、黄芪，或用一味独参汤，以益气摄血、振阳。由于气血是相互依赖、维系而不可分割的统一体，血虚则气亦虚，血脱则气亦脱，所以在临床上，不但对这种大失血的急性血虚需要重用参、芪，就是一般慢性血虚，也多配用参、芪，以补气生血。这就是《内经》所说的"阳生阴长"之意。临床常用的补血剂有四物汤、当归补血汤及归脾汤等方。

补剂虽然可分上述补阴、补阳、补气、补血四类，但在临床运用上，往往因病变错综复杂，需多方兼顾，数法合用。阳虚往往兼见气虚，而气虚又极易导致阳虚；阴虚常常兼见血虚，而血虚不仅容易引起阴虚，还可以导致气虚。因此，补气剂和助阳剂，补血剂和养阴剂，每多相须为用。事实上，助阳剂大多兼有补气的作用，养阴剂大多具有补血的功能。又如，阴阳两虚和气血俱伤的证候，又必须使用养阴助阳和气血双补的方剂，才能收到满意的效果。这说明我们在临床上，必须量病处方，不得偏执一方一法。

补剂虽有补偏救弊的作用，但如滥用，不但与病无益，还能造成浪费。所以在应用补剂时，尚应注意以下几点：

第一，外感热病表证未解，或邪势猖盛时，禁用补剂；如果误用了补剂，便有"闭门留寇"的流弊。但在热病过程中，如出现正气虚弱者，也可适当选用补剂与其他有关方药同用，以达到"扶正祛邪"的目的。

第二，痰实作喘的病人，不宜运用补剂；误用则"关门闭窍"，影响痰液向外排泄，反使喘病加重。

第三，在"正虚邪实"的情况下，多采用"攻补兼施"的方法。这时用补剂有双重意义，一方面可以助正以敌邪，另一方面可以避免攻药损伤正气。

第四，补气与助阳的方剂，多为温热之性，对于阴虚火旺的患者不宜应用。补血和养阴的方剂，其性多属寒凉滋腻，对于阳虚阴盛的患者必须禁用。

第五，运用补剂时，必须注意患者的脾胃吸收能力。如脾胃运化较差，可于补剂中佐用健脾助运之品，增进脾胃的吸收能力，以免补剂腻膈不化。

第六，虚证严重、病情急剧的患者，一般宜用峻补剂；虚象较轻的慢性患者，一般只用平补剂。所谓峻补剂，是指补养作用大、效果迅速的方剂；平补剂，是指补养作用较小、取效缓慢的方剂。

二、方剂

四君子汤

（附方：五味异功散、六君子汤、香砂六君子汤）

四君子汤中和义①，参术茯苓甘草比②。

益以③夏陈名六君，祛痰补气阳虚饵④。

除却半夏名异功，或加香砂胃寒使。

【来源】《太平惠民和剂局方》。

【词解】①中和义：功用平和，不偏不倚。②比：这里作"和"或"齐"字之义解。③益以：加用。④饵：食饵，又可作服用解；阳虚饵，阳虚的服用。

【药物】人参（一至二钱） 白术（二至三钱） 茯苓（三钱）炙甘草（一钱）各等分。

【用法】用水煎成浓汁，分两次服。

【功效】补气健脾胃。

【适应证】①脾胃气虚，消化力弱，饮食减少，腹胀肠鸣，大便溏泻，全身倦怠无力，面色萎白，舌质淡，苔薄白，脉搏细软。②大病初愈之后，或慢性衰弱病人，不思欲食，食量减少，身体消瘦，面色萎白，语言轻微，四肢无力，舌质淡白，脉搏虚弱。

【禁忌】脾胃湿盛，症见饮食减少、腹部胀满、大便溏泄、舌苔白腻或厚腻者，忌用本方。

【方义】本方有补养强壮作用，适用于气虚、脾胃功能不良的患者。方中人参补气益胃；白术健脾燥湿；茯苓渗湿下行，协同白术扶脾；甘草和中养胃，调和诸药，并助人参补气。四药配合，补气、健脾两顾。补气和健脾二者是密切关联的。补气往往通过健脾达到目的，健脾每每可以防止气虚。因为无论药物和食物，都要通过脾胃消化、吸收，才能发挥作用。假使脾虚不能如常地摄取饮食精华，输布营养，结果必然导致体内营养缺乏，产生全身气虚。所以对于全身虚弱性气虚或脾胃气虚的患者，都必须补气和健脾两顾，才能既可使药物中的滋养成分充分发挥作用，又能增强食欲，充分摄取食物中的营养成分，从而不断改善虚弱的征象。如果对于这类患者，一味从补养着手，而忽视健胃强脾，则使补品泥滞中焦而出现胸中痞满不舒，食纳减少，从而影响营养吸收，使虚证趋于严重。古人所说"脾胃为后天之本""补养必须从脾胃着手"，就是这个意思。本方既有补气、增强全身气力的作用，又能改善脾胃功能，促进消化吸收，对于慢性疾患或大病引起的全身衰弱性的气虚和脾胃气虚而功能不振者，用之自然可以获取良效。

附方 五味异功散（《小儿药证直诀》）：是四君子汤方加陈皮（一钱五分）一味，以理气散逆。适用于脾胃气虚，气机微有不畅，症见食欲不振，脘腹微胀，或有大便溏泻，或有呕吐、肢体倦怠等症，有补虚行滞的功效。

六君子汤（《太平惠民和剂局方》）：是四君子汤方加陈皮（一钱

五分）、半夏（二钱）二药，以利气、燥湿化痰。适用于脾胃气虚阳弱，运化不良，兼见咳嗽多痰，胸腹胀满，或恶心呕吐，或头眩心悸、脘中不快，或大便溏泄等症。

香砂六君子汤（《太平惠民和剂局方》）：是四君子汤方加陈皮（一钱五分）、半夏（二钱）、砂仁（六分）、木香（一钱）四味，以理气祛寒，燥湿化痰。适用于脾胃气阳两虚，寒湿滞于中焦，以致胸中痞闷，腹部胀满，不思饮食，呕吐泄泻，腹痛肠鸣，喜按喜温，舌苔白而微腻诸症。

补中益气汤

（附方：调中益气汤）

补中益气芪术陈，升柴参草当归身。

虚劳内伤功独擅[1]，亦治阳虚外感因。

木香苍术易[2]归术，调中益气畅脾神[3]。

【来源】《脾胃论》。

【词解】①擅：擅长、专长。②易：更换。③脾神：脾脏功能。

【药物】黄芪（蜜炙）一钱五分（二至三钱）　人参一钱　甘草（炙）一钱　白术（土炒）五分（二钱）　陈皮五分（一钱半）　当归五分（二钱）　升麻三分（八分）　柴胡三分（八分）　生姜三片　大枣二枚。

【用法】用水煎成浓汁，分两次服。

【功效】补中益气，调补脾胃。

【适应证】①劳伤气虚，四肢倦怠无力，不耐劳动，劳则气喘，懒于言语，欲食无味，脉虚大无力。②气虚，身热心烦，自汗，畏寒，口渴，不欲饮水，懒言，不思饮食，头痛或作或止，脉象洪大，按之虚软无力。③身体虚弱，脱肛，或子宫脱垂，或气虚血少而经闭，或虚痢、泄泻日久不止，或疟疾久发不愈，或气虚下陷，小便失禁，或气虚不能摄血，而致崩漏、便血等症。

【禁忌】阴虚火旺，咽干少津，盗汗，失眠，或肝阳上升而头晕胀，目眩，甚或吐血、鼻血，以及其他上实下虚的病人，都忌用本方。

【方义】本方是一首著名的补益方剂。方中黄芪补肺益气，助阳固表，人参、甘草补气健脾、和中。三药补养强壮，着重强健肺脾；肺统一身之气，脾为生化之源；二者强健，则正气自充。白术燥湿强脾，陈皮利气畅脾；二药协同，促使脾胃消化、吸收，消除补药泥滞之性。升麻、柴胡升举清阳，使下陷之气（中气、脾气）复其本位，并能轻轻发散。当归一药，和阴养血，以使所补之气与所升之阳有所依附而不致空越。生姜、大枣，调和营卫，加强黄芪固表、卫外的功能。诸药协和，补中益气，调补脾胃，并能益卫固表，温阳轻散。

本方主要适用于虚劳内伤。所谓"虚劳内伤"，包含因劳虑过度、慢性消耗性疾病、慢性出血性病变等原因所引起的衰弱病证。上列三种补中益气汤证，虽然都属内伤，但由于它们的病机有别，治疗机理也略有不同。第一种证候由于劳伤气虚，使用本方的意义是"劳者温之""虚者补之"；第二种证候，貌实本虚，是由于气虚导致阴火上乘，运用本方是取其"甘温以除大热"；第三种证候，多因气虚清阳下陷，或由脾气失统，应用本方是在于补气健脾，升举清阳。这三种证候同用一方，而治疗机理不同，就充分体现了中医用药遣方之妙。

此外，本方对于"阳虚外感"，正气不足，既不能自动得汗解表，又不耐麻、桂发散的病人，用之可使表解而正气不伤。但如果外感较重，阳气不虚者，当用发表剂治疗，而不宜应用本方。

附方 调中益气汤（《脾胃论》）：是补中益气汤方去当归、白术，加木香、苍术而成。主治气虚，脾胃湿滞，气机不畅，症见胸满肢倦，食少短气，口不知味，食入反出。补中益气汤加白芍、五味子两味，也叫"调中益气汤"，可治补中益气汤证兼见多汗。这两方也是东垣所创。

独参汤

独参功擅得嘉名，血脱脉微可返生，

一味人参浓取汁，应知专任力方宏。

【来源】《修月鲁般经后录》引《十药神书》。

【药物】人参（五钱至一两）。

【用法】用水煎成浓汁，一次服下。

【功效】大补元气，扶危救脱。

【适应证】①妇人血崩，或产后血晕，或大吐血，而见面色苍白，手足逆冷，甚至失神，自汗，脉象虚微欲绝（或扎）。②气虚卒中，不能言语，面色苍白，手足逆冷，或有自汗，痰涎上涌，脉象浮虚无力（此证多见于四十多岁的人）。③大汗、大下后引起的虚脱。

【禁忌】气虚阳脱，四肢厥冷者，不宜独用此方。

【方义】独参汤的特点是用量较重，补气、扶危救脱的力量宏大而专。如果人参只用一般用量，只能起到一般的补虚作用，就不能算作独参汤。在临床上若一时得不到人参，可用高丽参或潞党参配合黄芪代替，但用量要大，每味可用至一至二两。

独参汤所适应的证候，一种是大失血后，阴虚不能维阳，以致气虚暴脱；一种是体质素虚，中气暴虚卒中；一种是误用汗、下，伤亡阴津，导致元气虚脱。第一、第三种证候的治疗机理，是扶阳救阴——补气摄血、补气生津，也就是所谓"阳生阴长"之意。第二种证候的治疗机理，是峻补中气；中气旺盛，元气恢复，体内机能复振，自然厥回神苏。

保元汤

保元补益总偏温，桂草参芪四味存，

男妇虚劳幼科痘，持刚①三气妙难言。

【来源】《博爱心鉴》。

【词解】①持刚：持，扶助；刚，刚强。持刚三气，即扶助增强肾气、胃气、肺气。

【药物】黄芪三钱　人参二钱　甘草一钱　肉桂（春夏二至三分，秋冬七至八分）。

【用法】水煎，分两次服。

【功效】补气温阳。

【适应证】①天花阳气虚，痘颗顶陷，难灌浆，痘浆清，皮薄发痒，难收敛结痂。②劳弱虚损，元气不足。

【禁忌】痘证血热毒甚，以及劳损阴虚内热者忌用。

【方义】保元汤的补养强壮作用，主要在于补益三气：即肾气、胃气、肺气。肾主先天真元之气，胃主后天水谷之气，肺主宗气、吸收天地之精气。这三气主宰机体内外的重要活动机能。黄芪补肺固表，增强卫外机能，人参、甘草补气益胃，固里和中；而且人参、黄芪，得肉桂的引导和配合，又能温运肾气。这三气得到补养强壮，机体的活动机能自然得以增强，也就是达到所谓"真元壮"。真元壮，机能活动增强，则痘毒自然外达，虚损而元气衰者也自可获愈。

此外，近世用本方治疗"再生障碍性贫血"获得效果，可能就是由于温补元气、增强全身机能活动、相应改善造血机能的结果，也就是所谓"补益阳气以生阴血"的结果。

生脉散

生脉麦味与人参，保肺生津补气阴，

气少汗多兼口渴，病危脉绝急煎斟[①]。

【来源】《内外伤辨惑论》。

【词解】①斟：作动词"取""用"之意。

【药物】人参五分（二至三钱）　麦冬五分（四钱）　五味子七粒（二钱）。

【用法】水煎服。

【功效】益气敛阴，定喘止渴。

【适应证】①夏季体虚，汗出过多，津液受伤，口干作渴，气短懒言，肢体倦怠，眩晕少神，脉象虚数。②呛咳气短，久咳不止，肺虚阴伤，而见口干舌燥、自汗口渴、脉象虚软等症。③气阴虚甚，短气，自汗，肢冷，脉微欲绝。

【方义】人参补气益肺，并能生津；麦冬养阴润肺，并能清心；五味子敛汗，并能生津润肺。这三味药，一补一清一敛，而且都能生津，因此，具有生津止渴、补气敛汗的作用。临床上不仅可治暑天汗出过多、津伤气耗之证，而且还用于其他原因引起的气阴两虚，津液不足，尤其是气虚肺阴不足之证。所以编者将原方歌"保肺清心治暑淫"一句，改为"保肺生津补气阴"。这样一改，本方的适应范围就比较切合实际而不限于治疗暑淫了。

古人认为，本方用治"气阴虚甚，短气，脉微欲绝"的病危之症，可使脉绝复生，故名"生脉散"。方歌"病危脉绝急煎斟"一句，即指此而言。编者认为，本方若用于脉绝之症，人参的用量必须加大到六至八钱，才能速效。本方所以复脉的机理：是在于肺朝百脉，心主血脉，而本方补肺益气、清心生津，心肺得以补益，则气血充盈而脉自复。

对于久咳肺虚阴伤之证，如果咳嗽有痰，微有气喘，可于本方中加杏仁三钱，橘皮一钱半（名五味子汤，见《类证活人书》），以利气止咳化痰。

小建中汤

（附方：黄芪建中汤、黄芪桂枝五物汤、十四味建中汤）

小建中汤芍药多，桂姜甘草大枣和，

更加饴糖补中脏，虚劳腹冷①服之瘳②。

增入黄芪名亦尔③，表虚身痛效无过。

又有建中十四味，阴斑劳损起沉疴④，

十全大补加附子，麦夏苁蓉仔细哦⑤。

【来源】《伤寒论》。

【词解】①腹冷：腹中虚寒冷痛。②瘳：痊愈。③名亦尔：亦，也，作副词；尔，这样，作指示代名词。名亦尔，名称也是这样。联系前文，意即小建中汤增入黄芪，名称也叫"建中汤"，不过在前面冠上"黄芪"二字而已。④沉疴：久病、慢性病，或重病。⑤哦：吟读。

【药物】桂枝（去皮）三两（二钱）　甘草（炙）二两（一钱半）　大枣（擘）十二枚（六枚）　芍药六两（四至五钱）　生姜（切）三两（三钱）　饴糖一升（一两）。

【用法】水煎，去滓，加入饴糖溶化，分两次服。

【功效】温中补虚，和里缓急。

【适应证】腹痛（腹中急痛，产后腹痛），重按、久按或得温熨后则痛减，脉象弦涩。

【禁忌】阴虚火旺者忌用。

【方义】本方是桂枝加芍药汤与饴糖组成。饴糖配甘草、桂枝，能温中补虚；饴糖、甘草合芍药，可和里缓急。由于其功能温中补虚，和里缓急，健强中焦脾胃，所以叫作"建中汤"。

本方所适应的"腹痛"，是属于"虚寒"性的。假若实性腹痛，痛时拒按，则非其所宜。本方还可用治"心中悸而烦""虚劳里急"诸症，但必须是属于中阳虚者，方为适宜。

附方 黄芪建中汤（《金匮要略》）：是小建中汤方加黄芪一两半（三至四钱），以补虚固表。适用于虚劳里急，阳气虚弱，呈现腹痛、少食，表虚自汗，肢体倦怠酸痛（或身重），脉迟弱者。

黄芪桂枝五物汤（《金匮要略》）：是黄芪建中汤去甘草、饴糖，减少芍药用量，加重生姜用量，以增强走表之力。主治血痹身体不仁、肢体疼痛等症。

十四味建中汤：是十全大补汤加附子、麦冬、半夏、苁蓉所组成。其适应证：一是"阴斑"，一是"劳损"。所谓阴斑，是由于中阳不足，气血两亏，或过服凉药，损伤正气所致，其斑色淡红隐隐，或色青发暗，与阳斑紫赤色鲜者不同。所以治疗阴斑不能与阳斑一样应用寒凉清热剂，而只宜用本方温补气血，引火归原。所谓劳损，是指久病阳衰之证；如系阴虚火旺之虚劳，则绝非本方所宜。

参苓白术散

参苓白术扁豆陈，山药甘莲砂苡仁，

桔梗上浮兼保肺，枣汤调服益脾神。

【来源】《太平惠民和剂局方》。

【药物】白扁豆一斤半（姜汁浸去皮，微炒）　人参二斤　白术二斤　茯苓二斤　甘草二斤　炒山药二斤　莲子肉一斤　桔梗一斤　薏苡仁一斤　缩砂仁一斤　陈皮一斤半。

【用法】研成细末，每服三钱，枣汤调下，每日两次。

【功效】健脾渗湿，益气调中。

【适应证】脾胃虚弱，消化不良，形体瘦弱，四肢无力，胸脘饱满不宽，或有吐、泻，或腹有微痛，脉象细弱。

【方义】本方是五味异功散加味组成。异功散功能补脾益气，加扁豆、山药、薏苡仁、莲子肉，是加强补脾渗湿的作用；加砂仁，是在于助陈皮调气行滞；加桔梗，既取其清润保肺，又借其载补药上浮以补肺。诸药综合作用，既能补脾，又可保肺。所以本方不仅可治单纯脾胃虚弱的脘饱、腹泻等症，而且适用于肺病发展到脾虚脘痞、便溏食少等症，即所谓培土生金之意。

升阳益胃汤

升阳益胃术参芪，黄连半夏草陈皮，
苓泻防风羌独活，柴胡白芍枣姜随。

【来源】《内外伤辨惑论》。

【药物】黄芪二两（四至五钱）　人参一两（二钱）　半夏一两（一钱半）　甘草（炙）一两（一钱）　羌活五钱（二钱）　独活五钱（二钱）　防风五钱（一钱半）　炒白芍五钱（二钱半）　陈皮四钱（二钱）　炒白术三钱　茯苓三钱　泽泻三钱　柴胡三钱（八分）　黄连二钱（六至八分）。

【用法】加生姜（一片），大枣（二枚），用水煎服。

【功效】补气、升阳益胃，除湿镇痛。

【适应证】脾胃虚弱，口苦不思饮食，食不知味，湿盛而大便溏泻，腹部痞胀（或痛），小便混浊，身体沉重，肢节酸痛，倦怠嗜卧，或有恶寒。

【方义】本方是"六君子汤"合"痛泻要方"加味所组成的一张复方。方中六君子汤补益脾胃，助阳化湿；黄芪补肺益气固表，姜、枣发散和表，协同黄芪治疗表虚；羌活、独活、防风、柴胡，祛除内外湿邪、升举清阳而镇痛；泽泻、茯苓利小便、泻湿热而降浊，并少佐黄连，苦降燥湿；芍药敛阴，调和营血，以免诸祛湿药之燥甚伤阴。同时陈皮、芍药、防风、白术四药组合为痛泻要方，功能泻肝益脾，止痛止泻。诸药配合，健脾益胃，升清降浊，补气固表，祛湿镇痛。古人把这种功能概括起来，称为"补中有散，发中有收"，是有一定道理的。所谓"补中有散"，是指既有六君补中，又有羌、独、防风、柴胡，升阳祛湿散发；"发中有收"，是说升阳发散之药，又依赖黄芪、芍药固卫、敛阴之收，以防发散伤气。于此可见，升阳益胃汤证的原因错综复杂，既为脾胃虚弱，湿邪内生，又兼表虚、卫气不足，湿邪外袭。这就不得不于方中用较多的药物，多方兼顾了。

人参蛤蚧散（新增）

人参蛤蚧散神奇，定喘消痰补肺资，

杏去皮尖甘草炙，茯苓知贝与桑皮。

【来源】《卫生宝鉴》。

【药物】蛤蚧一对（全者）（河水浸五宿，逐日换水，洗去腥气，酥炙黄色）　杏仁五两（炒，去皮尖）　炙甘草五两　人参　茯苓

贝母　桑白皮　知母各二两。

【用法】研极细末，瓷器装盛，每日吞服二三次，每次八分，米饮汤送下。

【功效】补肺益气，化痰定喘。

【适应证】久病咳嗽，上气喘满，咳唾脓血，胸中烦热，身体羸瘦或遍身浮肿，脉浮而虚，渐成肺痿失音。

【禁忌】时感新咳，以及痰热壅盛所致的喘咳都忌用。

【方义】本方对久病体虚，咳嗽气喘，胸中烦热，或咳唾脓血，或痰中带红，或面肢浮肿，脉象虚浮，舌苔薄白、质淡诸症，最为适合。蛤蚧功能温补肺肾，益精定喘，善疗肺痿、肺痈；人参专于补气益血，滋阴生津，能治虚劳气喘，二者是本方的主药。杏仁、贝母化痰宁咳；桑皮、知母泻肺清热。四药对肺热咳嗽、胸中烦热，最为有效。茯苓、甘草补中渗湿。同时茯苓配桑皮，又能利水消肿；贝母配知母为"二母散"（《太平惠民和剂局方》），可治肺痨咳嗽；甘草合贝母能润肺止咳。本方配伍非常严密周到，所以临床应用，屡奏佳效。

编者根据人参蛤蚧散的方意，拟订了一首"定喘散"，用治虚性气喘（包括心脏性喘息、肺气肿及支气管扩张的喘咳），可以制止喘逆，减少痰量。方用红人参五钱，蛤蚧一对（去头足），米炒北沙参、五味子各五钱，麦冬、化橘红各三钱，紫河车八钱，共研细末，每服三分，一日三次。如服后效不显，可稍增加其用量。如气喘不在发作期间，可持续服用小量，以控制病情，防止复发，巩固疗效。

妙香散

妙香山药与参芪，甘桔二茯远志随，

少佐辰砂木香麝，惊悸郁结梦中遗。

【来源】《苏沈良方》。

【药物】山药二两　人参　蜜炙黄芪　茯苓　茯神　炒远志各一两　桔梗三钱　甘草二钱　辰砂二钱　木香二钱五分　麝香一钱。

【用法】研极细末，后入麝香拌匀，每服二钱，不拘时用温酒、白汤或莲肉汤送下。

【功效】补气安神，解郁和脾。

【适应证】①精神恍惚，惊悸郁结，虚烦不寐，盗汗遗精。②妇人产后心神颠倒，言语错乱，如见鬼神。

【方义】本方出自《苏沈良方》，汪讱庵把它误作王荆公之方，今已更正。王荆公的妙香散，较本方多龙骨、益智二味，少黄芪、木香、麝香三味。两方主治略同，均可用于惊悸怔忡、精神恍惚、虚烦不寐、盗汗遗精等症。但王荆公的妙香散治疗遗精，重在固涩，而本方则重在补气，两方的治疗机理不同。补气因何可治遗精？盖气为人身生理机能活动的动力，气虚功能减弱，则神不守而精不固，呈现精神恍惚、虚烦不寐、遗精等症。所以方用山药健脾胃，补肺肾，人参、黄芪、甘草补气和中，并用二茯、远志、辰砂镇静安神、宁心，且远志又能交通心肾。气壮神宁，心肾交泰，精气神相依，自然精固。由于气虚易于功能呆滞，出现气郁不舒的现象，所以方中又用桔梗开肺舒气，并少佐木香、麝香，理气开郁。总的说来，本方的主要功能是补气安神，所以对妇人产后气虚，而见心神颠倒、言语错乱等症，用之也很适宜。

根据临床体会，本方主治重点在于惊悸，精神恍惚，虚烦不眠。运用时宜加龙骨三钱，牡蛎四钱。二药既能镇惊安神，又可固气涩精，加之可以提高疗效。此外，麝香一味可去，因其在本方中只是一味佐使药，并非十分必要，且其售价高昂。

益气聪明汤

益气聪明汤蔓荆，升葛参芪黄柏并，

再加芍药炙甘草，耳聋目障服之清。

【来源】《东垣试效方》。

【药物】人参五钱　黄芪五钱　蔓荆子三钱　葛根三钱　黄柏二钱（如有热烦乱，春月渐加，夏倍之。如脾虚去之，热减少用）　白芍二钱　升麻钱半　炙甘草一钱。

【用法】水煎，分两次服。

【功效】补气升阳，聪耳明目。

【适应证】气虚，清阳不升，头昏，视力减退，或耳聋耳鸣。

【方义】本方所治耳聋目障证候，是由于饮食劳役，脾胃受伤，中气不足所致。人参、黄芪、甘草，补脾胃，益中气；葛根、升麻、蔓荆子，鼓舞胃气，升发清阳，上行头目。中气既足，清阳得升，则眼、耳、鼻、喉通利不闭得以聪明。古人说目为肝窍，耳为肾窍，故并用白芍敛肝和血，黄柏补肾生水，以平肝滋肾。

四物汤

（附方：八珍汤、十全大补汤、胃风汤）

四物地芍与归芎，血家百病①此方通。

八珍合入四君子，气血双疗功独崇。

再加黄芪与肉桂，十全大补补方雄。

十全除却芪地草，加粟煎之名胃风。

【来源】《太平惠民和剂局方》。

【词解】①血家百病：血分的许多病变，如血虚、月经病等。

【药物】当归三钱　熟地黄三钱　白芍二钱　川芎一钱半。

【用法】水煎服。

【功效】补血调经。

【适应证】①冲任虚损，月经不调，经期腹痛，量少不畅，脉象细小。②血虚而有瘀滞。

【禁忌】脾胃虚寒泄泻、饮食减少者不宜用。

【方义】四物汤是补血兼能活血的方剂，并不是补血的专剂。所以柯韵伯说它是"肝经调血之专剂，非心经生血之主方"。方中当归补血和血，熟地黄补血滋阴，二物重在补血；白芍活血和营，川芎行血中之气，二物重在行血。血虚者宜于补血，瘀滞者宜于行血，凡是月经不调、崩中漏下等症由于血虚兼有瘀滞者，都宜使用四物汤治疗。

附方　八珍汤（《六科准绳》）：是四物汤合四君子汤，功能补养气血，治疗心肺虚损，脾胃不足，气血两亏，而见形体消瘦、肌肤萎黄无华，或虚热烦躁，或胸膈不快、饮食少思等症。

十全大补汤（《太平惠民和剂局方》）：是八珍汤加黄芪、肉桂组成。十全大补汤的功用有二：一是用作峻补剂，治疗阴盛于内，虚阳外浮，出现烦躁、身热面红、脉大按之虚软或自汗等症；一是用作平补剂，治疗气血阴阳诸虚以及痈疽因气血虚少而不易化脓，或脓液稀少、不易收口等症。前者必须用大剂量作煎剂，才能取效；后者只需用常量，即可获效，且多作膏剂或丸剂服用。

胃风汤（《卫生易简方》）：是十全大补汤去黄芪、熟地黄、甘草，加粟米一味。适用于胃肠机能虚弱，风冷内袭，脘腹胀满，饮食减少，腹痛肠鸣，下利泄泻，或妊妇久泻不止等症。不过，胃风汤中当归一药具有滑润之性，能够助泻，对于虚冷性泄泻腹痛，不太适宜；最好去当归，加砂仁、木香以理气祛寒止泻。如果必须使用当归，应用酒炒，以去其滑润之性。

当归补血汤

（附方：玉屏风散）

当归补血有奇功，归少芪多力最雄。

更有芪防同白术，别名止汗玉屏风。

【来源】《内外伤辨惑论》。

【药物】炙黄芪一两　当归二钱。

【用法】水煎，一次服。

【功效】补气生血。

【适应证】①劳役或月经、生产之后，症见肌肤燥热，面赤，口干烦渴，脉洪大，按之无力。②血虚气弱，肢体疼痛，甚或麻痹不仁，脉涩或浮而虚。

【方义】当归补血汤，顾名思义，是专为补血而设。但方中不以补血的当归为主，而以比当归用量大五倍的黄芪补气为主，这是什么缘故呢？这是因为人身气血常是相须相随，血虚气无所附，便可导致气虚，所以方中重用黄芪，大补元气，增强生理机能，从而使气固血生（阳生阴长）。临床上常用本方治疗失血过多，血亏而气虚之证，即取此意。

本方适应的第一种证候，是由于"血虚生热"所致。其见证类似白虎汤证，但实与白虎汤证不同。白虎汤证属于阳亢津伤的实证，口干必然喜欢多饮，脉洪大必然有力；而本汤证是属于血虚伤气的虚证，口虽干而不喜多饮，脉虽洪大而按之无力。这是两汤证的辨别要点。如果辨证不明，将两方错用，必然要导致医疗事故。

本方适应的第二种证候，是由于血虚，卫气不固，风邪侵害所致，即《内经》所谓"血痹"之证。其治疗应当补气益血，气血旺盛，肌腠生理功能加强，则邪风自去，麻痹自除，所以应用本方补气生血，最为适宜。

其次，过敏性紫癜病，呈现面色苍白，神怯气短，四肢皮肤有较多的出血性紫斑，脉迟缓，苔薄或光滑，质淡无华，甚则鼻衄、便血等一派血虚气弱、气不摄血的虚寒征象者，用当归补血汤补气以养血、摄血，加巴戟天、炮姜炭助阳祛寒，加炙甘草、生姜、大枣和调营卫，每可获效。如果上部出血甚者，可加藕节炭、郁金；下部出血甚者，可加牛角䚡、地榆炭；紫癜不易消退者，可加益母草、炙僵蚕。但如若属于火燔营热的实热型者，则本方绝不宜用，而应以犀角地黄汤加减为治。

附方 玉屏风散（《世医得效方》）：是当归补血汤方去当归，加防风一两，炒白术二两。方中黄芪得防风，则固表而不留邪；防风得黄芪，则走表驱邪而不伤气。同时，白术健脾扶正，安内攘外。三药配合，既可用治气虚表弱，自汗不止，易感风寒，又可用于气虚感受风邪，自汗不解，禁不起表药发散的患者。本方用于气虚自汗，可为散剂常服，每服三至四钱；如果用治气虚感冒自汗者，应改作煎剂。

人参养营汤

人参养营即十全，除却川芎五味联，

　　陈皮远志加姜枣，脾肺气血补方先。

【来源】《太平惠民和剂局方》。

【药物】人参一钱　陈皮一钱　黄芪（蜜炙）一钱　桂心一钱

当归一钱　白术一钱　炙甘草一钱　白芍一钱半　熟地黄七分　五味子（炒）七分　茯苓七分　远志五分。

【用法】加生姜（三片）、大枣（二枚），水煎，食前服。

【功效】益气补血。

【适应证】①脾肺气虚，荣血不足，呈现惊悸、健忘、虚热、自汗，小便赤涩，食少无味，身倦肌瘦，皮肤枯燥，或毛发脱落者。②溃疡血气不足，以致寒热不退，肢体倦怠，消瘦，面黄，食少气短，疮口不敛者。

【方义】本方是补养气血的专剂。柯韵伯说："补气药品宜加行气药，则其效益佳；补血药品宜去行血药，则其效益宏。"本方是四君子汤加陈皮行气之品，四物汤去川芎行血之药，可见它补气、补血的功效比八珍汤更好。同时，用五味子配合参、芪敛汗、固表以强外，用远志化痰安神以安里；外强里安，便有利于气血两生。

归脾汤

归脾汤用术参芪，归草茯神远志随，
酸枣木香龙眼肉，煎加姜枣益心脾，
怔忡健忘俱可却，肠风崩漏总能医。

【来源】《济生方》。

【药物】人参二钱　炒白术二钱　茯神二钱　枣仁（炒）二钱　龙眼肉二钱　蜜炙黄芪一钱半　当归一钱　远志一钱　木香五分　炙甘草五分。

【用法】加生姜一片，红枣二枚，煎服。

【功效】补气益血，安神定志。

【适应证】①思虑过度，劳伤心脾，怔忡健忘，惊悸、盗汗、失眠，或血虚发热，肢体倦怠，食不知味，舌质淡红，脉虚细或细涩。
②脾虚不能统血，以致吐血、衄血，或皮下发生出血紫斑，或妇女月经过多、崩漏者。

【方义】本方是四君子汤和当归补血汤加味组成。方中人参、白术、黄芪、甘草四味，甘温，补气健脾；茯神、远志、枣仁、龙眼肉四药，甘温酸苦，补心益脾（心为脾之母），安神定志；当归滋阴养血，木香行气舒脾，二物既理血中之滞，又助参、芪补气。气壮脾强，则能摄血统血，使诸血统归于脾，所以汤名归脾。

本方的适应证，一是由于心脾不足，影响神志，一是因为脾虚失统，诸血妄行。前证用本方，主要是取其养心宁神，即所谓"心气壮则神自宁"之意；后证用本方，主要是在于补脾摄血，即所谓"脾气强则血可统"之意。由于本方补养气血的功能中正平和，临床上还常用它作为平补剂，以调补体弱而气血不足者。

养心汤

养心汤用草芪参，二茯芎归柏子寻，
夏曲远志兼桂味，再加酸枣总宁心。

【来源】《证治准绳》。

【药物】蜜炙黄芪一两（三至四钱） 茯苓一两（二钱） 茯神一两（二钱） 当归一两（三钱） 川芎一两（一钱） 半夏曲一两（二至三钱） 炙甘草一钱 柏子仁（去油）二钱 酸枣仁（炒）二钱半 远志（去心炒）二钱半 五味子二钱半 人参二钱半 肉桂二钱半（一钱）。

【用法】水煎服。

【功效】补血养心，安神定志。

【适应证】心血虚少，神气不宁，怔忡惊悸，或神倦、失眠，多梦、自汗。

【方义】本方既能养心补血，又能安神定志，对于心虚血少、神志不宁的患者，很为适用。方中人参、黄芪，强壮心气；当归、川芎，养心、补血和血；茯苓、茯神、远志、柏子仁、枣仁，镇静、宁心安神；五味子生津敛汗，收摄耗散之心气；半夏合远志，祛除扰乱心经之痰涎；肉桂引导诸药入心经；甘草和中，协和诸药。

金匮肾气丸

（附方：济生肾气丸、六味地黄丸、七味都气丸、八仙长寿丸、知柏八味丸、杞菊地黄丸、归芍地黄丸、参麦地黄丸）

> 金匮肾气治肾虚，熟地怀药及山萸。
> 丹皮苓泽加附桂，引火归原热下趋[1]。
> 济生加入车牛膝，二便通调肿胀除。
> 钱氏六味去附桂，专治阴虚火有余。
> 六味再加五味麦，八仙都气治相殊。
> 更有知柏与杞菊，归芍参麦各分途。

【来源】《金匮要略》。

【词解】[1]趋：行。热下趋，意言虚热下行归于本源。

【药物】干地黄八两　山茱萸四两　山药四两　泽泻三两　茯苓三两　牡丹皮三两　肉桂四两　炮附子一两。

【用法】研成细末，炼蜜和丸，如梧子大。每次酒下十五丸至二十五丸（二至三钱），每日二次。

【功效】温补肾阳。

【适应证】①腰部酸痛，下肢软弱，身半以下常有冷感，少腹拘急，小便不利，或小便增多，尿后余沥不尽，脉细弱。②消渴饮水（下消），小便反多，饮水多少，小便多少，即所谓"饮一溲一"者。③老年人易于气短，胸有痰饮，咳嗽气喘，或足胫微肿，时有冷感，脉象沉细。④脚气，从足到膝麻痹冷痛，并上入少腹不仁，脉细迟。⑤妇女妊娠"转胞"，小便不利，下气上逆，气喘不能平卧。⑥肾虚火不归经，大热烦渴，目赤唇裂，舌上生刺，喉如烟火熏灼，足心如烙，脉洪大无伦，按之微弱。⑦肾中虚火上炎，以致口腔（舌面）、咽部糜烂，碎破疼痛，脉虚数，尺脉不任按，服用清凉滋阴药无效而反剧者。

【方义】金匮肾气丸，又名八味肾气丸，或称附桂八味丸。它是一张适应范围广而疗效好的常用方剂。它的功能是温补水中之火——肾中真阳，即古人所谓"益火之源以消阴翳"。方中肉桂、附子，温壮肾阳，引火归原，山萸肉温补肝肾，熟地黄滋补肾阴，山药补脾固肾，苓、泽、丹皮，利尿而泻湿热。各药配合起来，既能壮阳，又能补阴，既能补虚，又能清利湿热。怎么理解它的功能是温补肾阳呢？我们知道，肾中阴阳互相为用，对于肾阳虚者如果单用壮阳益火之药，必然损伤其阴而使肾阳无所依附，所以必须在壮阳益火药中偶以滋阴补肾之品，益阴以摄阳；又由于肾气不足每致湿热潴留，所以方中配用清利湿热之品，使湿邪清除，补药才能充分发挥其作用。显然，本方诸药配合起来，其总的作用不外"温补肾阳"。后世方往往纯补纯泻，配合上殊不及古方之周到。

上述虚劳腰痛、消渴、老年喘咳、脚气、妊娠转胞，以及大热烦渴、口腔糜烂诸症，只要确属肾阳虚微者，都可用本方治疗。不过，对于脚气、足膝麻痹冷痛者，通常多用桂枝代替肉桂，因为桂枝更能温经通络。对于老年肾阳不足、肾不纳气的喘咳在发作期间，多于本方中加入五味子，以收摄肾气，或再少佐麻黄，以辛散痰饮，则效果更为显著。对于虚火浮越，大热烦渴一证，宜稍加重附子和肉桂的分量，或加用人参以补气，则取效更为迅速。

附方 济生肾气丸（严用和方）：是金匮肾气丸加车前子、牛膝二味，以增强利尿补肾作用。主治肾阳虚微，腰重脚肿，小便不利，或有腹胀，大便溏泻，痰多作喘等症。

六味地黄丸（《小儿药证直决》）：是金匮肾气丸去附子、肉桂二味。功能滋阴补血，治疗肝肾不足，真阴亏损，精血枯竭，形体消瘦，面色少华，腰痛足酸，或自汗盗汗，发热咳嗽，或痰中带血，头晕目眩，耳鸣耳聋，或夜梦遗精，便血，或消渴淋沥，舌燥喉痛，虚火牙痛诸症。

七味都气丸（《医宗己任编》）：是六味地黄丸加五味子一味。功能滋肾纳气，治疗阴虚咳嗽，水泛为痰，甚则津液枯竭，喘不得卧，咽喉燥痛声哑。

八仙长寿丸（《医级》）：是六味地黄丸加五味子二两、麦冬三两。主治阴虚劳损，咳嗽吐血，潮热盗汗，夜梦遗精等症。

知柏八味丸（《医宗金鉴》）：是六味地黄丸加知母、黄柏各二两。功能滋阴壮水，即所谓"壮水之主以制阳光"。适用于阴虚火旺，劳热骨蒸，虚烦，盗汗，口干舌燥，或咽喉疼痛，尺脉独大。

杞菊地黄丸（《医级》）：是六味地黄丸加枸杞子、甘菊花各三两。主治肝肾不足，视力减弱，或迎风流泪，怕日羞明，甚或目赤肿痛。并可用治肝肾阴分亏损，头晕足软，潮热盗汗。

归芍地黄丸（《北京市中药成方选集》）：是六味地黄丸加当归、白芍组成。功能滋阴、补血，治疗肝肾真阴不足，相火内动，头眩耳鸣，午后潮热，或两胁胀痛、手足心热等症。

参麦六味丸（《饲鹤亭集方》）：是六味地黄丸加人参、麦冬组成。功能滋阴生津、益气。治疗肺肾两亏，出现内热口燥、咳嗽气喘以及阴虚劳热等症。

右归饮

（附方：左归饮）

右归饮治命门衰，附桂山萸杜仲施，

地草怀山枸杞子，便溏阳痿服之宜。

真阴亏损除附桂，杜仲易苓称左归。

【来源】《景岳全书》。

【药物】熟地二三钱（或加至一二两）　山药二钱　枸杞子二钱　杜仲二钱　山茱萸一钱　炙甘草一二钱　肉桂一二钱　制附子二三钱。

【用法】水煎服。

【功效】温补肾阳。

【适应证】①肾阳不足，腰痛，下肢软弱，常觉怕冷，或肾气不能收摄，小便增多，淋沥不尽，精衰无力，阳痿不举。②命门火衰不能生土，而为脾胃虚寒，饮食少进，大便不实。

【方义】右归饮是附桂八味丸去苓、泽、丹皮，加枸杞子、杜仲、炙甘草而成。附桂八味丸是补中寓泻的方剂，功能温补肾阳，利水渗湿，而右归饮则单纯为补，多用治命门火衰之证，远没有附桂八味丸适应的范围广泛。

附方　左归饮：根据《景岳全书》（岳峙楼藏版）记载，为右归饮去附、桂、杜仲，加茯苓一钱半。但从严苍山氏所编方歌"左归饮主真阴弱，附桂当除易麦龟"二句来看，方中多麦冬、龟甲胶二味，并且有杜仲无茯苓。这恐怕是严氏另有所本，或许是一时之误。现依照《景岳全书》原本将严氏原编的那两句方歌改为"真阴亏损除附桂，杜仲易苓称左归"。

左归饮与六味地黄丸的组成只相差两味，即前者多枸杞子、炙甘草，无泽泻、丹皮，而后者正相反。所以二方证可以互为参考。一般认为，左归饮的滋补作用比较专一，而适应范围较小，临床上多用治肾水不足，虚热往来；口燥舌干，自汗盗汗，腰酸腿软，或肝虚头晕，眼花耳鸣。

此外，右归饮加鹿角胶、菟丝子二味，作为丸剂，名叫"右归丸"，其强阳益肾的作用较右归饮更大。左归饮去茯苓，加牛膝、鹿角胶、龟甲胶三味，作为丸剂，名叫"左归丸"，其滋阴壮水的力量比左归饮更强。这两张方子也都出自《景岳全书》，临床上经常采用。

还少丹

还少温调脾肾寒，萸怀苓地杜牛膝，

苁蓉楮实茴巴枸，远志菖蒲味枣丸。

【来源】《杨氏家藏方》。

【药物】山萸肉一两　怀山药一两半　茯苓一两　熟地黄二两　杜仲一两　牛膝一两　苁蓉一两　楮实一两　小茴香一两　巴戟天一两　枸杞子一两半　远志一两　石菖蒲五钱　五味子一两。

【用法】大枣一百粒，和姜煮，去皮核，炼蜜为丸，如梧子大。每服三钱，淡盐汤下，一日两服。

【功效】温补脾肾。

【适应证】脾肾虚损，饮食无味，身体瘦弱，神衰力乏，腰膝痠软，或遗精白浊，阳痿早泄。

【方义】肾中命门之火，为先天真阳，主持生殖和消化等系统的功能活动。命门火衰，一则可使肾虚不能作强，以致阳痿早泄，遗精白浊；一则无以熏蒸脾胃，以致脾阳相继虚微，饮食无味，精气日衰。苁蓉、巴戟天、茴香，入肾经，共补命门相火，使火旺土强，脾能健运；熟地黄、枸杞子，滋阴壮水，使水足自然济火，而不亢不害；牛膝、杜仲，补肾以强腰膝；茯苓、山药，渗湿以健脾土；山萸肉、五味子，生肺液而固精；楮实助阳补虚，合五味子收敛涩精；远志、菖蒲，通心气以交肾；大枣润肺强脾，补气益血。诸药配合起来，可治命门火衰，导致脾肾阳虚，尤以肾虚为甚之证。若脾虚较甚，服用此方胃口反而更差者，宜加砂仁、陈皮二药，利气舒脾，促进消化吸收，以使补药滋而不腻。

斑龙丸

斑龙①丸用鹿胶霜，苓柏菟脂熟地黄，

等分为丸酒化服，玉龙关下②补元阳。

【来源】《医统》。

【词解】①斑龙：鹿的别名。本方重用鹿角，所以名叫"斑龙丸"。②玉龙关下：玉龙原指镂玉为龙，这里作为形容词。玉龙关下，意指斑龙丸功能大补关下元阳（所谓关下，即是脐下三寸的关元穴之下——元阳之处所）。

【药物】鹿角霜八两　鹿角胶八两　菟丝子八两　补骨脂四两柏子仁八两　熟地黄八两　茯苓四两。

【用法】共研细末，酒化鹿角胶为丸，如梧子大。每服六七十丸（三至四钱），空腹时盐汤或温酒送下。

【功效】补益元阳。

【适应证】肾亏真阳不足，腰软脚弱，阳痿早泄，滑精，或小便增多，淋沥不尽，或自汗心悸，或老年阳虚，气力衰微，时常怕冷。

【禁忌】真阴亏损，虚火上乘，口干咽燥，潮热盗汗，夜梦遗精，以及脾虚食少腹泻者忌用。

【方义】本方峻补元阳，对于真阳不足呈现阳痿早泄、滑精，或肾虚不能收摄，小便增多、淋沥不尽诸症，用之多效。方中鹿角、补骨脂，大补精髓，强壮肾阳；熟地黄、菟丝子，滋补肝肾，益阴配阳；柏子仁养心安神，交通心肾；茯苓渗湿扶脾。

龟鹿二仙胶

龟鹿二仙最守真[1]，补人三宝气精神[2]。

人参枸杞和龟鹿，益寿延年实可珍。

【来源】《证治准绳》。

【词解】①守真：葆其真元之气。最守真，意即最能保养真元。②气精神：即精、气、神。这三者是人体赖以活动的根本，所以称为三宝。

【药物】鹿角十斤　龟甲十斤　枸杞子二十两　人参十五两。

【用法】煎熬成膏，每服三钱，食前开水送下，早晚各一次。

【功效】补阴益阳，调养精神。

【适应证】瘦弱少气，夜梦遗精，阳痿早泄，或精神疲乏，四肢无力，视力减退，脉象细弱。

【方义】鹿角纯阳，龟甲纯阴，二者为异类"血肉有情"之品，补性特别强甚，能峻补阴阳以生气血；人参大补元气，枸杞子滋阴助阳。四药合为阴阳气血交补之剂。临床上多把它用作平补剂，调补肝肾阴阳亏损而兼有气血不足，呈现阳痿早泄、夜梦遗精、形体瘦弱，精神疲乏等症。

河车大造丸

河车大造膝苁蓉，二地天冬杜柏从，

五味锁阳归杞子，真元虚弱此方宗。

【来源】吴球。（王晋三加减）

【药物】紫河车一具　熟地黄二两　生地黄一两五钱　天冬七钱　当归七钱　枸杞子一两五钱　牛膝七钱　杜仲一两　五味子七钱　淡苁蓉七钱　黄柏（盐水炒）七钱　锁阳七钱。

【用法】制丸，如梧桐子大，每服三钱，盐汤送下。

【功效】滋阴壮阳，大补真元。

【适应证】①虚损劳伤，阴阳亏损，气血不足，出现咳嗽、潮热、自汗、盗汗、夜梦遗精、肌肉消瘦等症。②老年气血衰少，精衰神疲，腰腿软弱。

【禁忌】脾胃虚弱，消化不良者忌用。

【方义】河车大造丸是一张大补阴阳气血，尤以补阴为甚的方剂。临床常用它治疗虚劳阴阳亏损，阴亏较甚，咳嗽潮热，夜梦遗精，但也可用治老年精衰神疲之症。所谓大造者，盖言其作用之大，有补损为强、转老还少等再造之功。方中紫河车，大补精血；熟地黄、当归，滋阴补血；牛膝、杜仲、枸杞子，补益肝肾，强健腰膝；锁阳、苁蓉，补肾益精，温壮肾命之火；天冬、五味子，补肺、润肺、敛肺；生地黄、黄柏，滋阴清降虚火。根据《医方集解》记载，吴球原方用砂仁、茯苓各六钱，与地黄同制，非常合理。嗣由王晋三加减，除去砂仁、茯苓，殊不够妥当。因砂仁、茯苓配制地黄，可使地黄补而不腻，易于消化吸收。这在临床应用时，必须加以注意。

虎潜丸

虎潜脚痿是神方，虎胫膝陈地锁阳，

龟甲姜归知柏芍，再加羊肉捣丸尝。

【来源】《丹溪心法》。

【药物】黄柏（盐酒炒）三两　知母（盐酒炒）三两　熟地黄三两　酥炙虎胫骨一两　酥炙龟甲四两　锁阳一两半　当归一两半　牛膝二两　酒炒白芍二两　陈皮二两　干姜五钱　羊肉二斤。

【用法】将羊肉用黄酒煮烂和药捣匀，晒干研细末，炼蜜为丸，如梧桐子大。每服三钱，空腹时淡盐汤下。

【功效】补阴清热，健强筋骨。

【适应证】肾阴不足，精血虚亏，筋骨痿软，步履艰难，甚至腿足瘦削，或骨蒸劳热。

【禁忌】痿证体重跗肿，由于湿热者忌用。

【方义】虎潜丸是大补阴丸（龟甲、熟地黄、知母、黄柏——丹溪方）加味而成，适用于肾阴不足，筋骨痿弱。如果痿证属于痰湿、风寒者，则非此所宜。大补阴丸，滋补肾阴，清降虚火；当归、芍药，养血补肝；虎胫骨益精壮阳，养精润燥，强健筋骨；牛膝引诸药下行，强壮筋骨；陈皮利气，干姜通阳，二药温养脾阳，促进消化吸收，使诸滋阴药滋而不腻；羊肉大补，与上药配合，以使气血调和，阴阳相济。

七宝美髯丹

七宝美髯何首乌，菟丝牛膝茯苓俱，

骨脂枸杞当归合，专益肾肝精血虚。

【来源】邵应节。

【药物】何首乌（黑豆拌，九蒸九晒）二斤　白茯苓（乳拌）半斤　牛膝（酒浸，同首乌第七次蒸第九次）半斤　当归（酒洗）半斤　枸杞子（酒浸）半斤　菟丝子（酒浸，蒸）半斤　补骨脂四两（黑芝麻拌炒）。

【用法】研为细末，炼蜜为丸，如龙眼大，制药勿犯铁器。每服一丸（三钱）至二三丸（五至六钱），空腹时细嚼，温酒或开水送下。忌服萝卜、猪血、醋等。

【功效】补益肝肾。

【适应证】①肝肾不足，气血虚少，肌肉消瘦，须发无华，易于脱落。②手足心发热，夜梦遗精，腰腿酸软。③妇女面色萎黄，疲乏无力，带下稀薄。④消渴，小便淋沥。

【方义】本方所以能够乌发美髯，是在于它有补益肝肾的作用。所以本方不独适用于头发黄白，易于脱落，而且可治一切其他肝肾不足的病证。方中何首乌涩精固气，补益肝肾；茯苓交心肾，渗利湿热；牛膝强筋骨，并可引药入肾；当归养血，枸杞子养阴，柔肝益肾；菟丝子补益三阴，增强卫气；补骨脂助命门之火，温暖丹田。诸药配合，强壮肝肾。肝肾得以强壮，则水火相交，气血调和，而肝肾不足所导致的各种病证就自然消失了。

炙甘草汤

炙甘草汤参姜桂，麦冬生地大麻仁，

大枣阿胶加酒服，虚劳肺痿效如神。

【来源】《伤寒论》。

【药物】甘草（炙）四两（三至四钱）　桂枝三两（去皮）（一至二钱）　生地黄一斤（六至八钱）　人参二两（一钱半至二钱）　阿

胶二两（三钱）　麦冬半斤（去心）（四至五钱）　麻仁半升（三钱）大枣（擘）三十枚（十枚）　生姜（切）三两（二钱）。

【用法】用水、酒各半煎取药汁，然后把阿胶投入烊化，分两次服用。

【功效】滋阴养血，复脉。

【适应证】①阴虚血少，心悸亢进，脉象结代，中有歇止，舌干咽燥，虚弱少气，或大便困难，舌光少苔（或干而不荣）。②虚劳肺痿，久咳不止，唾涎多，咽燥口干，痰中带血，短气心跳，虚热心烦，盗汗，身体瘦弱，多梦失眠，脉象虚数。③温热病中后期，阴虚津伤者。

【方义】本方功能滋阴、补血复脉，主治脉结代，心动悸，所以又叫"复脉汤"。方中炙甘草配桂枝，既能温经通脉，又可建中益胃，以资脉之本源（胃为生脉之源），为治疗"脉结代，心动悸"的要药；人参、地黄、阿胶、麦冬、麻仁、大枣，养阴润燥，补气益血，以充脉之本营；且桂枝合生姜，又能通调营卫，振奋胃阳，以使滋补之药滋而不腻。

本方用治虚劳肺痿，阴分不足者，可以适当加重滋阴药品的用量，而减少姜、桂的用量，以增强滋阴的作用。此外，在温热病过程中，如果需用本方滋阴润燥，宜除去姜、桂二味，以免其辛燥伤阴。吴鞠通的加减复脉汤，就是本方去姜、桂、参、枣，加芍药一味而成。加减复脉汤主治温病阴伤，身热面赤，脉虚大，手足心热诸症。

天王补心丹

天王补心柏枣仁，二冬生地与归身，

三参桔梗朱砂味，远志茯苓共养神；

或以菖蒲更五味，劳心思虑过耗真。

【来源】《道藏方》。

【药物】生地黄四两　人参五钱　元参五钱　丹参五钱　茯苓五钱　桔梗五钱　远志五钱　炒枣仁一两　柏子仁一两　天冬一两　麦冬一两　当归一两　五味子一两。

【用法】研成细末，蜜丸，如梧桐子大，朱砂为衣。每临睡前，服用三钱，灯心汤送下。

【功效】滋阴养心，镇静安神。

【适应证】阴虚血少，虚热烦躁，口干咽燥或口舌生疮，大便秘结，失眠、梦遗、心悸、健忘，精神不振，不耐思虑，舌红少苔，脉象细数。

【禁忌】阴阳两虚，消化不良，饮食少思，大便溏泻的患者不宜用。

【方义】本方是临床常用的一张方剂，对于阴虚血少、津液不足所引起的虚热虚烦、口干咽燥、大便秘结、失眠梦遗、心悸健忘诸症，确有良好的疗效。方中生地黄、元参、天冬、麦冬；补阴滋液，生津润燥；丹参、当归补血养心，人参补益心气；朱砂、茯苓、远志、枣仁、柏子仁，宁心安神；五味子合枣仁，收敛心气；桔梗利膈，引药上行。若于方中去五味子，加菖蒲四钱，开心除痰，也叫天王补心丹，治前方虚烦较甚。

此外，根据临床体会，本方对于心脏病，症现眩晕不寐者，用之可缓解临床症状。

一贯煎（新增）

一贯煎中用地黄，沙参杞子麦冬匡，

当归川楝同为剂，肝肾阴虚服此良。

【来源】《柳州医话》。

【药物】北沙参　麦冬　当归身各三钱　生地黄六钱至一两五钱　甘杞子三至六钱　川楝子一钱半。

【用法】水煎，去滓，温服。口苦燥者，加酒炒川连三至五分。

【功效】养阴清肺，滋肾柔肝。

【适应证】肝肾阴虚，津液亏乏，以致血燥气滞，咽喉干燥，胁肋攻痛，胸腹胀，脉细数或虚弦，舌红光燥者。

【禁忌】胸闷苔腻或兼有停痰积饮者忌用。

【方义】本方是养阴清肺、滋肾柔肝的一张名方，对于肺虚不能生水，肾阴不足涵木，肝木疏泄条达之性紊乱，以致肝气恣肆横逆，而出现的咽干喉燥、胁肋攻痛或胸腹胀种种病症，都有一定的效果。但必须见到舌无苔，质光红，干燥无津，脉细数或虚弦，方为对证。倘若胁痛脘胀，而舌苔白腻，脉濡细或细滑，多因痰涎湿浊阻遏气机所致，治应芳香行气，温化痰浊，而绝对不宜应用本方。临证之时，必须明辨。

本方沙、麦、归、地、枸杞，生津补血，养阴清肺，滋肾生肝，配合川楝子疏肝利气，则肺行清肃，阴液得充，肝木条达，肝气得平，于是胁痛等症自除。《沈氏女科辑要笺正》说本方是"涵养肝阴无上良药"，殆即指此而言。至于方下指出口苦而燥者加川连，是取其清泻郁火。黄连本属苦燥之性，这里用它与大队养阴之药配伍，反有润燥的作用。这正是辨证用药的巧妙之处，初学者能于此等处多加体会，最为要着。此外，肝阳亢旺者，加生牡蛎（一两），生白芍（三钱）；脘胀甚者，加麸炒枳壳（八分），生麦芽（四钱），其效更好。

黄芪鳖甲散

黄芪鳖甲地骨皮，芄菀参苓柴半知，

地黄芍药天冬桂，甘桔桑皮劳热宜。

【来源】《卫生宝鉴》。

【药物】蜜炙黄芪五钱（三钱）　炙鳖甲五钱　天冬五钱（三钱）　秦艽三钱　柴胡三钱（一钱半）　地骨皮三钱　茯苓三钱　桑白皮三钱半　紫菀三钱半　半夏三钱半（二钱）　芍药三钱半（三钱）　生地黄三钱半　知母三钱半（二钱）　炙甘草三钱半（一钱）　人参一钱半　桔梗一钱半　肉桂一钱半（一钱）。

【用法】水煎服。

【功效】滋阴清热，益气健脾，止咳化痰。

【适应证】虚劳烦热，肢体倦息，咳嗽咽干，痰少，自汗，食欲不振，或午后潮热，舌淡、尖红赤，脉虚数。

【方义】本方适用于虚劳气阴两虚，尤以阴虚为甚，而现肝旺、肺虚不能清肃的证候。鳖甲、天冬、生地黄、芍药、知母，滋阴生津，补益肾水，且鳖甲、知母兼能清肺肝虚火；黄芪、人参、肉桂、茯苓、甘草，助阳益气，补肺健脾；紫菀、半夏、桑皮、桔梗，止嗽化痰，且桑、桔并能清肃肺热；地骨皮、秦艽、柴胡，疏肝散热除蒸。总的说来，本方药味较多，具有滋阴生津、疏肝清热、散郁除蒸、清肺止嗽以及补气健脾等多种作用，临床应用时必须随症灵活变通，不必拘执应用全方。

其次，方中佐用肉桂一味，很有深意：不但用它助阳，引虚火归原，并且取其辛热芳香之性，振奋脾阳，促进消化吸收，以免滋阴腻滞诸药泥于中焦不化。这是值得加以学习的一种配伍方法。

秦艽扶羸汤

秦艽扶羸①鳖甲柴，地骨当归紫菀偕②，

半夏人参兼炙草，肺痨蒸嗽服之谐③。

【来源】《仁斋直指方》。

【词解】①扶羸：扶是扶助，羸是虚弱。扶羸，就是扶助虚弱的意思。②偕：同用。③谐：和谐，意指服用本方之后，可使劳嗽诸症平和。

【药物】柴胡二钱　秦艽一钱半　人参一钱半　当归一钱半　炙鳖甲一钱半　地骨皮一钱半　紫菀一钱　半夏一钱　炙甘草一钱。

【用法】加生姜一片，大枣二枚，水煎服。

【功效】滋阴益气，清热除蒸，止嗽化痰。

【适应证】肺痨骨蒸，或觉寒，或觉热，四肢疲乏，体虚自汗，咳嗽，甚或音嘎咳不出声，脉象虚数。

【方义】秦艽扶羸汤和黄芪鳖甲散，二方所治略同，都适用于阴虚肝旺、肺虚不能清肃的证候。所不同者，黄芪鳖甲散证的肺虚咳逆和潮热比秦艽扶羸汤证较甚而已。因此秦艽扶羸汤同样用鳖甲、柴胡、秦艽、地骨皮，疏肝敛阴，清热除蒸；用人参、甘草补气和中，紫菀、半夏止嗽化痰；并加当归养血和血，以助鳖甲养阴，加生姜、大枣调和营卫，以解或寒或热之证。

秦艽鳖甲散

秦艽鳖甲治风劳，地骨柴胡及青蒿，

当归知母乌梅合①，止嗽除蒸敛汗高②。

【来源】《卫生宝鉴》。

【词解】①合：合用、配合。②高：指本方止嗽除蒸敛汗的效果高超。

【药物】鳖甲一两（五钱）　地骨皮一两（四钱）　柴胡一两（一至二钱）　秦艽五钱（三钱）　知母五钱（二钱）　当归五钱（三钱）　乌梅一个　青蒿五叶（二至三钱）。

【用法】水煎服。

【功效】滋阴清热、敛汗。

【适应证】骨蒸潮热，唇红颊赤，口干咽燥，或胁肋胀痛，消瘦，盗汗，呛咳，舌红少苔，脉象细数。

【方义】本方主治阴虚肝旺，虚火上炎，因此方中重用鳖甲、柴胡、知母、青蒿、秦艽及地骨皮等药，以疏肝解郁，清热除蒸，并用当归一药，和血行血，以助鳖甲疏肝解郁。至于乌梅一味，既能敛肝，又可止汗。

本方在临床上，一定要见到阴虚骨蒸、午后热度上升较高、口干咽燥、胁肋胀痛、舌红少苔、脉细数等肝旺火升的症状，使用方为合拍。如果阴虚而以肺经症状为主者，应另选他方，本方不宜应用。至于有些医家说本方有"止嗽"的作用，这恐怕是指治疗因为肝火上熏咽喉所引起的轻度呛咳，有时可以取效。若是属于肺痨咳嗽，绝不是本方所能取效，当用麦冬、炙百部、川贝母等药，以清肺止嗽化痰。

紫菀汤

紫菀汤中知贝母，参苓五味阿胶偶[①]，

再加甘桔治肺伤，咳血吐痰劳热久。

【来源】王海藏。

【词解】①偶：配偶，配合。

【药物】炙紫菀一钱（三钱） 阿胶一钱 蛤粉炒成珠（三至四钱） 知母一钱 贝母一钱 桔梗五分（一钱） 人参五分（一生二钱） 茯苓五分（三钱） 甘草五分 五味子二十粒。

【用法】水煎服。

【功效】补肺润燥，止咳化痰。

【适应证】劳热久嗽，口干咽燥，痰中带血，形体消瘦，四肢无力，精神不振。

【方义】本方的治疗重点是补肺润燥，故用紫菀、阿胶为主药，润肺补虚，消痰止嗽，以止肺中出血；并以知贝二母，润燥清化热痰；人参、茯苓，培土生金，补脾益肺；甘草、桔梗，利咽止嗽，载药上行脾、肺；五味子滋补肾水，收敛肺气。

百合固金汤

百合固金二地黄，元参贝母桔甘藏，
麦冬芍药当归配，咳喘痰血肺家伤。

【来源】《医方集解》。

【药物】生地黄二钱 熟地黄三钱 麦冬一钱半 百合一钱 炒芍药一钱 当归一钱 贝母一钱 生甘草一钱 元参八分 桔梗八分。

【用法】水煎服。

【功效】滋阴养血，补肺，止咳。

【适应证】肺肾阴虚，虚火上炎，咽喉干燥疼痛，咳嗽气喘，痰中带血，手足心发热，舌红少苔，脉象细数。

【禁忌】脾阳不振，大便泄泻，饮食少思的患者忌用。

【方义】百合固金汤，是滋阴补肺，壮水益肾，兼能养血止嗽的方剂。方中生熟二地黄，补肾滋阴，退虚热；元参协同二地黄壮水生津；百合补肺，麦冬润燥清虚热，贝母散肺郁，除痰；当归、白芍，养血、和血、补阴；甘草、桔梗，利咽止嗽，载药上浮。

百合固金汤证如果兼有食纳减少者，可用砂仁八分拌炒熟地黄，或再加陈皮一钱半，因为砂仁、陈皮二药功能理气舒脾，可免地黄滋腻滞于中焦，影响消化吸收。

补肺阿胶散

补肺阿胶马兜铃，鼠黏甘草杏糯停[1]，

肺虚火盛人当服，顺气生津咳哽宁[2]。

【来源】《小儿药证直决》。

【词解】①停：停止，意指本方药物止于此。②宁：安宁。

【药物】阿胶（蛤粉炒）一两半（五钱）　马兜铃（焙）一两（三钱）　炙甘草一两（一钱）　炒牛蒡子一两（二至三钱）　杏仁七钱（三至四钱）　糯米一两（五钱）。

【用法】水煎服。

【功效】补肺清热，滑痰止嗽。

【适应证】肺虚火盛，津液受伤，口干咽燥，痰少嗽出不爽，或痰中夹血，或呛咳微喘，脉象细数。

【禁忌】肺虚无热或表寒咳嗽者。

【方义】本方名为"补肺"，实质上是补中寓泻。所谓补者，是指阿胶养阴补肺，糯米、甘草培土生金；所谓泻者，是指马兜铃、杏仁泻肺降气，清热除痰，牛蒡子宣肺，润燥滑痰。肺阴得补，津液自复，便可使口干咽燥、咳嗽带血自除；肺气得降，痰热能清，即可使咳痰不爽、呛咳而喘得解。补肺和泻肺虽然是两事，但在这里关系极为密切。由于肺虚邪热袭踞而咳逆上气，必须用兜铃等味泻肺清肃邪热，使邪热清降，补肺的阿胶等药才能充分发挥补肺的作用。这就是古人方名补肺，而药用补中寓泻的道理。近世有些医者，组方往往追求纯补纯泻，殊不及古人配伍之周到。

三、小结

本章共计介绍了方剂33首，附方20首。其中不仅包括补气、补血和补阴、补阳的方剂，并且包括部分专于调补某些脏腑的方剂。

在补气方面，四君子汤、补中益气汤、独参汤三方，虽然都具有补气的作用，但主治重点各有差异。四君子汤补气健脾，主治中气虚弱、脾胃运化功能不良所引起的一切病证；补中益气汤，补中益气，调补脾胃，主治劳役伤脾及清阳下陷所引起的各种证候；独参汤，重用人参，力专补气，治疗一切气虚暴脱，或大失血导致的气脱病变。保元汤和生脉散的功能，适成对比，前者补气温阳，主治虚劳元气不足以及天花气阳两虚之证，而后者滋阴生津、补气，适用于暑季汗出过多，津液受损以及久咳肺虚阴伤等证。小建中汤、参苓白术散、升阳益胃汤三方，则着重于调补脾胃，除小建中汤外，并兼能补气。这三张方子，在适应证方面，各有特点。小建中汤，温中补虚，和里缓急，适用于虚性腹痛等症；参苓白术散，健脾渗湿，益气调中，适用于脾胃虚弱，微有湿滞，食纳减少，大便溏泻诸症；升阳益胃汤，补气、升阳益胃，祛湿镇痛，适用于脾胃虚弱、内外湿滞、中阳下陷，以致食少便溏或腹痛、体表疼痛等症。人参蛤蚧散和妙香散，一补肺益气，化痰定喘，一补气安神，解郁和脾。前者适用于久病咳喘，身体瘦羸，或咯吐脓血等症；后者可治惊悸恍惚，盗汗遗精等症。此外，益气聪明汤，补气升阳，聪耳明目，用治气虚耳聋目障等症。

关于补血的方剂，主要是四物汤和当归补血汤。四物汤，补血调经，主治营虚血滞，以及妇女月经不调等症；当归补血汤，补气生血，取阳生阴长之意，主治血虚兼有气虚，或血虚发热，证似白虎，但其脉洪大而按之无力。人参养营汤、归脾汤及养心汤，三方或多或少具有补气补血的功用，并且还都能养心安神。人参养营汤，着重于双补气血；而归脾汤，除能补气补血，调补心脾之外，更能安神定志；养心汤，只是略具补气作用，而主要在于补血养心，安神定志。这是三方的同中之异。

在温补肾阳方面，有金匮肾气丸、右归饮、还少丹、斑龙丸、龟鹿二仙胶、河车大造丸等方剂。其中金匮肾气丸和右归饮虽然都能温补肾阳，但前者补中寓泻，而后者单一于补。所以适应的范围，前方较广，后方较狭。还少丹一方，温补脾肾，适应于脾肾两亏，尤以肾阳不足，以致腰膝酸软、遗精、阳痿早泄、饮食无味诸症。而斑龙丸，是专于峻补元阳的方剂，适用于肾中真阳不足，腰软脚弱，阳痿早泄，滑精等症。龟鹿二仙胶和河车大造丸二方，既能补阴，又能补阳，适用于阴阳两虚的病证。不过后者滋阴壮水的功用，比前者略强。

关于补阴的方剂，六味地黄丸和左归饮二方，可以说是补肾滋阴的主方。不过前者有补有泻，而后者纯补无泻。虎潜丸，补阴壮水，清热，强健筋骨，适用于肾阴不足，湿热下陷，筋骨痿软，或骨蒸劳热。七宝美髯丹，两补肝肾，适用于肝肾不足，须发无华，或遗精、腰腿酸软等症。炙甘草汤，滋阴养血，适用于阴虚血少、心动悸、脉结代，以及虚劳肺痿、久咳不止等症。此外，天王补心丹一方，功能养心滋阴，镇静安神，主治血虚、阴分不足、心悸健忘等症。一贯煎养阴清肺、滋肾柔肝，适用于阴液亏乏、咽喉干燥、胸胁攻痛等症。

在滋阴清肺、除蒸止嗽及补肺方面，共有六首方剂，其中黄芪鳖甲散和秦艽扶羸汤二方所治略同，都适用于阴虚肝旺，肺虚不能清肃的证候。但黄芪鳖甲散证肺虚咳逆较秦艽扶羸汤证为甚。至于秦艽鳖甲散，主治在于阴虚肝旺以致骨蒸、呛咳等症，与前二方所治有别。这三方都用柴胡、鳖甲、知母、地骨皮，都具有散郁除蒸的作用，其中尤以秦艽鳖甲为胜。紫菀汤、百合固金汤、补肺阿胶散三方，都具有补肺止嗽的作用。不过，紫菀汤，补肺兼能益气；百合固金汤，补肺兼能滋阴养血；补肺阿胶散，补肺兼能清热生津。这又是三方的不同之处。

此外，关于附方，大多是在正方的基础上加减而成的。所以有些附方的功用，与所属正方的功用相比出入不大。但也有一些附方与正方的出入很大。例如，金匮肾气丸，本来是温补肾阳的方剂，假使除去附、桂二味，名为六味地黄丸，就成为滋补肾阴的方剂了。可见附方虽然大多是正方的加减，但有时这种加减很有效法的意义，因此附方也值得我们细心体味。

第三章　发表之剂

一、概说

发表剂，又叫解表剂，或称发散剂。所谓解表剂，就是能够开泄腠理，驱邪外出，或调和营卫，疏散表邪，从而解除外感表证的方剂。什么叫作"外感表证"呢？一般所谓"表证"，是指外在致病因子侵害人体发生病变的初期，而机体内部的器官还没有受到太大影响时所表现出的一系列的病证，如恶寒发热，头痛项强，肢体疼痛，脉浮，无汗或有汗等征象。古人认为，这种证候是由于外邪侵袭机体的躯壳外表所致，所以叫作"表证"。表证几乎是一切外感疾病初期所必见的，所以外感疾病初期大都要用到解表剂；解表剂用之得当，可以控制病邪由表向里传变，达到早期痊愈的目的。

解表剂，根据"表证"的类型和轻重程度的不同，有发汗和解肌的分别。发汗和解肌有什么区别呢？发汗是针对表实无汗而言，而解肌则是针对表证有汗而言。因此一般认为，发汗剂是指专于开泄腠理，驱邪外出，使病人得汗而解的方剂。这类方剂多用治表证无汗、恶寒发热、头痛身痛、脉浮而紧等表实证，如麻黄汤就是其代表。所谓解肌剂，至少包括以下两种意义的方剂：一是指能够调和营卫，疏理肌腠之邪，以使病人微微似汗而解的方剂。这类方剂多用治表证虽然有汗，但恶风发热、头痛身痛等症状不能随汗而解的表虚证，如桂枝汤就是其代表。二是指既能发汗解肌，又能透疹，或同时略具和里作用的方剂。例如，葛根汤用治表证恶寒发热，项背强急，脉浮紧，无汗，或下利，或麻疹初起，就是取其发汗解肌，兼能和里。古人解释葛根汤证，多说它是"邪在阳明肌肉之候"。因为葛根汤能解除这种证候，所以说它能够"解肌"。从上述可见，解肌剂虽然同样能够解除表邪，但发汗力缓，并且此发汗剂更具有调和的作用。这种"调和"意味着具有调整机体功能，从而加强抗御病邪的作用。

解表剂，根据外感疾病的寒温性质不同，有辛温解表和辛凉解表的区别。所谓辛温解表，是为风寒表证而设。风寒表证的临床表现，多为恶寒重，发热轻，头痛身痛，口不渴，舌苔薄白，无汗或有汗，脉象浮缓或浮紧。这种病证，是风寒之邪郁滞于肌表，非用辛温发散，邪气不能解散。所以治宜辛温解表，临床常用的药物是麻黄、桂枝、紫苏、荆芥、防风，方剂如麻黄汤和桂枝汤。所谓辛凉解表，是为温热表证而设。温热表证，多出现发热重，恶寒轻（或不恶寒），头痛，口渴，舌苔黄薄，有汗，脉象浮数等征象。这种证候，由于温邪袭于体表，容易伤津化燥，不比寒邪易于郁滞腠理。所谓治疗只宜辛凉解表，临床常用的药物是桑叶、菊花、薄荷、牛蒡子、连翘，方剂是桑菊饮和银翘散。辛温解表剂多适用于伤寒表证；辛凉解表剂多适用于温热表证。二者一温一凉，在临床运用时不可混同。

解表剂，针对外感表证病人的体质差异，有助阳解表和滋阴解表等的不同。什么叫作助阳解表呢？简单地说，就是利用具有助阳解表作用的方剂，来治疗阳虚表证。阳虚表证，多见于伤寒过程中，其证候除有头痛身热、发热恶寒、无汗等表证外，多有恶寒较重，得厚衣重被不解，面色㿠白，蜷卧多眠，舌淡苔白，脉沉无力等特征。这种阳虚表证病人，素属阳虚，卫气多不固，假使见到他有表证而单纯运用解表剂来发汗，就容易造成汗多亡阳的危险变局。因此治疗时必须在发表剂中加入附子等温阳药品，以发表兼顾阳气。由于阳虚表证往往兼有气虚，临床上又常于解表剂中加入参、芪配同附子，以温阳补气解表。麻黄附子细辛汤和再造散就是这一方面的主要方剂。

滋阴解表，顾名思义，就是在解表之中兼顾阴液，也就是运用滋阴解表剂来治疗阴虚表证。阴虚表证，多见于温病过程中，其证候除有头痛或身痛，恶寒轻，发热重，有汗不多等表证征象外，尚有口干心烦，或渴欲饮水，咽喉燥痛，舌苔薄而干，或舌光赤，脉象细数等特征。这种阴虚表证的证候，本属阴液不足，如果发汗过多，便容易招致汗多亡阴的不良后果。因此治疗时必须在解表剂中加入滋阴的药品，以滋阴解表。加减葳蕤汤就是这一方面的常用方剂。倘若表证阴虚较甚而兼有血虚的患者，又宜用当归、芍药、地黄等补血滋阴的药品配合解表剂，以达到养血滋阴解表的目的。

解表剂，依据外感表证兼夹原因的差异，有化饮解表和理气解表等等区别。所谓化饮解表，是治疗表证兼夹痰饮一种方法。表证兼夹痰饮的病人，多是素有痰饮喘咳，又复感受风寒邪气，以致恶寒发热、咳嗽气喘发作或比原来加重。在这种情况下，必须一面发汗解表，一面温肺化饮，才能达到风寒外解、痰饮内化的目的。小青龙汤可为这一方面的代表方剂。所谓理气解表，是治疗表证内有气滞的一种方法。表证内有气滞的病人，除有恶寒发热、头痛体倦等表证征象外，常有胸脘痞闷、中气不舒的感觉。对于这种患者，在解表之中必须寓以理气，才能取得良好的效果。十神汤就是解表兼有理气作用的一张方剂。

解表剂除可用于上述外感表证病变之外，有时还用来治疗水肿病的周身浮肿、疮疡的初起肿痛、风湿性的关节疼痛，以及斑疹初起疹点未现或疹点发得不齐等症。水肿病运用解表剂，主要是取其发汗，使机体组织之间潴留的部分水分，经过发汗从汗孔排泄出去，从而达到水肿减轻或消失的目的。这种方法在古方书上叫作"开鬼门"（鬼门即汗孔）。疮疡初起肿痛，是由于毒邪伤害机体组织所致，用解表剂发散，调和营卫，可以使毒散肿消而痛减。风湿性关节疼痛，用解表剂（常加入发散风湿药）主要是在于祛湿镇痛。至于斑疹，不但在疹点未现时需用解表剂发散，即使在疹点已现而尚未透足时，也要利用解表剂来解肌透疹解毒。对于这些病证，在方剂选择方面，必须根据具体病情灵活掌握，如风湿痛多用辛温祛湿解表剂，斑疹多用辛凉解表剂，并常加入和营解毒的药品等等。同时，还要注意一个问题，就是病变必须建立在表证的基础上，运用解表剂方为合拍，否则，任何水肿病或斑疹等都不适用解表剂。

解表剂运用的范围虽然比较广泛，可是用之不当，常会产生许多不良的后果。所以在运用解表剂时，必须注意以下几点：

第一，对于阳虚恶寒，阴虚发热，形似外感，而实非外感的疾患，禁用解表剂。因为这种恶寒发热的本质属虚，只宜用补剂（补阳或滋阴）治疗。假使用解表剂误攻其表，便会使虚者愈虚，症情加剧，而造成"虚虚之过"。

第二，解表剂只宜中病即止，不能过量使用，假如使用过量，使病人汗出过多，便会损伤正气，耗津伤液，甚至造成伤阴亡阳的危险。

第三，在寒冷的天气，人体皮肤腠理致密，不易得汗，服用解表剂后，宜加厚衣被，以助药力，这在古方书上叫作"温覆助汗"。相反的，在炎热的夏天，人体皮肤腠理疏松，容易出汗，服用解表剂后，一般多无需加衣被温覆助汗。同时在夏季，由于气候炎热，对于有表证需要解表的病人，一般多选用辛凉解表剂，纵然须用辛温解表剂，用药分量也应该比冬季减轻。

第四，对于吐血、衄血和患有疮疡等血虚气弱的病人，在原则上禁用解表剂。如果体虚又有表证存在，需要发表时，必须根据具体情况，配合补血补气等其他方法进行治疗。

二、方剂

麻黄汤

麻黄汤中用桂枝，杏仁甘草四般施，

发热恶寒头项痛，伤寒服此汗淋漓。

【来源】《伤寒论》。

【药物】麻黄（去节）三两（五分至一钱半）　桂枝（去皮）二两（一至二钱）　光杏仁七十个（二至四钱）　炙甘草一两（一钱）。

【用法】水煎，分二次服，一服得畅汗，就不需再服。

【功效】发汗解表，宣肺定喘。

【适应证】恶寒发热，头痛身痛，腰疼酸楚，无汗，口不渴，脉浮紧，或伴有咳嗽喘促、气逆。

【禁忌】①表证兼见阴虚、阳虚，或亡血等症状时，禁用本方。②表证有汗，或无汗而不属风寒所致者，或表证虽见无汗，但脉不紧而涩者，一律忌用。

【方义】本方是辛温解表的代表方剂，也是治疗伤寒表实证的主方。伤寒表实证是由于寒邪侵袭人体，郁滞于肌腠，以致营血运行不畅，皮毛紧闭，汗液不能向外蒸发，以及肺气膹郁所致。麻黄开泄肌腠，宣肺解郁，专于发汗、镇咳，解除寒热，所以用为君药。桂枝温通筋脉，促进营血运行，解肌发汗，与麻黄配合不独能增强发汗作用，并可温煦四肢，解除肢体酸痛，所以用为臣药。杏仁解肌，降肺气，可以协助麻黄止咳平喘，所以用为佐药。甘草配麻、桂有助于发汗解表，合麻、杏有利于化痰止咳，所以说它能调和诸药，用为佐使。凡是伤寒无汗、恶寒而见咳喘者，用本方辛温发散，常一汗而解。但如属于温病表证的无汗咳嗽，却不宜采用本方。因温病出汗较易，纵然初期见到无汗而需要发汗者，只宜用辛凉解表的桑菊饮和银翘散之类，轻宣发散即可。而且温病初期即可出现口干微渴、脉浮数等热象，与伤寒脉浮紧、口中和等寒象不同。所以温病表证只宜辛凉发散，而不宜辛温发汗。如果误用辛温发汗的麻黄汤峻发其汗，必然会引起伤津化燥的不良变局。

本方除能治疗伤寒外感之外，临床上还常用它治疗水肿和湿痹。因水肿和湿痹，多有水气和湿气郁积于肌腠之间，用本方发汗，使水湿得以排泄，故可生效。

本方是一张发汗峻剂，用之得当，病势立退；若用失其宜，常会造成流弊。在临床应用时，必须辨证明确，才不至错用产生不良后果。

桂枝汤

（附方：桂枝麻黄各半汤）

桂枝汤治太阳风[①]，芍药甘草姜枣同；

桂麻相合名各半，太阳如疟此为功。

【来源】《伤寒论》。

【词解】①太阳风：太阳中风，也就是伤风之意。

【药物】桂枝（去皮）三两（二钱）　芍药三两（二钱）　甘草（炙）二两（一钱）　生姜三两（二钱）　大枣（擘）十二枚（六

枚）。

【用法】水煎，分两次服，服后喝少量的稀粥，如在寒天并需卧床加厚衣被，以助药力，使患者微微汗出，不可使大汗淋漓。

【功效】解肌发汗，调和营卫。

【适应证】头痛发热，恶风恶寒，自汗，鼻流清涕，干呕，口不渴，舌苔薄白，脉象浮缓。

【禁忌】①恶寒发热，无汗，脉紧者不可用。②单发热，不恶寒，有汗烦渴，舌苔黄腻，脉象滑数者禁用。③酒后面赤有热象，脉洪数有力者忌用。

【方义】本方是解肌发汗的轻剂。仲景所以把它列为群方之冠，是因为：第一，本方在临床运用上较为广泛、重要；第二，由它演变出来的方剂最多。方中用桂枝为主药，温通筋脉，解肌发汗，发散表邪；用芍药固腠理，和血脉，敛阴气，以缓桂枝辛热发散之性，并可缓中和里。桂、芍二药的功用，势虽拮抗，可是在这里就是利用它们的这种作用，一开一阖，使表解里和。再则，生姜辛温，佐桂枝发散，并可开胃。枣、草配芍药，和中缓急，配桂枝调和营卫，和畅血行。由于诸药配合起来，功能解表和里，所以本方不但可以应用于较轻度的风寒感冒初起，表虚自汗、恶风等，《金匮要略》还用它作为和剂，治疗妊娠恶阻，营卫不和，胃肠功能不良。当然，妊娠恶阻的原因很多，用之必须对证，方称适宜。

此外，本方对于时觉形寒，时感烘热，精神疲乏，食欲不振，或偶有干呕、腹痛，或自汗等症，亦可治疗。这种证候并非外感疾病，而是营卫失调所致。由于本方可以调和营卫，所以用之有效。

本方还常用治血痹肌肤麻痹疼痛。因血痹主要是由于体虚血流不畅引起，而本方功能温通筋脉，和畅血行，所以能够取效。同时，由于本方具有和血温通降逆的作用，对于少腹寒气向上冲逆而出现的动悸、疼痛，用之可以平降。桂枝加桂汤用治奔豚，气"从少腹起，上冲咽喉"，其道理也在此。

附方 桂枝麻黄各半汤（《伤寒论》）：是桂枝汤合麻黄汤。主治外感病证，延至八九日尚未解除，每天几度发热，热多寒少，形似疟疾，并有肢体酸楚、皮肤瘙痒等症。

大青龙汤

大青龙汤桂麻黄，杏草石膏姜枣藏，
太阳无汗兼烦躁，风寒两解此为良。

【来源】《伤寒论》。

【药物】麻黄（去节）六两（二至三钱） 桂枝（去皮）二两（一至二钱） 甘草（炙）二两（一钱） 光杏仁四十枚（三钱） 生姜三两（二钱） 大枣十枚（五枚） 石膏如鸡子大（六至八钱）。

【用法】水煎，分两次服。

【功效】发汗解表，清热除烦。

【适应证】恶寒发热，头痛身疼，无汗，烦躁，口干，或伴喘咳，舌苔中黄边白，脉浮紧有力。

【禁忌】体虚外感，恶寒发热，有汗，脉象细弱的患者，禁用本方。

【方义】大青龙汤是麻黄汤加重麻黄的用量，再加石膏、姜、枣而成。麻黄汤原是发汗解表的峻剂，现在加重麻黄用量，则发汗的力量更强。同时加用石膏是取其清泄里热，解除烦躁，加生姜、大枣是取其散水气而不伤津，解表邪而和胃气。可见大青龙汤除了发汗解表的力量比麻黄汤更强外，还能够清热除烦。所以非见表有邪气郁遏而恶寒发热、无汗作喘，里有热邪而烦躁、口干者，不得使用大青龙汤。假使误用大青龙汤，便可能招致汗出不止，四肢逆冷，筋惕肉瞤的亡阳虚脱证。这种亡阳虚脱证，只有用真武汤和四逆汤类，才能转危为安。

此外，《金匮要略》用本方治疗"饮水流行，归于四肢，当汗出而不汗出，身体疼痛"的"溢饮"证。《医宗金鉴》说溢饮就是"风水水肿病"。由此可知，本方还可以用于热实性的水肿，以驱除水气。

葛根汤

（附方：桂枝加葛根汤）

葛根汤内麻黄裹，二味加入桂枝汤，

轻可去实①因无汗，有汗加葛无麻黄。

【来源】《伤寒论》。

【词解】①轻可去实：是徐之才的十剂之一，解释见前绪论。

【药物】葛根四两（三钱）　麻黄（去节）二两（一钱至钱半）桂枝（去皮）二两（一钱至钱半）　炙甘草二两（一钱）　芍药二两（二钱）　大枣十二枚（六枚）　生姜二两（二钱）。

【用法】水煎，分两次服。

【功效】解肌发汗，透疹和里。

【适应证】①恶寒发热，无汗，头痛身楚，项背强，或有腹痛便稀，干呕，或有喘促。②痢疾初起，恶寒发热，无汗，肢体疼痛。③麻疹初期，疹点未现，或疹透不畅，无汗，恶寒发热，头项强痛，脉象浮紧。

【禁忌】素有阴虚火甚，上盛下虚的病人，不可用。

【方义】本方是桂枝汤加入葛根、麻黄所组成。本方所治的恶寒发热，无汗，头项强痛等症，是表邪壅阻，阳明肌表有热，津液受劫所致；而干呕下利，是里已失和的现象。所以在桂枝汤中加入葛根，以解阳明肌表之热，生津液，治疗项背强痛；加麻黄协桂枝、生姜发汗解表。麻、桂同用，本来为发汗的峻药，可是在本方中，有芍药酸敛，其辛散发汗的作用就要比原来缓和得多了。同时，芍药配甘草、姜、枣又能和里，止呕治利。可见本方不独能解表，并可和里。假使上述症状有汗，可以除去麻黄，加重葛根用量（名为"桂枝加葛根汤"），以增强解肌的作用。歌中"有汗加葛无麻黄"，即是此意。

本方虽能治痢，但其适应证的重心必须是表寒偏重，用之才能解肌和里，否则，就不是此方所宜了。

本方治疗麻疹，是取其解肌透疹，特别是葛根一味，不但能透疹，还能解毒，但由于本方偏于辛温，也必须是表寒偏甚，方为适用，假使已经化热，就不宜运用此方。

《金匮要略》还用本方治疗"太阳病，发热无汗，反恶寒"的"刚痉"。所谓痉，按照《千金方》所说，就是"颈项强急，口噤，背反强"。可是这里我们要注意一个问题，就是这种痉的症状必须建立在"发热无汗，反恶寒"等表证的基础上，方能运用本方。仲景在"刚痉"前面冠以"太阳病"三字，意即表示该病属于表证。

神白散

（附方：葱豉汤）

神白散用白芷甘，姜葱淡豉与相参，

一切风寒皆可服，通阳发汗效堪谈。

肘后单煎葱白豉，用代麻黄功不惭。

【来源】《卫生家宝方》。

【药物】白芷一两（二至三钱半）　甘草五钱（一钱）　淡豆豉五十粒（二至三钱）　生姜三片　葱白三寸。

【用法】水煎，分二次服。

【功效】通阳发汗。

【适应证】风寒感冒，或时感初起，症状轻微，恶寒发热，无汗头痛，舌苔薄白，脉浮。

【方义】本方用白芷、生姜、葱白通阳发汗，散风寒，除头痛，并佐用淡豆豉辛凉解表、退热。至于甘草一药，在这里有两个作用，一是调和诸药，一是合生姜以和胃。总的说来，本方是一首经济易得的解表剂，用在临床上确有发汗解表的作用。

附方　葱豉汤（《肘后方》）：方用葱白一握，淡豆豉一升（四钱），也属于通阳发汗剂，古人说它可以代替麻黄汤。其功效虽不知麻黄汤，但对于轻型感冒而无汗者，用之确有发汗的作用。

此外，原方歌中的"妇人鸡犬忌窥探"一句，毫无实用价值，故把它改成"通阳发汗效堪谈"。

升麻葛根汤

升麻葛根汤钱氏，再加芍药甘草是，

阳明发热与头痛，无汗恶寒均堪使，

亦治时疫与阳斑，痘疹已出慎勿使。

【来源】《太平惠民和剂局方》。

【药物】升麻三钱　葛根二钱　芍药二钱　炙甘草一钱。

【用法】水煎，分二次服。

【功效】解肌透斑疹。

【适应证】①头痛身痛，发热重，恶寒轻，无汗（或有微汗），口渴，目痛鼻干，舌苔薄白中间微黄，脉浮或微数。②斑疹初期，头痛发热，肢体烦痛，斑疹未现或出得不透。③表证兼有胃热下利。

【禁忌】上实下虚（如高血压）而外感表邪，不可用。

【方义】本方是一张介乎辛温和辛凉之间的解表剂。它是从仲景葛根汤化裁而来，因嫌葛根汤中的姜、桂、麻黄辛热，大枣甘壅，故去之不用。而加升麻者，意在协同葛根以加强解肌清热，发散表邪的作用。总观本方的组合作用是：芍药敛阴和营，配合甘草和里养津液，升麻、葛根、甘草（宜用生甘草）三药相协，解毒，透斑疹。因此，本方除用治感冒头痛身痛，发热重，恶寒轻等症外，还可用治时疫阳斑、麻疹、天花初起，表证未解，而斑疹没有透足之证。如果斑疹已出，表证已除，本方就不宜使用。至于本方用治胃热下利，主要是取其和里生津，升阳解毒。如若下利较甚，而见便下赤白者，是里热较重，宜加黄连一钱半。

升阳散火汤

升阳散火葛升柴，羌独防风参芍侪[1]，
生炙二草加姜枣，阳经火郁发之佳。

【来源】《脾胃论》。

【词解】①侪：读如柴，同等之意，这里意指集合在一起。

【药物】升麻　生葛根　羌活　独活　生白芍　人参各五钱（各一钱半）　柴胡　炙甘草各三钱（各一钱）　生甘草　防风各二钱（各八分）。

【用法】加生姜二片，大枣三枚，水煎温服。

【功效】升散风火。

【适应证】阳经火郁，四肢倦困，肌肤炕热，扪之烙手。

【方义】本方是升麻葛根汤加羌、独、柴、防、参、枣等所组成。方中升麻、葛根、羌、独、柴、防，都是味薄气轻之品，功能上行升散，开发诸经阳气，使三焦舒畅，风热郁火得以宣散。但恐升散太过，损耗正气，因此又配用人参、甘草补气，健脾和中（且甘草又能泻脾中郁火），用芍药敛阴气，泻肝火，姜、枣调脾胃，和营卫。这样配合起来，"发中有收，散中有补"，对于脾胃气虚、风热、阳气遏郁化火的肤热肢倦之证，用之较为适宜。

银翘散

银翘散主上焦医，竹叶荆牛薄荷豉，

甘桔芦根凉解法，风温初感此方宜。

咳加杏贝渴花粉，热甚栀芩次第施。

【来源】《温病条辨》。

【药物】金银花一两　连翘一两　苦桔梗六钱　牛蒡子六钱　薄荷六钱　竹叶四钱　荆芥四钱　生甘草五钱　淡豆豉五钱。

【用法】用上药一半分量，加鲜芦根一尺水煎，分两次服。

【功效】解表宣肺，清热解毒。

【适应证】温病初起，发热口渴，有汗不多（或无汗），头痛，咳嗽，咽痛，舌尖红，苔薄黄，脉浮而数。

【方义】本方是吴鞠通氏创造的一张辛凉平剂，为治疗温病表证的主方。方中金银花、连翘，清热解毒；薄荷、荆芥、豆豉，透表发汗；桔梗、牛蒡、甘草，清热宣肺，止咳利咽；芦根、竹叶，清除里热。如果咳嗽较重者，可于本方中加杏仁三钱，贝母钱半，以宣肺镇咳化痰；津伤口渴者，可加花粉三钱，以生津解渴；里热已甚者，可加山栀二钱，黄芩钱半，以清泄里热。这些加减变通的方法，全在于因症灵活掌握。

其次，本方对斑疹（包括麻疹）透发不齐，具有轻度的表热现象（发热口渴、脉浮数）者，也有较好的治疗效果。如果斑疹红赤，有热入营分的现象者，宜加生地黄四钱，赤芍三钱，以清营凉血解毒。此外，肿疡初起，也常用本方以发散解毒清肿。

桑菊饮

桑菊饮中桔梗翘，杏仁甘草薄荷饶，

芦根为引轻清剂，热甚阳明入母膏。

【来源】《温病条辨》。

【药物】桑叶二钱半 菊花一钱 杏仁二钱 薄荷八分 连翘一钱半 桔梗二钱 甘草八分 芦根二钱。

【用法】水煎，分二次服。

【功效】透表止咳，清热解毒。

【适应证】风温初起，身有微热，口干微渴，头痛鼻塞，咳嗽有痰，舌苔薄黄，脉象浮数。

【方义】桑菊饮是辛凉轻剂，其解表清热的作用逊于银翘散，但清肺止咳的作用却又胜于银翘散。因此，本方所适应的温病表证较银翘散证热度较轻，咳嗽较重。方中用桑、菊、连翘、薄荷清凉透表，解热，杏仁、桔梗宣肺治咳，芦根、甘草清除里热。

防风解毒汤

防风解毒荆薄荷，大力①石膏竹叶和，

甘桔连翘知木枳，风温痧疹肺经多。

【来源】缪仲淳。

【词解】①大力：牛蒡子的别名。

【药物】防风一钱　荆芥一钱　薄荷一钱　甘草一钱　桔梗一钱　牛蒡子一钱（二钱）　竹叶一钱　连翘一钱（二钱）　石膏一钱（二钱）　知母一钱　木通一钱　枳壳一钱。

【用法】水煎，分二次服。

【功效】辛凉发汗，清热解毒。

【适应证】①风温发热恶寒，咳嗽胸闷，头痛身楚，无汗，或有汗甚少，口微渴，舌苔白薄，中心微黄，脉浮。②风毒发斑，耳项红肿，或麻疹初起，疹点未布或透得不齐，同时有发热、咳嗽、口渴等现象者。

【方义】方中防风、荆芥、薄荷，疏风解表透疹；甘草、桔梗、牛蒡子，开肺治咳解毒；竹叶、连翘，解毒清热；石膏、知母，清里热，养胃阴；枳壳开胸疏导，木通引热从小便出。总观本方作用，是解表兼能清里。假使风温、斑疹只有表证，而无口微渴的里热现象者，不宜使用。特别是斑疹初起，如果早用石膏、知母等寒凉之品，往往会影响斑疹透发，导致变症。这一点我们必须注意。此外，方中荆、防二味虽为辛温解表药，但与石膏寒凉之品同用，二者和合，便成为辛凉解表剂，所以本方可用治风温初起。仲景麻杏甘石汤中的麻黄与石膏同用，不说它是辛温之剂，而说它是辛凉之剂，其道理与此相同。

竹叶柳蒡汤

竹叶柳蒡干葛知，蝉蜕荆芥薄荷司，

石膏粳米参甘麦，初起风痧此可施。

【来源】《先醒斋医学广笔记》。

【药物】竹叶（二钱）　西河柳（二钱）　葛根（一钱至钱半）牛蒡子（二至三钱）　知母（钱半）　蝉蜕（一钱）　荆芥（一钱至钱半）　薄荷（一钱）　石膏（二钱至钱半）　玄参（一至二钱）　甘草（一钱）　麦冬（一钱半）　粳米（三钱）。

【用法】水煎，分二次服。

【功效】清热透痧疹。

【适应证】痧疹初起，咳嗽喷嚏，鼻流清涕，眼泪汪汪，恶寒轻，发热重，面赤腮肿，或恶心干呕，唇干口渴，舌苔薄黄而干，脉浮数。

【方义】本方是从竹叶石膏汤演变而来。竹叶石膏汤是专于清热养胃生津的方剂。而本方不但能够清热养阴，更主要的是能透发痧疹。因此方中除用石膏、知母、元参、麦冬等味养阴生津、清泄里热之外，更用竹叶、葛根、蝉蜕、荆芥、西河柳、薄荷、牛蒡子等大队解表药，宣泄肺经风热，解毒，透发痧疹。同时用甘草配粳米调和胃气。从诸药配合看来，本方只适用于痧疹初起，表证不解，痧发不透，热盛伤津的证候。假使痧疹热不甚，津未伤，决不可使用此方。因方中石膏、知母、元参、麦冬，性属甘寒滋腻，早用便有毒邪内遏而不能透发的危险。

加减葳蕤汤

（附方：千金葳蕤汤）（新增）

俞氏加减葳蕤汤，薄草桔薇豆豉襄，

再入红枣与葱白，阴虚感冒力能匡。

千金玉竹白薇杏，芎木草膏独麻黄。

【来源】《通俗伤寒论》。

【药物】生葳蕤二至三钱　生葱白二至三枚　桔梗一钱至钱半　软白薇五分至一钱　淡豆豉三至四钱　苏薄荷一钱至钱半　炙甘草五分　红枣二枚。

【用法】水煎，分两次服。

【功效】滋阴发汗，解表清热。

【适应证】素属阴虚感受外邪，症见头痛发热，微恶风寒，咳嗽，口渴心烦，咽干而痛，无汗或有汗不多，舌赤，脉浮数者。

【禁忌】外感无阴虚现象或夹有湿象而胸闷、苔腻者忌用。

【方义】本方是俞根初氏根据千金葳蕤汤加减而制定的一张"滋阴发汗"的经验效方，对于阴虚体质，阴液亏乏，伏热内遏，风寒外束的"阴虚感冒"，最是对证良药。方中葳蕤（即玉竹），质润柔滑，功能养阴生津，为补虚清热之品；葱、豉、桔、薄，功能开发肌腠，宣散外邪。同时佐用白薇清泄伏热，草、枣甘润，增强玉竹养阴之力。这样便面面俱到，达到所谓"养阴而不留邪，发汗并不伤阴"了。但如果没有阴虚征象，或夹有湿痰，胸闷苔腻者，应该禁用。

附方　千金葳蕤汤（《千金要方》）：方用葳蕤、白薇、麻黄、独活、杏仁、川芎、甘草、青木香、石膏。主治风温之病，脉阴阳俱浮，汗出身重，其息必喘，其形状不仁，嘿嘿不欲眠诸症。不过，从其组成药味看来，其所治的阴虚外感，必兼喘逆一症，否则方中用不着善治身热"汗出而喘"的麻杏甘石汤。

麻黄附子细辛汤

麻黄附子细辛汤，发表温经两法彰，

若非表里相兼治，少阴反热曷[①]能康？

【来源】《伤寒论》。

【词解】①曷："曷"字用在这里，类似"怎么"一词的意思。曷能康，意同"怎么能恢复健康"？是反诘语。

【药物】麻黄（去节）二两（六分至一钱）　细辛二两（六分至八分）　制附子一枚（一至二钱）。

【用法】水煎，分两次服。

【功效】助阳发汗。

【适应证】外感恶寒发热，寒重热轻，神疲欲卧，舌苔水滑，脉象沉细。

【方义】《伤寒论》用本方治疗少阴病更复受表邪。所谓少阴病是指机体阳气不足，脉沉细，神疲嗜卧，恶寒甚等症状而言。这些症状，本来应该禁用发汗表散之药，可是外感寒邪，恶寒发热，又不得不用解表药。因此，设表里兼顾的方法，用麻黄发汗，解散在表之寒邪，用附子温少阴之里，以助阳气之不足，并以细辛配附子温经散寒。这样三者配合，可使发汗散寒不损阳气，温经助里不妨解表。所以适用于阳虚外感寒邪，寒重热轻，神疲欲卧，脉沉细等症。

再造散

再造散用参芪甘，桂附羌防芎芍参，

细辛加枣煨姜煎，阳虚无汗法当谙①。

【来源】《伤寒六书》。

【词解】①谙：是熟悉的意思；若作记诵讲也通。

【药物】人参一钱　黄芪一钱　甘草五分　桂枝一钱　熟附子五分　羌活八分　防风八分　细辛五分　川芎五分　白芍一钱　煨生姜二片　大枣二枚。

【用法】水煎，分二次服。

【功效】助阳益气发汗。

【适应证】头痛身热，发热轻，恶寒重，无汗，面色㿠白，喜加衣被，倦卧多眠，舌淡苔白，脉沉无力。

【方义】本方与麻黄附子细辛汤的意义相近。不过麻黄附子细辛汤只是助阳发汗，而本方不但能够助阳发汗，还可以补气扶正，并且解表的药较多。可见本方比麻黄附子细辛汤的力最强，其所主的证候也较重。

本方用人参、黄芪、甘草、煨姜、桂、附，是在于助阳温里，补气扶正，以助羌活、防风、川芎、细辛散寒发表而不损伤阳气。其中人参、黄芪二药本来用于阳虚汗出，可以固卫止汗，可是用在这里，与诸发表药相配合，就具有扶正辅助解表的作用了。至于芍药，功能缓解各药之辛燥，以免辛燥散发伤阴，从而起到阳中敛阴，发中有收的作用。

人参败毒散

（附方：败毒散、消风败毒散。新增：荆防败毒散）

> 人参败毒茯苓草，枳桔柴前羌独芎，
>
> 薄荷少许姜三片，时行感冒有奇功。
>
> 去参名为败毒散，加入消风治亦同。
>
> 别有荆防败毒散，祛风解毒治疮痈。

【来源】《类证活人书》。

【药物】人参一两（一钱半）　羌活一两（一钱半）　独活一两（一钱）　前胡一两（二钱）　柴胡一两（一钱）　川芎一两（一钱）　枳壳一两（一钱半）　桔梗一两（一钱）　茯苓一两（二钱）　甘草五

钱（一钱）。

【用法】加生姜三片，薄荷少许，水煎，分两次服。

【功效】补气解表，发散风寒，祛湿镇痛。

【适应证】①外感风寒湿邪，恶寒发热，无汗，头痛鼻塞，咳嗽有痰，全身肢节酸痛，脉浮无力，舌苔薄白。②体虚，痢疾初起，便下稀水，次数不多，腹痛轻微，并见恶寒发热，无汗，咳嗽，身痛等表证。

【方义】人参败毒散是一张扶正解表的方剂，适用于感冒而体虚不耐发散的病证。它的组合意义是：人参、甘草补气扶正，以助羌活、独活解表发散风寒湿邪；川芎合羌、独活除头痛、身痛；桔梗、前胡、枳壳行痰降气，止咳嗽；柴胡退表热，升清阳；茯苓协同甘草和里强胃。至于稍加生姜、薄荷，也是为了辅助发表。

附方 败毒散（《明医指掌》）：是人参败毒散去人参，主治感冒而体质较强的病人。

消风败毒散（《医方集解》）：是人参败毒散合"消风散"（见祛风剂），适用于风毒瘾疹具有表证，以及风水、皮水在表，适合从表解者。

荆防败毒散（《证治准绳》）：是人参败毒散加荆芥、防风二味，主治痈疮初起，见有恶寒发热等表证的疾患。同时，对于外感夹湿，恶寒发热，头痛身痛，或下利等症，也可应用。

麻黄人参芍药汤

麻黄人参芍药汤，桂枝五味麦冬襄，

归芪甘草汗兼补，虚人外感服之康。

【来源】《脾胃论》。

【药物】麻黄一钱　白芍一钱　黄芪一钱　当归一钱　炙甘草一钱　人参三钱　麦冬三钱　桂枝五分　五味子五粒。

【用法】水煎，分两次服。

【功效】扶正解表。

【适应证】虚人外感风寒，恶寒发热，无汗，或间或有汗不多，肢体酸痛，倦卧，或口有微渴者。

【方义】本方是麻黄汤去杏仁再加味而成。麻黄汤本是发汗、止咳定喘的方剂，现在去杏仁是因为没有咳喘，或者咳喘极度轻微，只用麻黄一味发汗兼平咳喘就够了。加人参、黄芪、当归、白芍、麦冬、五味子，都是为气血及阴分不足而设。这些补气养血益阴的药品与麻、桂配合，不但可以辅助它们发汗，而且能够防止其发散太过损伤正气。因此，本方是一张解表兼能补气益阴的方剂。用于气阴两虚而感受风寒表邪的患者，很是适宜。

小青龙汤

小青龙汤治水气，喘咳呕哕渴利慰，

姜桂麻黄芍药甘，细辛半夏兼五味。

【来源】《伤寒论》。

【药物】麻黄（去节）三两（一钱至钱半）　桂枝三两（二钱）芍药三两（二钱）　细辛三两（五分至八分）　干姜三两（八分至一钱半）　炙甘草三两（一钱）　五味子半升（一钱至钱半）　制半夏半升（三钱）。

【用法】水煎，分两次服。

【功效】解表化饮，定咳平喘。

【适应证】①恶寒发热，无汗，脉象浮紧，咳嗽喘急，肺胀胸满，痰多，鼻流清涕，小便不利，或腹痛下利，舌苔水滑。②咳逆倚息不得卧，痰饮停积，恶寒发热，无汗，并有肤胀水肿。

【禁忌】阴虚干咳无痰者禁用。

【方义】小青龙汤证的恶寒发热，无汗，脉浮，咳喘痰多，是其必有症状。但往往因其内在水气停积的部位不同，而出现一些或有的症状。例如：水留胃中，则干呕而噎；水渍肠间，则下利；水蓄三焦，则小便不利而少腹胀；水流肌肤，则肤胀水肿。其症状虽然多端，病因则不外乎外感表邪而内有水饮。所以方中既用麻、桂发汗，芍药配桂枝解肌，以解表邪；又用细辛、干姜、半夏温散水饮，加入五味子便更有抑制咳喘的作用。因此，凡是感冒喘咳有水气，以及素患痰饮喘咳，或伴有肤肿现象，而复感表邪的患者，都可使用。

从龙汤（新增）

从龙汤内龙牡苏，芍药牛蒡半夏俱，

热纳石膏痰喘治，小青龙后此方需。

【来源】《医学衷中参西录》。

【药物】生龙骨（捣）一两　生牡蛎（捣）一两　生杭芍五钱　清半夏四钱　苏子（炒捣）四钱　牛蒡子（炒捣）三钱。热者酌加生石膏数钱至一两。

【用法】水煎，分二次服。

【功效】敛正气，化痰水，平喘咳，除宿根。

【适应证】外感痰喘服小青龙汤，病未痊愈，或愈而复发者，继服此汤。

【方义】从龙汤是张锡纯先生根治痰喘的一张经验方。张氏认为，治外感痰喘，一般采用"小青龙汤加减法：去麻黄加杏仁，热者更加生石膏"，即可治愈。假若喘病愈后复发，再服小青龙汤无效，或服小青龙汤不能痊愈，或为防止复发，在服小青龙汤后，继服从龙汤最为适宜。所以方名从龙，就是因其最宜用于小青龙汤之后。编者曾多次应用本方，都获得了较满意的效果。这证明张氏的说法是可信的。方中龙、牡敛正气而不敛邪气，并能治痰；芍药收阴气，敛逆气，安脾肺，平喘咳；半夏燥湿化痰；苏子、牛蒡子得龙骨、牡蛎，平喘定咳，而无辛散之弊。

华盖散

（附方：三拗汤）

华盖麻黄杏橘红，桑皮苓草紫苏供；

三拗只用麻甘杏，表散风寒力最雄。

【来源】《太平惠民和剂局方》。

【药物】麻黄一两（一钱半）　杏仁一两（三钱）　炙桑白皮一两（二至三钱）　紫苏子一两（三钱）　赤茯苓一两（二钱）　橘红一两（一至二钱）　炙甘草五钱（一钱）。

【用法】水煎，分两次服。

【功效】发散风寒，平喘化痰。

【适应证】肺感风寒，咳嗽上气，胸膈烦满，项背拘急，声重鼻塞，头昏胀痛，痰气不利。

【方义】古人说肺为五脏之华盖，华盖散，顾名思义，是为肺感风寒咳喘而设。本方用麻黄不仅在于发散风寒，并且取其配合杏仁利肺定喘化痰。而橘红协同杏仁，更有止咳化痰的作用。紫苏子和桑白皮都能泻肺降气，平降喘逆。茯苓利湿痰，并助甘草和中。

本方除适用于外感风寒，内有痰饮，以致咳喘之外，对于慢性咳喘，每逢寒天病情加重者，亦可使用。但必须属于实证，用之方为合拍。同时麻黄宜用蜜炙，减其发散之性，方能专治咳喘。

附方 三拗汤（《太平惠民和剂局方》）：只用麻黄、杏仁、甘草三味，也具有发散风寒的作用，但它所适应的感冒鼻塞声重、头痛目胀、四肢拘急、咳喘多痰以及顿咳初起等症，要比华盖散证稍轻一等。

十神汤

十神汤里葛升麻，陈草芎苏白芷加，

麻黄赤芍兼香附，时邪感冒效堪夸。

【来源】《太平惠民和剂局方》。

【药物】麻黄（一钱） 葛根（一钱半） 升麻（一钱） 川芎（一钱） 白芷（一钱） 紫苏（一钱半） 甘草（一钱） 陈皮（一钱半） 香附（二钱） 赤芍药（一钱）。

【用法】加生姜二片，葱白一株，水煎，分两次服。

【功效】理气解表。

【适应证】①外感风寒，头痛，发热恶寒，无汗，咳嗽，鼻塞声重，脘闷，饮食少思。②斑疹初起，兼见上述表证者。

【方义】方中麻黄、葛根、升麻、川芎、白芷、紫苏、陈皮、香附都是辛香之品，它们不仅能够发汗解表，还或多或少具有利气作用，以解除感冒的气塞现象（如鼻塞声重），其中陈皮、香附二味尤善理气解闷，增进食欲。至于芍药一味，敛阴和营，既有利于发散理气解表，又可防止辛燥发汗太过而伤阴。此外，其中升麻、葛根配合甘草，并有解毒透斑疹的作用。所以本方除可用于一般风寒感冒外，还可用治斑疹初起见有风寒表象之证。

九味羌活汤

九味羌活用防风，细辛苍芷与川芎，

黄芩生地同甘草，风寒在表益姜葱，

阴虚气弱人禁用，加减临时再变通。

【来源】《此事难知》。

【药物】羌活一钱半　防风一钱半　苍术一钱半　细辛五分　川芎一钱　白芷一钱　生地黄一钱　黄芩一钱　甘草一钱。

【用法】加生姜二片，葱白一株，水煎，分两次服。

【功效】祛风解表，除湿镇痛。

【适应证】恶寒发热，无汗，头痛，周身疼痛，呕吐烦渴。

【禁忌】阴虚发热，口干，以及气虚者禁用。

【方义】本方又名羌活冲和汤。羌活、苍术、白芷，祛风除湿、镇痛；防风、细辛、姜、葱，发散风寒，发汗解表，兼能镇痛；川芎行气活血有利于解表镇痛；生地黄、黄芩，滋阴清热，并可缓和祛风除湿各药之辛燥；甘草调味，协和诸药。凡是外感风寒湿邪，头痛，口渴，恶寒发热，无汗，周身疼痛较重，属于表实的，用本方多效。不过，方中黄芩、生地黄虽能缓和各药之辛燥，但究属寒凉之品，若没有里热烦渴的征象，不宜应用。

由于本方偏于辛燥，发散力强，而阴虚气弱的人不耐辛燥发散，所以必须禁用。

此外，原方歌"三阳解表益姜葱"一句中的"三阳"二字，意义含混，现已改为"风寒在表益姜葱"。

神术散

（附方：太无神术散、海藏神术散、白术汤）

> 神术散用甘草苍，细辛藁本芎芷羌，
>
> 各走一经祛风湿，风寒泄泻总堪尝。
>
> 太无神术即平胃，加入菖蒲与藿香。
>
> 海藏神术苍防草，太阳无汗代麻黄；
>
> 若以白术易苍术，太阳有汗此汤良。

【来源】《太平惠民和剂局方》。

【药物】苍术二两（二至三钱） 川芎一两（一钱） 白芷一两（一钱） 羌活一两（二钱） 藁本一两（二钱） 细辛一两（五分）炙甘草一两（一钱）。

【用法】水煎，分两次服。

【功效】散风祛寒湿。

【适应证】外感风寒湿邪，头痛无汗，恶寒，周身骨节疼痛，鼻塞声重，咳嗽痰多，食少，泄泻，舌苔白薄而腻，脉象浮紧。

【禁忌】阴虚有内热者不可用。

【方义】本方是由九味羌活汤加藁本，去黄芩、生地黄、防风而成。去黄芩、生地黄是因其寒滞，以藁本易防风，意在加强祛寒湿的作用。因此，它比九味羌活汤更偏辛燥。在临床上只适用于风寒湿邪侵袭经表，以致表实无汗，头痛，周身骨节疼痛，咳嗽痰多，恶寒较重，或伴有里湿作泻等症。如果寒邪已经开始化热，就不宜使用本方了。

除本方之外，还有两张方子，也叫作"神术散"，即是太无神术散和海藏神术散。

附方 太无神术散（《时病论歌括新编》）：是平胃散（见消补

剂）加菖蒲一钱半，藿香一钱半所组成。平胃散燥湿宽中，健脾胃，加藿香是增强化湿健脾胃的作用，加菖蒲是取其辛香开窍，辟时毒，治疗寒湿身痛。因此，本方适用于感受寒湿之邪，恶寒重，发热轻，周身疼痛，头面轻度肿胀，或食纳减少，大便溏泻，舌苔白腻。

海藏神术散（《东垣十书》）：用苍术（二钱）、防风（二钱）、甘草（一钱）三味，功能散表寒，燥里湿，可治内伤冷饮，外感寒邪，身痛无汗。

白术汤（《阴证略例》）：以海藏神术散去苍术，加白术，用治风寒表证，症情轻微，表虚自汗。

辛夷散

辛夷散里藁防风，白芷升麻与木通，

芎细甘草茶调服，鼻生瘜肉[1]此方攻。

【来源】《济生方》。

【词解】[1]瘜肉：指鼻腔里生的疣赘状的病理组织。严重的能使呼吸受到障碍，并有头部胀痛。

【药物】辛夷　白芷　升麻　藁本　防风　川芎　细辛　木通
甘草各等分。

【用法】上九味，为细末，每服三钱，茶汁调下。

【功效】祛风燥湿、清热，散郁利窍、破结。

【适应证】鼻生瘜肉，形如生瘤子，渐大下垂，色紫微硬，常流浊涕，稠厚腥臭如脓，不闻香臭，气息难通，头胀而痛。

【方义】瘜肉都是由于肺有郁热，夹湿内蕴，上熏于脑，久之血气凝滞所致。本方用辛夷、升麻、白芷等辛散轻浮之品，引胃中清气上行至脑；防风、藁本胜湿祛风、清热；细辛散热破结，通精气、利清窍；川芎补肝润燥，散诸郁而助清阳。这些利窍升清、散热除湿的药物，用之恐有辛燥太过之弊，所以，佐用木通苦寒泻火，引脾胃湿热下行，甘草和中，绿茶清降收敛，以缓辛燥发散之性，使升中有降。

本方对于鼻瘜肉，可能有缓解自觉症状的作用，但要根治，尚宜配合外治。如用苦参子去壳，取仁捣碎，以棉花裹塞瘜肉处，半日一换，可以收效。

苍耳散

苍耳散中用薄荷，辛夷白芷四般和，

葱茶调服疏肝肺，清升浊降鼻渊瘥。

【来源】陈无择。

【药物】苍耳子（炒）二钱至五分　白芷一两　薄荷　辛夷各五钱。

【用法】共研成细末，食前葱茶汤调下二钱。

【功效】宣通清窍，祛风散热。

【适应证】鼻渊，流黄浊涕，如脓而腥，鼻塞不闻香臭，头额部胀痛，甚则令人健忘。

【方义】鼻渊俗名脑漏，是因为风热之邪郁结日久，上扰清窍，以致清阳不升，浊阴逆而袭踞所致。苍耳子能上通脑项，治一切风气，最善治头痛、鼻渊；白芷上行头面，通窍祛风，能治头目鼻齿诸痛，又能排脓止浊涕；辛夷通九窍，兼散风热；薄荷发散风热，清利头目；葱白升阳通气，茶能清火降浊。清升浊降，风热得散，则鼻渊自可好转或向愈。

按：鼻渊一证，与慢性鼻炎、副鼻窦炎相似，服用本方有一定的作用。如病久气虚者宜佐用补中益气汤，阴虚者宜佐以六味地黄汤，标本兼治，奏效较好。

清震汤

清震汤治雷头风^①，升麻苍术两般充，

荷叶一枚升胃气，邪从上散不传中。

【来源】《素问病机气宜保命集》。

【词解】①雷头风：症见头痛，头面起疙瘩肿块，按之疼痛；因其起病有如雷霆之迅捷，所以叫作"雷头风"。

【药物】升麻五钱（二钱）　苍术五钱（三钱）　全荷叶一张。

【用法】水煎服。

【功效】升散风热，燥湿运脾。

【适应证】雷头风，头面疙瘩肿痛，憎寒壮热，形如伤寒。

【方义】雷头风是由于痰湿内蕴，风热上攻而引起，因此用升麻升发清阳，散风解毒，苍术燥湿运脾，辛烈发散，荷叶升胃中清气，并引药上行，以发散在上之风热。因为震位于东方，卦象为雷，本方专治雷头风，故名为清震汤。

三、小结

本章共计介绍了解表剂 25 首，附方 11 首。其中不但包括辛温解表剂和辛凉解表剂，并且还有助阳解表、补气解表、养阴解表等等类型的方剂。这些方剂所适应的证候各有特点，在临床运用时必须掌握方证相宜，才能收到良好效果。

麻黄汤发汗解表，宣肺定喘，适用于头痛，恶寒发热，无汗脉紧，即所谓"表实"证。桂枝汤解肌发汗，调和营卫，适用于发热恶风，自汗，脉浮弱，即所谓"表虚"证。大青龙汤解表发汗，清热除烦，适用于表实无汗，里热烦躁。葛根汤解肌发汗，透疹，和里，适用于表实无汗，以及痢疾和麻疹初起，表寒偏重。神白散通阳

发汗，适用于风寒感冒或时感初起，无汗、恶寒发热等症状较轻者。以上五张方子，都是辛温解表的一类。

升麻葛根汤是介乎辛温和辛凉之间的一张方子，功能解肌透斑疹，可治外感发热口渴，无汗恶寒，以及斑疹初起，见有表证而斑疹未现或不易透出的病证。

升阳散火汤，发散风热，主治阳经火郁，四肢倦困，肌肤炕热等症。

银翘散解肌宣肺，清热解毒，对于温病初起，口渴，咳嗽，但发热不恶寒（或微恶寒）者，用之很适宜。桑菊饮透表止咳，清热解毒，其适应证与银翘散相近，但症情较轻。防风解毒汤辛凉发汗，清热解毒，既能治疗风温表证，发热恶寒，无汗，咳嗽胸闷，又可用于风毒发斑，斑疹初起，身见表证而斑疹透得不齐。竹叶柳蒡汤清热透痧疹，凡是痧疹初起，见有热重寒轻，唇干口渴等症状的，都可用它来治疗。这四张方子是属于辛凉解表的一类。

加减葳蕤汤是滋阴发汗的一张方子，善治阴虚感冒，头痛发热，口渴心烦，咽喉燥痛，舌赤，脉浮数等症。

麻黄附子细辛汤和再造散都是助阳发汗的方剂。但前者只能温里助阳发汗，而后者除能助阳发汗外，还能补气扶正，这是两方的同中之异。

人参败毒散补气解表，发散风寒，祛湿镇痛，不仅适用于体虚外感风寒、温邪，现恶寒发热，无汗，头痛鼻塞，肢节酸痛等症，并且可治痢疾初起，便下稀水，次数不多，腹痛轻微，而见有表证的疾患。

麻黄人参芍药汤是一首补气养阴的解表剂，运用于气阴两虚而外感风寒的患者，可起到扶正祛邪的作用。

　　小青龙汤和华盖散都具有解表化饮、镇咳平喘的作用，但是二者比较，前者较峻，后者较缓。至于从龙汤是根治哮喘的经验方，临床可以推广使用。

　　十神汤理气解表，治疗风寒感冒，表实无汗，并见胸脘气滞，饮食少思。

　　九味羌活汤和神术散虽都属于祛湿解表、镇痛的方剂。可是前者祛湿解表兼清里热，宜用于表实无汗，恶寒发热，周身肌肉及骨节疼痛，而并有烦渴的患者；后者更偏于辛燥，功专祛湿解表，适宜于风寒湿邪较重，头痛无汗，恶寒，周身尽疼，而无里热的患者。

　　此外，辛夷散和苍耳散，一治鼻生瘜肉，常流浊涕，一治鼻渊，流黄浊涕，如脓而腥，二者都有发散风热、清利上窍的作用。还有一首清震汤，也是发散风热的方剂，不过它长于治疗雷头风证罢了。

第四章　攻里之剂

一、概说

攻里剂，又叫泻下剂，或简称下剂。所谓泻下剂，就是具有攻逐里邪，排泄肠内宿食、燥屎、热邪壅滞或寒实积聚等作用的方剂。

下剂，从其性质上来分，有寒下、温下及润下三类；从其运用的形式来看，有内服和外导两种；按其作用的强弱来说，有峻下和缓下之别。

什么叫作寒下剂呢？寒下剂大都以大黄、芒硝等寒凉泻下的药物，或佐以枳实、厚朴、青皮等行气、破积的药物所组成。它是针对肠胃里热实结而设。功能为治疗伤寒热病、热实里结、腹痛、大便不通、潮热谵语等症的大承气汤，就是寒下剂的代表。寒下剂的运用目的，一般来说，不外达到实热外泄，脉静身凉，保护阴分不致为邪热所劫而已。古书上所谓"急下存阴"或"釜底抽薪"，殆即指此而言。

温下剂的性质与寒下剂恰巧相反。它的药物内容：一是直接采用巴豆之类的辛热泻下药为主所组成；一是采用寒凉泻下药为主配用干姜、肉桂、附子等辛温药物，以改变其性能，使之成为温下剂。前者如三物备急丸，后者如温脾丸。温下剂大都用于脾胃寒湿积聚，以温运脾胃，攻逐寒湿积滞。如用温脾丸治疗寒实积聚，大便秘结，腹痛，心下痞鞕，手足不温，口中和，舌苔白厚，脉沉弦等症，就是其例。

润下剂，顾名思义，就是具有润燥滑肠作用的方剂，它是为肠中津液不足，大便燥结而设。润肠通便的麻子仁丸，可以作为润下剂的代表。临床常用的润下药除了麻仁之外，还有柏子仁、郁李仁、油当归、蜂蜜等味。这些药物大都含有丰富的油脂或滑润的液体，既能润燥、滑肠，又具有滋养作用，一般用后多无流弊。可是由于肠液不足而大便秘结的患者，多数兼夹其他原因，所以大多数在选用一二味润下药以外，还配合其他药物组合成方。例如肠液不足兼见血虚的，配以养血药，并见阴虚的，配以滋阴药等。

下剂，大多是通过口服取效，但也有少数是经外用——外导而达到通便的目的。常用的外导法，有蜜煎导法和猪胆汁导法。由于它们都是外用的，所以具有通便而不损伤正气的优点。不过，它们的适应范围，只限于直肠干燥所致的大便秘结。假使燥屎结于直肠之上，其作用便不甚可靠。

峻下和缓下，是指下剂的作用强弱而言。凡是峻下剂，都具有猛烈攻下的作用，所以它所适应的证候都是大实大聚，并且患者的体质比较强壮。寒下剂中急下存阴的大承气汤，温下剂中攻逐寒实的三物备急丸，都具有峻下的作用。至于缓下剂，它的泻下作用大都比较和缓，其所适应的证候也比较轻微。寒下剂中的调胃承气汤及温下剂中的温脾汤，都是缓下剂的代表。

下剂的适应标准，按照一般情况，归纳起来主要不外乎四条：①腹部满痛，用手按之疼痛加剧或同时有硬块，或兼胸胁、脘腹痞满；②肠胃有宿食或燥屎，大便不通；③舌苔黄厚，甚则老黄、焦黑起裂纹，或见白厚苔；④脉象沉实，或沉弦，或滑数，重按有力。假如属于热实的，还会出现潮热、谵语、手足溅然汗出、小便利、烦躁等症；属于寒实的，还会有手足不温、口中和等症。当然这些症状，不是每一个患者都能出现，有些只见其中的一二。同时，这里所说的适应标准，并不包括润下剂在内。因为一般需要润下的证候，大都属于慢性（麻仁丸例外），或是兼有虚象的疾患，显然与这里所说的适应标准不同。运用下剂，不能单从大便通与不通着眼。因为不是每一个里实的患者都出现大便不通，也不是一个大便不通的患者都可以采用泻下剂。例如中气虚弱，肠胃运化不良的虚性便秘，就要禁用泻下剂；纵然需用下剂，也得与补剂配合，以补正攻下，方不致误。又如有些特殊的里实病例，不但没有大便不通，反而出现下利。阳明里实、热结旁流所形成的下利清水，肠垢结滞所引起的痢疾，就是这样的。对于这两种病证，我们万不能因为它没有大便不通而姑息失下，相反地，须采用"通因通用"法以达到治疗的目的。由此可见，单凭大便秘结与否而考虑泻下剂的使用，犹属肤浅的看法。

下剂，除用于上述证候外，还常常用它治疗肿胀、水饮停蓄，以及身体上部所显现的实证、火证——肝阳、肝火上升所致的头疼脑涨、目赤或双目赤痛，或血逆于上的吐血、衄血等病证。对于这些病证采用下剂的目的，各有不同。肿胀应用下剂，主要是借助通便泄泻，使大量的水饮痰液从大便排除。例如悬饮、支饮，水停胁下，胸满引胁疼痛，采用十枣汤攻下就是这个意思。至于上部的实证和火证应用下剂，在古方书上叫作"上病下取"，也就是所谓诱导下行之意。对于这种病证，常需在下剂中佐用芦荟、龙胆草、山栀、芩、连等清热泻火、凉肝的药物，才能事半功倍。用治上实有火的当归龙荟丸（见泻火剂），就是一个例证。总的来说，上述三种证候虽然必须建立在实证的基础上，但只要见到形体壮实、脉实有力、大便稍觉干燥不畅（或大便并无不畅）等实象，即可借用下剂，而与肠胃实证必须出现大实、大积才能使用下剂者不同。

此外，我们还要懂得下剂与补剂的配合运用。因为它是临床常用的一种攻补兼施的方法。这种方法是针对正虚里实而设。形成正虚里实的原因大致有三：一是体质素虚，罹患疾病之后，邪实结于肠胃；二是病后正强邪盛，燥屎结于大肠，未能及时攻下，以至邪实正虚；三是邪实里结，所用下剂的力量不及，数服无效，而致邪实未去，正气已虚，在这种情况下，假使独用下剂，恐正气越来越虚以致暴脱；如若不用下剂，必然邪气壅塞而死。所以唯有采用下剂和补剂配合运用的方法，才能邪去正安。攻补兼施的黄龙汤，可以作为这一方面的代表。

下剂用之得当，确能收到预期疗效而缩短病程，但假使误用了它，也会造成医疗事故。所以在运用下剂时，必须注意以下几点：

第一，表不解不可攻里，这是对于外感热病掌握时机运用下剂的原则。假使遇到既有表证又有里实的证候，必须权衡轻重，采取先表后里，或发表攻里并行的方法，绝不能专用下剂，以免表邪内陷，导致变症。

第二，老年人津枯便秘，新产妇营血不足大便难，以及体质素虚和大病之后的肠胃运化功能不良所引起的大便秘结，都不得运用峻下剂。

第三，孕妇以及月经期间，都要慎用下剂。

第四，对于肿胀和水饮停蓄的证候，常需连续运用下剂，才能达到排除机体组织中潴留的水分和水饮的目的。这就要求我们掌握得当，既不能因为下剂的作用猛峻而不敢连着用，又不能连续使用太久，伤害正气。中病即止，恰到好处，是临床医生努力争取的所在。

二、方剂

大承气汤

大承气汤用芒硝，枳实大黄厚朴饶[1]，

救阴泄热功偏擅，急下阳明有数条[2]。

【来源】《伤寒论》。

【词解】①饶：增添。②急下阳明有数条：是指仲景在《伤寒论》中有好多条原文，专门讨论阳明病运用大承气汤的急下标准。

【药物】大黄四两（三至四钱）（后下）　川厚朴（炙，去皮）半斤（三至四钱）　枳实（炙）五枚（三至四钱）　元明粉（冲）三合（三钱）。

【用法】水煎，分两次服。如服后得大便，就停止后服。

【功效】泄热攻结，荡涤肠胃积滞。

【适应证】①外感热病，表证已解，邪热入里，与肠胃中的糟粕结成燥实，症见腹部胀满，硬痛拒按，大便不通，或频转矢气（时有放屁），潮热自汗，烦躁谵语，小便利，舌苔黄厚或焦黄燥裂，脉沉实或滑数有力，甚则可见目中不了了，睛不和，气急不安。②热病，里有燥实，以致热厥、神志昏愦不清，扬手掷足，烦躁渴饮，大便不通，小便黄赤，头汗出，脉滑实。③下利清水，心下坚硬或痛，口舌干燥，脉滑数或滑实有力。④痉病，角弓反张，手足抽搐，口噤齘齿，胸满腹痛，拒按，脉弦劲而数。

【方义】本方所适应的证候，简括起来不外"痞、满、燥、实"四字。痞，是指胸脘痞塞、硬坚。满，是指腹胁急满、膜胀。燥，是指大便燥结坚硬，口干舌燥。实，是指宿食与热邪结滞肠中，腹痛大便不通。究其原因，痞、满是因为肠中宿食停滞，肠胃运化不良，陈气蓄积、结滞所致；燥、实是由于肠中津液被热邪消烁，热实积滞所致。所以，方用大黄攻积泄热，荡涤积滞，以通便缓解腹中实痛；用芒硝软坚润燥，以缓解肠中热结、屎结，配同大黄泻下；用枳实破结行气，导滞消痞；用厚朴宽中行气，除满解胀。四药配合，前二者着重于攻积泄热，驱除燥屎，以使热实去而阴液存；后二者着重于破结行气，排除肠中蓄积的气体，以使气结散而痞满消。至于四药的用量多少，在临床上必须根据痞、满、燥、实四者的轻重程度而定。

上列本方四种适应证，前两种证候，症状典型、明显，容易辨认；后两种证候，不但热实之象表露不明，且比较少见。因此，我们对于后两种证候的病理机制，必须加以了解。第三种证候，下利清水，是因为肠中热实积结较甚，胃肠尽力排除热实所产生的一种假象。"热结旁流"，简要地描述了它的病理机制。这种证候在下利清水的同时，必有脘腹硬痛拒按，口舌干燥，脉滑实有力，甚或有谵语、目中不了了等热实现象。对这种假象下利而本属里实的疾患，采用大承气汤急下，就是《内经》所谓"通因通用"之意。

至于痉病，这里是指《金匮要略》所谓"刚痉"的一种。它是由于阳明热实内结，消烁阴津，以使筋失濡养所致，所以必须采用本方泄热存阴，痉病才能缓解。但假如仅见发痉而没有阳明燥实的征象，绝对不可误投本方。

小承气汤

（附方：三化汤）

小承气汤朴实黄，谵狂痞鞕上焦强。

益以羌活名三化，中风闭实可消详。

【来源】《伤寒论》。

【药物】大黄（酒洗）四两（三钱）　厚朴（炙，去皮）二两（一钱半）　枳实（炙）三枚（二钱）。

【用法】水煎，分两次服。

【功效】通便去积。

【适应证】①热病阳明腑实，潮热谵语，大便不通，痞满，舌苔黄厚，脉沉有力或滑而疾。并可用于杂病中、上二焦燥实，便硬。②痢疾初起，腹痛胀满，拒按，里急后重，下利不畅，脉实有力。

【方义】大承气汤中的芒硝是为"燥"证——大便燥而坚硬而设，小承气汤中不用芒硝，可见其适应证的大便还没有达到燥而坚硬的程度。因此，小承气汤只有"痞""满""实"三证，而比大承气汤少一"燥"证。同时，小承气汤中的厚朴只用大承气汤的四分之一，且其中的枳实三枚，也比大承气汤少二枚。至于大黄的用量，二方虽然相等，但用法不同。大承气汤先煎枳、朴，后下大黄，这样可以保持大黄峻下有力。而小承气汤将大黄与枳、朴二药同煎，便会减弱其攻下之力，因为大黄多煮，则攻下的力量就会减弱。由此看来，小承气汤证的"痞、满、实"三证，也比大承气汤为轻。仲景所谓"微和胃气，与小承气汤"，殆即指本方的功用只在轻下而已。后世称它为轻下剂，也是据此而来。

> **附方**　三化汤（《活法机要》）：是小承气汤加入驱风的羌活（三钱）而成。适用于类中风体质壮实、二便不通的患者。

调胃承气汤

调胃承气硝黄草，甘缓微和将胃保，

不用朴实伤上焦，中焦燥实服之好。

【来源】《伤寒论》。

【药物】大黄（去皮，酒洗）四两（三钱） 元明粉（冲）半斤（三钱） 炙甘草二两（一钱半）。

【用法】煎成药汁后，缓缓温服。

【功效】调胃、通便、排泄。

【适应证】阳明热实，蒸蒸发热自汗，腹微满，大便秘结或反溏，心烦或有谵语，舌苔黄，脉滑实。

【方义】本方是三承气汤中泻下作用比较缓和的一张方子。方中大黄和芒硝，一主荡涤肠胃，泻下泄热，一主润燥软坚，通利大便。这两药配合，本来泻下的力量较强，可是有了炙甘草一味，缓和二药，兼顾胃气，则泻下的作用比较缓和。方中不用朴、实破结气，除胀满，可知其适应证的胀满一症，十分轻微。

十枣汤

（附方：控涎丹、葶苈大枣汤）

十枣汤中逐戟花，强人伏饮效堪夸。

控涎丹用逐戟芥，葶苈大枣亦可嘉。

【来源】《伤寒论》。

【药物】芫花（熬） 大戟 甘遂。

【用法】三药等分，分别研成细末，和匀，用大枣十枚煮汤去渣，调服药末五分至一钱。当泻稀水。如药后泄泻不畅，患者体质强实，可连续服用一两天。若药后泄泻不止，进服冷开水或冷粥后可以自止。

【功效】攻逐水饮。

【适应证】①悬饮、支饮，水停胁下，胸胁支满、疼痛，呼吸困难，时有咳嗽，头眩，干呕，自汗不恶寒，或有发热，口干舌滑，脉象弦数。②水肿，肚腹膨大，体质壮实者。

【禁忌】体质虚弱的患者不可用。

【方义】十枣汤是一首峻下剂。其泻下的目的，主要是在于排除体内所停蓄的水饮、水液，经大便泄泻而出。方中芫花、甘遂、大戟，都是攻逐水饮、泻下的剧药，且都含有毒性，对于肠胃的刺激极强，所以用大枣一药补益肠胃，减轻刺激，缓解其毒性。

附方 控涎丹：一名"妙应丸"（《三因极一病证方论》），又叫"子龙丸"（王洪绪），它是由仲景十枣汤演变而来。方用甘遂、大戟、白芥子等分，研末，曲糊为丸，如梧子大。一般每日一次，每服 5~7~10 丸，或 15~20 丸，因证而定。方中三药均有蠲除痰水的效能，但甘遂去经隧脉络之水湿力强，大戟逐腹膜肠胃间之水力猛；二药相伍，排除肌膝、关节、脏腑之间的痰饮。而白芥子一味，在本方的作用更为突出，因为"痰在胁下及皮里膜外者，非白芥子不能达"（朱丹溪）。《本草经疏》也强调它"能搜剔内外痰结及胸膈寒痰冷涎壅塞"。

控涎丹和十枣汤的效用相近，有时可以互相借用，但控涎丹的适应范围较广。编者在临床上经常用控涎丹治疗下列疾患（水肿、悬饮等证，也常用十枣汤），效果比较满意：①瘰疬、痰核（如慢性淋巴结炎、颈淋巴结核）；②悬饮（主要是指渗出性胸膜炎）；③痹痛（主要是指急慢性关节炎的发作期）；④阴疽、附骨疽（如寒性脓疡、骨结核）；⑤脚气肿胀；⑥咳呛而痰涎涌盛者（包括气管炎、肺炎之分泌过多，阻塞气道者）；⑦水肿（主要是指腹水而兼胸水，体质壮实者）。此外，根据《江西中医药》报道，用控涎丹治疗血吸虫病晚期腹水患者有效。每日用一至二次，每次三至五分，逐增至每次一钱为止。以十天为一疗程，多数患者在三个疗程结束时治愈。控涎丹和十枣汤同样具有毒性，对于体气虚弱者必须慎用。同时，在力量方面，慢性疾患如瘰疬、流注、痰核等症，宜小量持续服用，一般每服三分，一日三次。痰多气促、悬饮胁痛、水肿胀满等症，宜每次服六分至一钱，每日或间日一次，以能泻下为度；如服用隔半日未得泄下者，可续服一次；倘剧泻者，则稍减其量。总之，必须凭脉辨证，相体论治，权衡活变，始能获效。

葶苈大枣汤（《金匮要略》）：药用葶苈、大枣二味。葶苈（可用三至五钱）性滑利气，能泻肺中痰水脓血，大枣甘温，缓和药性，以免葶苈猛泻而损伤肺气。临床常用它治疗痰涎壅肺气喘和肺痈气喘或吐脓血等症。

舟车丸

舟车牵牛及大黄，遂戟芫花又木香，

青皮橘皮加轻粉，燥实阳水却相当。

【来源】刘河间。

【药物】黑牵牛（炒）四两　大黄（酒浸）二两　甘遂（面裹煨）一两　大戟（面裹煨）一两　芫花（醋炒）一两　青皮（炒）一两　橘红一两　木香五钱　轻粉一钱。

【用法】研成细末，水泛为丸。每服五分，温开水送下。药后大便泄泻三四次，即可停药一二日，然后再服二三分维持剂量。这样间断服用，使水去大半为度。假如服一两次不得泻者，次日用量加至七八分或一钱，便会得畅泻。

【功效】逐水消肿。

【适应证】水肿、鼓胀，体质壮实，口渴面赤，气粗，腹部肿胀坚硬，大小便不通，脉沉实有力，或沉而数。

【禁忌】肿胀体虚，孕妇肿胀，都不可用。药后禁服盐、酱一百天。

【方义】本方属于剧毒性的峻泻逐水剂，一定要体质壮实的患者，才能服用。如果辨证不明，千万不可轻试。同时，服用的天数，不宜过久；服用过久，则易中毒，伤害正气，发生危险。因为方中除了青皮、橘皮、木香三味，是取其行气运脾之外，牵牛、大戟、芫花、甘遂、大黄五味，都是剧烈泻下逐水药；而且少佐轻粉，使诸泻药无微不入，无窍不达，则泻下逐水之力更强。其作用之猛峻，实不可等闲视之。在用量上宜由小到大，中病即止，并以汤剂调养以善其后。

三物备急丸（新增）

三物备急仲景方，大黄巴豆与干姜，
胃肠寒实脘腹胀，肢厥颜青用此良。

【来源】《金匮要略》。

【药物】巴豆一两（去皮心，熬，炒研如脂）　大黄一两　干姜一两。

【用法】先将大黄、干姜研成细末，然后加入巴豆粉，和极匀，用蜜为丸（或做散用）。每服五分至八分，温开水送下。药后如果不得泄泻，可根据患者体质，酌情加重用量。

【功效】攻逐寒积。

【适应证】暴病脘腹胀满，呼吸气粗，腹痛甚，拒按。二便不通，肢厥面青，舌白口和，脉沉实有力。

【禁忌】热实里结，大便不通，以及老年体虚和孕妇大便闭结者，都禁用本方。

【方义】方名备急，顾名思义，它是专为急救而设。方中配伍精简，药力猛峻。巴豆辛热剧毒，泻下和逐寒的作用都很猛峻。大黄苦寒，既可增强巴豆的泻下作用，又能兼解其毒。干姜一药，一方面协助巴豆驱逐中焦之寒，一方面可以改变大黄寒凉之性，使之成为温泻剂。足见本方虽有大黄之苦寒，仍不失温下之意。总观本方，不但其泻下作用猛峻，而且巴豆毒性剧烈，对于肠胃的刺激极强，非体质壮实、肠胃寒积聚者，万不可轻试。

温脾汤

（附方：大黄附子汤）

温脾参附与干姜，甘草当归硝大黄，

寒热并行①治寒积，脐腹绞结痛非常。

大黄附子汤同意，附子辛黄三味详。

【来源】《千金要方》。

【词解】①寒热并行：即寒药和热药并用。

【药物】人参一两（二钱）　制附子一两（三钱）　干姜三两（三钱）　大黄五两（三至四钱）　芒硝一两（三钱）（冲服）　当归三两（三钱）　炙甘草一两（一钱半）。

【用法】水煎，分二次服。大黄后下煮数沸。

【功效】温补脾阳，攻逐寒积。

【适应证】寒实，脘腹痞满，大便不通或痢久不止，脐腹绞痛，拒按，手足不温，苔白口和，脉沉而弱。

【方义】温脾汤是四逆汤（姜、附、草）加人参、当归、大黄、芒硝四药所组成。四逆汤功能温脾祛寒，加大黄、芒硝，是取其泻下除积，加人参、当归，是取其益气养血。由于四逆汤性属温热，可以改变硝、黄苦寒之性，所以本方功专驱逐寒积，属于温下的范畴。假使热实里结、津伤便秘，当用寒下剂，而非此方所宜。

附方 大黄附子汤（张仲景）：以附子、细辛温散寒结、止痛，大黄泻下通便，也是属于温下剂。主治胁下偏痛、恶寒肢冷、大黄秘结、舌苔浊腻等症。

黄龙汤

黄龙汤用大黄硝，枳朴甘归桔梗调，

姜枣人参水煮服，虚人里实此方消。

【来源】《张氏医通》。

【药物】大黄一钱五分　芒硝一钱　枳实八分　厚朴六分　甘草六分　人参一钱五分　当归二钱。

【用法】加生姜三片，大枣二枚，水煎，后再加桔梗一撮（一钱），煮三沸，去渣热服。

【功效】扶正攻下。

【适应证】里实未去，正气已虚，腹痛胀满，大便不通，甚至神昏肢厥，谵语，舌色干黄起刺，脉沉弱或细数。

【方义】本方是大承气汤加人参、当归、桔梗、姜、枣所组成。大承气汤本属峻下剂，但现与人参、当归、草、枣等补气益血的药物配合，便成为一首既能扶正，又可攻下的方剂。此外，桔梗消壅除滞，协助治疗胸腹胀满；生姜配合草、枣，健脾和中，顾护胃气。凡是里实正虚的证候，单纯攻下，恐有虚脱之危，不用攻下，虑其有邪气壅滞致死的可能者，用本方攻补兼施，标本兼顾，最为适合。吴鞠通于本方中加麦冬、生地、玄参、海参（去海参即增液汤），以加强增液之力，名为"新加黄龙汤"。临床时可以酌情选用。

木香槟榔丸

木香槟榔青陈皮，枳柏茱连棱术随。

大黄黑丑兼香附，芒硝水丸量服之，

一切实积能推荡，泻痢食疟^①用咸宜。

【来源】《卫生宝鉴》。

【词解】①食疟：疟疾的一种，是由于饮食不节，营卫失和，中脘生痰所致，症见善饥不能食，食后支满，腹大善呕，寒热交作。如属实证，可用本方治疗。

【药物】木香五钱　槟榔五钱　青皮（醋炒）五钱　陈皮（去白）五钱　枳壳（炒）五钱　黄柏（酒炒）五钱　黄连（茱萸汤炒）五钱　三棱（醋煮）五钱　莪术（醋煮）五钱　大黄（酒浸）一两　香附二两　黑丑二两。

【用法】共研细末，用芒硝冲水为丸，如豌豆大，每服二至三钱，日服二三次。

【功效】行气破积，泄热通便。

【适应证】①痢疾，腹部胀痛、痞满，利下不畅，里急后重，舌苔黄厚而腻，脉实有力。②胸腹积滞，痞满胀痛，拒按，大便不通，脉沉实有力。并可用治食疟。

【方义】本方是一首行气化积、攻下的峻剂。木香、香附，通理三焦气滞，青皮疏肝气，陈皮理肺气，三棱破血中之气滞，莪术破气中之血滞，枳壳宽肠利气。这大队破气行气药物的使用，即可破结行滞，疏通肠胃，通畅气机，以解除痞满胀痛诸症，又能协助泻下药导滞下行。黄连、黄柏燥湿清热；黑丑、槟榔攻下行滞，合大黄、芒硝，则泻下更为得力。这六者配合，功专泄热导滞，清除肠中食积湿滞。大便不通或下痢不畅，只要确实属于湿热积滞、气结较甚而体气未虚者，都可使用本方治疗。

枳实导滞丸

（附方：木香导滞丸）

枳实导滞首大黄，芩连曲术茯苓勷，

泽泻蒸饼糊丸服，湿热积滞力能攘。

若还后重兼气滞，木香导滞加槟榔。

【来源】李东垣。

【药物】大黄一两　枳实（麸炒）五钱　黄芩（酒炒）五钱　黄连（酒炒）五钱　神曲（炒）五钱　白术（土炒）三钱　茯苓三钱　泽泻二钱。

【用法】共研细末，蒸饼，用神曲煮糊为丸，如梧桐子大，每服三钱，温开水送下。

【功效】消滞利湿，泄热通便。

【适应证】痢疾，脘腹痞闷，腹痛，大便窘迫，小便黄赤涩少，或大便不通，舌苔黄腻，脉沉有力。

【方义】大黄、枳实，攻下破气，排除积滞；积滞消除，则腹部胀痛立减，即所谓"通则不痛"。黄连、黄芩，燥湿清热；泽泻、茯苓，利湿下行。四药清利湿热，在大黄、枳实的配合下使肠中垢腻得以外泄，刺激因素得以消除，故泻痢的得之可止，便秘的得之可通。神曲消食，帮助消化；白术补脾固胃，以免芩、连、大黄，苦寒伤胃。各药配合，不但能清除湿热积滞，并且可以恢复脾胃的运化功能。痢疾初起，用它能缩短疗程，即所谓"痢疾不忌当头下"，但痢疾后期，正虚阴伤时，则不宜应用本方泻下。

<u>附方</u>　木香导滞丸（《松崖医经》）：是枳实导滞丸加入理气行

滞的木香（三钱）、槟榔（四钱）而成。适用于湿热积滞成痢，里急后重和脘腹痞胀较重的患者。

枳实导滞丸和木香槟榔丸，都是借泻下、行滞的作用来治疗下痢，就是所谓"通因通用"的意思。如果下痢由于其他原因所致，而非里实积滞者，那么，这两张方子也就不适用了。

芍药汤

（附方：导气汤）

芍药芩连与绵纹，桂甘槟木及归身，

别名导气除甘桂，枳壳加之效若神。

【来源】张洁古。

【药物】芍药三钱　黄芩八分　黄连八分　大黄二钱　槟榔五分（二钱）　肉桂三分　木香五分　甘草五分　当归八分。

【用法】水煎，分两次服。

【功效】清泄湿热，调气治痢。

【适应证】痢疾，便下脓血，量少不爽，里急后重，腹痛拒按，发热不太高，苔黄口干，脉数。

【方义】本方是一首清泄湿热、调气治痢的专方。其立方是取"行血则便脓自愈，调气则后重自除"之意。当归、芍药调血，且芍药并能缓痛，木香、槟榔理气行滞，黄芩、黄连燥湿清热，大黄泄热导滞，甘草调中协和诸药。反佐肉桂一味，是取其温热之性，以减除芩、连、大黄苦寒之偏。

附方　导气汤（《证治准绳》）：是芍药汤去甘草、肉桂，加入破结行滞的枳壳（三钱）而成。用治本方症气滞较重，而患者自感脘腹作胀，里急后重较甚者。

更衣丸

（附方：脾约麻仁丸）

更衣利便治津干，芦荟朱砂滴酒丸。

脾约别行麻杏芍，大黄枳朴蜜和团。

【来源】《太平惠民和剂局方》。

【药物】朱砂（研飞如面）五钱　芦荟七钱。

【用法】滴好酒少许调和如丸，如梧桐子大，每服一至二钱，用好酒或米汤送下。

【功效】泻肝通便。

【适应证】肝火郁结，大便长期秘结。

【禁忌】脾胃虚弱，饮食少思及孕妇便秘，都不宜用。

【方义】更衣丸是一首治疗肝火郁结而大便秘结的方剂。因肝主疏泄，司二便，如肝火郁结，肝气不能条达，则疏泄不利，大便秘结。所以方用朱砂重坠下达，芦荟清火凉肝。本方虽属缓下剂，可以用于治因肝郁引起的习惯性便秘，但芦荟大苦大寒，容易损伤脾胃，非肝火郁结或有脾胃虚弱者，必须慎用。

附方　脾约麻仁丸（《伤寒论》）：是一首缓下剂，作用较更衣丸为强，它除能润肠通便外，并略具泄热的作用。方用麻子仁二斤，芍药半斤，枳实（炙）半斤，大黄（去皮）一斤，厚朴（去皮，炙）一尺，杏仁一升（去皮尖、熬，别作脂），共研细末，炼蜜为丸，如梧桐子大。每服二至三钱，每日二次，开水送下。

方中用枳实、厚朴是在于除胸腹痞满，用麻仁、杏仁是在于润燥通便，用芍药是在于和阴利阳，用大黄是在于泄热去实。临床上常用它治疗脘腹胀满、腹中疼痛、大便硬结难出、小便数、脉象浮涩、舌苔厚干之证。此外，"习惯性便秘"者，每日或间日服用三至五钱，效果很好。

蜜煎导法

蜜煎导法通大便，或将胆汁灌肠中，

不欲苦寒伤胃腑，阳明无热勿轻攻。

【来源】《伤寒论》。

【药物】食蜜七合。

【用法】将蜜置于铜器中，微火煎熬，时时搅之，勿使焦着，待凝如饴状，用手捻作梃，一头尖，大如指头，长约二寸多，趁热时塞入肛门中。

【功效】外导通便。

【适应证】热证后期，肠燥便秘，粪便停于直肠，坠胀不下。

【方义】用蜜外导，主要是借其润滑作用，使粪便易于排出。这种方法只适用于粪便停于直肠之下，如果粪便停于直肠之上，用此法无效。现代所用甘油锭的机理，和本法完全一致。

"猪胆汁导法"（《伤寒论》），是用猪胆汁和少量的醋，灌于肛门中以润滑粪便，其适应证与蜜煎导法相同。

三、小结

本章共计介绍了泻下剂13首，附方8首。其中包括寒下、温下、润下以及下法与其他方法配合运用等方面的方剂。

在寒下剂方面，大承气汤是峻下剂，功能泄热攻结，荡涤肠胃积滞，主治热病阳明燥实，痞、满、燥、实四症俱全；小承气汤是轻下剂，主治阳明腑实证，表现为脘腹痞满、大便不通；调胃承气汤是缓下剂，主治阳明腑实证，表现为中下二焦燥实。

十枣汤和舟车丸，都是峻下剂，都是逐水攻下的作用。但前者长于泻逐胸胁停饮，而后者专于清除实性腹水。这是二方的同中之异。

在温下剂方面，三物备急丸，攻逐寒积，适应于暴病脘腹胀满，呼吸气粗，腹痛，二便不通等症；温脾汤，温补脾阳，攻逐寒积，适应于寒实，脘腹痞满，大便不通，脐腹绞痛，手足不温，脉沉而弱等症。二方比较，前者攻泻力专，后者泻中寓补。

脾约麻仁丸虽是附方，但能润肠通便，是润下的代表方剂。

在下法与其他方法配合运用方面，黄龙汤扶正攻下两顾，用治既见里实腹痛，大便不通，又显体虚，脉沉而弱的证候。木香槟榔丸破气攻下兼施，用治痢疾泄泻不爽，腹痛里急后重，气滞较甚，里有积滞的证候。枳实导滞丸利湿攻下并用，用治痢疾腹痛，里急后重，大便窘迫，里有湿热积滞的证候。芍药汤清泄湿热兼能攻下，可说是一首治痢的专剂。

更衣丸是一首泻肝通便剂，适应于肝火郁结，大便秘结的证候。

蜜煎导法和猪胆汁导法，都是外导通便的方法，只适用于大便停滞于直肠之下的证候。

第五章　涌吐之剂

一、概说

涌吐剂，又叫催吐剂。所谓催吐剂，就是能够促使咽喉、胸膈以及胃里的病理产物或有害物质涌吐外出，从而使病证得以解除或缓和的方剂。这类方剂的设立，是合乎《内经》所谓"在上者涌之""其高者因而越之"的治疗原则的。凡是体质比较壮实，而有病理产物或有害物质停留在胸膈之上（包括胃），咽喉之下，汗之不得，下之不宜的患者，就只有"因势利导"，运用催吐剂，因而越之——涌吐实邪外出。

催吐剂，主要适用于宿食停滞、痰涎壅塞和误食毒物等三类病证。宿食停滞，一定要积滞较甚，出现脘闷胀痛，温温欲吐而不得吐。所谓食滞上脘者，应用催吐剂，因而越之，方为对症。瓜蒂散就是常用于催吐宿食的一张方子。但假如宿食积之不甚，停滞中脘，只见脘腹满闷，嗳腐不食，而没有胀痛、欲吐之势者，便不宜乎取吐，而只宜用消导剂来消积运中。古方书上所谓"在上宜吐，在中宜消"，殆即指此而言。

痰涎壅塞，有三类病证常需应用催吐剂治疗。第一类是白喉、喉风、喉痹等急性咽喉疾患。这类疾患常因痰涎壅盛，阻塞咽喉，以致上焦不通，而出现呼吸急迫、唇紫面青，甚至有呼吸障碍、窒息致死的危险。这时非用催吐剂涌吐痰涎，以通喉关，不能转危为安。这类疾患服用催吐剂，大都一吐得效，最多不过二三服，即可达到治疗目的。近代报道，白喉痰涎阻塞严重的患者，采用三物白散或雄黄解毒丸，吐出胶黏痰涎，则症状往往得到好转或消失，就是其例。第二类是中风、痰厥。这类疾患往往来势急暴，昏厥不省人事，因痰涎壅塞胸膈、喉头，呼吸时痰声如拽锯。古方书所谓"中风闭实"，就是指的这种证候。闭者宜开、宜通，所以须用催吐剂通关豁痰，急救治标，然后才能图治其本。催吐通关的稀涎散就是专为这种证候而设。第三类是癫狂痫等精神病症。精神病症痰迷心窍，烦躁不安，神志不清者，常须用催吐剂吐出大量黏痰，才能使患者转狂为安，神情渐清。这类患者常须连续服用催吐剂数帖，才能达到治疗目的，而不比急性痰闭关窍之症一二服即可取效。常用于治疗精神病的催吐剂是瓜蒂散之类。

误食毒物，为时不长，毒物尚在胃内而未到肠中者，往往需要急用催吐剂催吐，排出毒物。但不是误食各种毒物都能应用吐法的。一般说来，误食腐蚀性很强的毒物，如硫酸、硝酸等，则必须严格禁用催吐剂；假使误用，便有引起胃穿孔的危险。反之，像误食白砒、硫黄等毒物，只要为时不长，患者神情清楚，都可应用催吐剂涌吐。涌吐毒物，也可应用瓜蒂散。

催吐剂的作用，大都十分猛峻，患者服后往往出现头晕目眩的"瞑眩"反应。这种反应，不是一般虚弱患者所能耐受的。因此，非体质壮实者，不可轻投催吐剂。前贤朱丹溪为了适应虚证需要催吐的证候，提倡先服四君子汤和四物汤，然后探喉引吐，达到"扶正催吐"的目的，可算是一种补偏救弊的方法。

催吐剂用之得当，功效立见，若用非所宜，则最易损耗胃津，伤害元气，甚至导致虚脱。所以在使用催吐剂时，必须注意以下几点：

第一，体质虚弱的患者，原则上禁用催吐剂。但在万不得已的情况下，以仿效前贤一面扶正，一面探吐的方法为是。

第二，孕妇后期及新产妇都禁用催吐剂。假使误用催吐剂，前者容易引起早产，后者容易导致虚脱。

第三，严重的肺痨病有咯血史及胃溃疡病或有吐血史者，也都禁用催吐剂，以免导致出血。

第四，高血压病人，虽然体质壮实，但表现为所谓"肝阳上亢"，上实充血者，禁用催吐剂。如果误用催吐剂，便有引起脑出血（中风）的危险。

第五，在服用催吐剂得吐之后，往往会有胃气不和的现象。这种现象，一般可用橘皮竹茹汤之类，和胃调治。如果服用涌吐剂后，大吐不止，可用丁香、柿蒂、陈皮、半夏、芩、连、参、草等药止呕。古人认为，服催吐剂后，一般呕吐不止，服用姜汁或冷饮少许即止。假使仍不止，可根据所服吐剂进行解救：服瓜蒂吐不止的，用少许麝香冲服即止；服藜芦吐不止的，用葱白煎汤服即止。我们在临床上不妨试用。

二、方剂

瓜蒂散

（附方：三圣散、参芦散、栀子豉汤、乌附尖、烧盐方）

瓜蒂散中赤小豆，或入藜芦郁金凑；

此吐实热与风痰，虚者参芦一味匀。

若吐虚烦栀豉汤，剧痰乌附尖方透。

古人尚有烧盐方，一切积滞功能奏。

【来源】《伤寒论》。

【药物】甜瓜蒂（炒黄） 赤小豆各等分。

【用法】二味分别捣研为细末，和匀为散。每次用五分至一钱，加香豉二钱合煎成粥样，一次服下。药后如不吐，可渐渐加重用量，以得快吐为止。

【功效】宣壅开痞，涌吐痰食。

【适应证】①宿食停滞上脘，胸中痞塞，或呼吸不畅，或上逆温温欲吐而不得吐，脉浮滑或浮紧。②癫、狂、痫证，痰迷心窍而发狂发痫者。③误食毒物，为时不久，急用本方催吐。

【禁忌】身体虚弱、吐血、衄血的患者忌用。

【方义】本方是一首涌吐的主要方剂。瓜蒂苦寒，专于催吐，赤小豆甘酸，涌泄助吐；二药相协，合乎《内经》所谓"酸苦涌泄"之意。至于佐用香豉有两种意义：一是取其开发胸中实邪，利于涌吐；一是取其调中"保胃"（《医宗金鉴》），解毒除烦，减轻瓜蒂之毒。凡是体气壮实而有宿食或毒物壅滞胃脘者，用本方往往可以一吐而解。但本方催吐作用猛峻，且瓜蒂有毒，非辨证明确，不可轻投。此外，如服用本方"良久不出（吐）者，含砂糖一块，即吐"（汪讱庵）。

> **附方** 三圣散（张子和）：有两张方子，一是瓜蒂散去赤小豆，加入涌吐的藜芦和散风的防风而成。一是瓜蒂散去赤小豆，加入开发胸中郁邪的郁金和保胃和血的韭汁而成。二方比较，前者瓜蒂、藜芦同用，催吐的作用较强；后者瓜蒂配郁金，催吐的作用稍逊。张子和注明后方服后须用鹅翎探喉催吐，就是因为其催吐作用不太强。这两张方子对于白喉、喉风，风痰壅塞喉间，咽喉肿痛，恶寒壮热，或风痫，痰厥头痛，恶寒发热，胸中痞塞，温温欲吐，脉浮滑或弦滑等症，都可使用。方歌说它们能吐"实热与风痰"，殆即指此等症而言。

参芦散（吴绶）：用人参芦一味，研末，每服一至二钱。如再加竹沥和服，便叫"参芦饮"（朱丹溪）。因参芦功能催吐而不致耗伤元气，所以最适用于体质虚弱而痰涎壅盛的患者。但其催吐作用比较微弱，在药后往往需用鹅翎探喉，才能取得畅吐。

栀子豉汤（《伤寒论》）：是用治伤寒汗吐下后，虚烦不眠，胸中懊侬，欲吐不吐，或身热不退，胸中结痛的一张方子。只因仲景在此方的用法中提过"温进一服，得吐者止后服"一句，后世有些医家便认为此方功能吐虚烦。其实此方用栀子在于解除心胸烦热，用豆豉在于宣散除烦，二药配合起来只能清热除烦，和胃解闷，而并无催吐作用。至于服此方后得吐者，那是病的本来趋势，而并非此方的作用。在患者得吐之后，往往虚烦自然得除，胸闷自然得解，既然烦闷已解，那就无须再服此方了，所以仲景说"得吐者止后服"。但如果要用此方通过涌吐以升散火邪，解除胸中郁闷，那么于药后用鸡羽探喉而使患者得吐，也未尝不可。

乌附尖方（朱丹溪）：用乌附尖（五分）和地浆水煎服，可以引起大吐。适用于痰涎壅塞，胸中满闷，头眩欲吐不得吐，而非热实壅滞者。但乌附尖有大毒，必须慎用，以免发生中毒。

烧盐方（《千金要方》）：是将食盐炒赤，和热汤调服，然后用手指探吐。适用于宿食停滞，或误进腐坏食物，或过进冷饮、瓜果，胸闷脘胀，欲吐不得吐，欲泻不得泻，心腹烦痛，即所谓"干霍乱"的证候。

稀涎散

（附方：通关散）

稀涎皂角白矾班，或益藜芦微吐间，

风中痰升人眩仆，当先服此通其关。

通关散用细辛皂，吹鼻得嚏保生还。

【来源】《济生方》。

【药物】猪牙皂角（去皮弦，炙）四梃　白矾一两。

【用法】二药分别研成细末，和匀，每服六分至一钱半，温开水调下。药后不要使患者大吐，只要使患者吐出痰涎，神情苏醒即可。

【功效】开窍涌吐。

【适应证】中风闭证，体质壮实，忽然昏仆，不省人事，喉部痰涎壅盛，甚至痰鸣如拽锯，呼吸障碍，脉象滑实有力。

【方义】本方是救急的一张方剂，中风闭实之证，往往需要先用它涌吐痰涎，疏通咽喉，缓解危急，然后方可图治其本。方中皂角辛咸，祛痰通窍，白矾酸苦，驱风降痰，二药配合，具有涌吐痰涎，驱风开窍的作用。假使病证较重，可加入藜芦，以增强涌吐风痰的效力。

〔附方〕　通关散（《丹溪心法附余》）：是稀涎散去白矾，加入辛温开窍的细辛而成。中风突然昏倒，气闭不通，宜用它吹鼻取嚏，以开关通窍。

三物白散（新增）

三物白散巴豆霜，桔梗贝母合成方，

寒实结胸及喉痹，肺痈脓积用皆良。

【来源】《伤寒论》。

【药物】桔梗三分（三钱）　巴豆（去皮心，熬黑，研如脂）一分（三分）　贝母三分（三钱）。

【用法】上药研成细末，和匀。每服五分至一钱。如药后不得吐利，可根据患者体质，酌情加重用量。

【功效】涌吐痰实。

【适应证】①肺痈初期，胸胁满胀引痛，咳喘，痰多而有腥臭，恶寒，脉数实。②寒实结胸，痰涎壅滞，胸脘闷胀，咽喉不利，呼吸困难，痰声如拽锯，甚至手足逆冷，脉象沉紧。③喉痹、缠喉风、白喉，咽喉肿胀，喉中有痰，呼吸障碍，脉实有力，甚或唇紫面青。

【方义】本方又叫桔梗白散。桔梗、贝母，清利咽喉，治疗喉痹、咽痛，化热痰，且桔梗又能开提肺气，排脓。巴豆剧毒大热，既能涌吐痰实，又能泻下。所以仲景指明服用此方后，"病在膈上者吐脓血，在膈下者泻出"。事实上本方服后，往往吐泻并作。那么，巴豆的功用，究竟是催吐为主，还是泻下为主呢？单从一味巴豆说来，似乎偏重于泻下，但它往往随着配伍药物的作用不同而起变化。本方巴豆与载药上浮、宣发胸肺的桔梗同用，则其作用主要在于涌吐，而三物备急丸巴豆与善于下行的大黄同用，则其作用主要在于泻下。

本方巴豆性属大热，用治寒实结胸而痰涎壅塞，固属相宜。但仲景原用本方主治肺痈积脓、"脉数"等热实之证，这如何解释呢？这是因为巴豆善于破结攻邪，肺痈热痰脓毒壅塞于肺，得其峻猛涌泄，破结驱脓排痰，则壅塞得通，邪热郁毒外泄而解。白喉、喉风等症，热痰闭塞喉间，使用本方也是取其破结攻邪、排痰以通喉关。于此可见，某些特殊用药方法，不能以"热者寒之，寒者热之"的一般原则来衡量。

本方巴豆涌泄的作用十分猛峻，且有剧毒，非体质壮实而辨证明确者，切不可轻用。

雄黄解毒丸（新增）

局方雄黄解毒丸，巴豆雄黄郁金团，

喉痹喉风皆可服，痰涎壅盛吐自安。

【来源】《太平惠民和剂局方》。

【药物】明雄黄一两　广郁金一两　巴豆霜三钱。

【用法】上药分别研成细末，和极匀，醋糊为丸，如莱菔子大。每服三分至五分，温开水送下。

【功效】涌吐痰涎。

【适应证】喉痹、缠喉风、白喉，咽喉肿胀，痰涎壅盛，阻塞喉关，呼吸困难，甚则面青唇紫，手足逆冷。

【方义】雄黄解毒、祛痰，巴豆破结攻邪，二药相协，既能润泄痰涎，又能通关解毒。郁金，本方用它有两种意义：一是开发胸中郁邪，利于涌吐，一是行气降逆，以使吐后气和胸畅。三药相伍，作用主要在于涌吐，但有些患者服后可能既吐且利。这大概因为巴豆一物二用，对于肠胃黏膜都有强烈的刺激作用所致。

三、小结

本章共计介绍了涌吐剂 4 首，附方 6 首。

瓜蒂散是适应范围较广的一首催吐剂，它不但适应于宿食、毒物壅滞上脘等症，还可用治精神病人，痰迷心窍，狂躁不安等症。

稀涎散，通窍催吐，适用于中风闭实，痰涎壅盛之证。

三物白散和雄黄解毒丸，都有猛峻的涌吐作用，并且都可能有泻下作用。但前者既可用治寒实结胸，又能用于白喉、肺痈等热实之证；而后者一般只用于喉风、喉痹，咽喉肿胀，痰涎壅塞之证。这是二方的应用区别。

第六章 和解之剂

一、概说

和解剂，是指对于少阳病和肝脾不和等病证，能够起到调和、解除作用的一类方剂。

和解剂，原来只是指能够治理少阳病证的一类方剂而言。因为邪在表者可发汗，在上者可涌吐，在里者可攻下，而少阳病是邪在半表半里之间，既不可发汗，又不可涌吐，更不可攻下，那就非用和解一法，不能奏功。由于和解少阳的某些方剂，除能和解少阳之外，还能疏解肝脾的郁结，因此，调和肝脾的方剂，也就自然隶属于和解剂以内。后来在这个基础上有了发展，将调和营卫、调理上下寒热及治疗疟疾或膜原病的方剂，都归纳于和解剂。由此看来，和解剂主要是指和解少阳与调和肝脾两类。除此之外，可归纳为和解剂的其他类。

什么叫作和解少阳呢？我们知道，外感热病的太阳证属表，阳明证属里，而少阳证是介于太阳和阳明之间的中间阶段，自然属于半表半里之证。所以少阳病既有往来寒热、胸胁苦满等邪在腠理之间的半表证，又有嘿嘿不欲饮食、心烦喜呕、口苦咽干等邪气影响胆腑的半里证。其治疗只有用和解剂和里以解表，才能达到如仲景所谓"胃气因和，身濈然汗出而解"。小柴胡汤就是这一方面的代表方剂。

和解肝脾的方剂，是为肝脾不和而设。什么叫作肝脾不和呢？大家知道，肝以条达为顺，一旦肝气郁结，则肝木横逆，凌侮脾土，而产生肝脾不和。肝脾不和，可以产生几种类型的证候：其一，以情志方面的症状为主，如情绪不快，易于恼怒，头痛目眩，胸胁胀满，神疲食少。其二，以肝强脾弱、脾气郁结或运化不良的症状为主，如胸脘痞塞，腹痛或大便泄泻。其三，妇女乳胀胁痛、月经不调、脐腹胀痛，或寒热往来。但其治疗不外疏肝解郁，以达到肝木条达，脾气舒畅，郁结得解，肝脾自和。四逆散和逍遥散就是这一方面的常用方剂。

所谓和解剂的其他类，其中包括好几个方面的方剂。这类方剂古人所以把它们归纳于和解剂，是因为或是它们的作用具有调和意义，或是它们的适应证类似少阳病证。例如，能够调和营卫，治疗营卫不和以致有时形寒、有时烘热或微热自汗等症的桂枝汤，以及能够调理上下寒热，治疗脾胃不和，上热下寒，而出现心下痞闷，烦热呕逆、腹痛或肠鸣泄泻等症的黄连汤，就都具有调和的意义。又如治疗疟疾和膜原病的达原饮和清脾饮，它们的适应证就有往来寒热、胸闷欲呕等类似少阳病的症状。方书所谓"疟属少阳"，殆也是根据它的症状类似少阳病证而言。

和解剂的作用，虽然一般都比较缓和，但在临床使用时，也不可滥用。凡是外感疾患，病邪在表而尚未转入少阳，或邪已入里时，都不宜使用和解剂。因为前者使用和解剂，容易引邪入里，后者运用和解剂是马后之炮，不但无效，反会延误病证的及时治疗。

二、方剂

小柴胡汤

小柴胡汤和解供，半夏人参甘草从，

更用黄芩加姜枣，少阳百病此为宗[①]。

【来源】《伤寒论》。

【词解】①少阳百病此为宗：意指治疗少阳病的许多方剂，都是从此方演变而来。

【药物】柴胡半斤（三至四钱） 黄芩三两（二钱） 制半夏半斤（三钱） 人参三两（一钱半） 炙甘草三两（一钱半） 生姜三两（三片） 大枣（擘）十二枚（六枚）。

【用法】水煎，分两次服。

【功效】和解少阳，益气扶正。

【适应证】①热病期中寒热往来，胸胁苦满，嘿嘿不欲饮食，心烦呕逆，口苦咽干，目眩，耳聋，头痛，舌苔薄白，脉弦而数。②妇女月经不调，每逢经前或经期，寒热往来，胸胁胀满，口苦干呕，头痛目胀。③疟疾、痨病，寒热往来；原因不明的周期性的寒热往来。

【禁忌】内寒便溏及肝阳素旺的患者不宜使用。

【方义】本方又叫三禁汤，是因为它所主的证候，一禁发汗，二禁泻下，三禁催吐而得名。方用柴胡解少阳之表邪，黄芩清少阳之里热，二药配合，解除寒热往来、口苦咽干，为本方中的要药。生姜、半夏，和胃降逆，主治心烦呕逆，并助柴胡疏解胸胁郁结苦满。人参、甘草，补正和中，使邪散不得复转入里。大枣配生姜不但能助半夏和胃止呕，更有调和营卫、协助柴胡解表的作用。从各药的功用看来，可知本方除具有清热解表的作用外，还具有和里（主要和胃）、补虚、疏解胸胁郁结的作用。

本方在临床上应用的范围虽广，但往来寒热，胸胁苦满，嘿嘿不欲饮食，心烦喜呕，是它适应的四个主症，且只要见到其中一二症，便可应用。小柴胡证是由于"血弱气尽，腠理开，邪气因入，与正气相搏，结于胁下，正邪分争"所致。而它的疗愈机制，则是和里解表，以达到"胃气因和，身濈然汗出而解"的目的。正因为这个缘故，有些小柴胡汤证患者，由于正气较虚，服本方后，往往见到"蒸蒸而振"，恶寒发热，"汗出而解"的正邪相争的现象。这在临床时必须预告病家，以免惊慌和误解。

本方如用治疟疾，加酒炒常山三钱，煨草果一钱，则效果更好。同时，夹湿痰的，可加厚朴一钱，槟榔二钱，苍术二钱，青皮一钱；体虚阴伤的，可加青蒿二钱，鳖甲四钱。

又，南通市中医院内科用小柴胡汤合代赭旋覆汤加减，一升一降，治疗妊娠恶阻，取得比较满意的疗效。

蒿芩清胆汤（新增）

俞氏蒿芩清胆汤，陈皮半夏竹茹襄，

茯苓枳壳兼碧玉，湿热轻宣此法良。

【来源】《通俗伤寒论》。

【药物】青蒿珠　制半夏　陈皮各二钱　黄芩一钱半至三钱　生枳壳一钱半　赤苓　竹茹　碧玉散（包）各三钱。

【用法】水煎服。

【功效】清胆热，化痰浊，宣中焦，利湿热。

【适应证】①往来寒热，寒轻热重，胸痞脘闷，口苦心烦，吐酸苦水，或呕黄涎而黏，甚则干呕呃逆，胸胁胀痛，小便赤涩，舌红，苔白腻而干，间现杂色，脉右弦滑、左弦数者。②湿热发黄，见到上述症状者。

【禁忌】无痰浊者忌用。

【方义】本方是由温胆汤去甘草、姜、枣，加青蒿、黄芩、碧玉散所组成。它的作用极为轻灵，对于热重寒轻、汗少、痰多而小便不利或发黄的患者，最为适合。方中青蒿性味苦寒，专去肝、胆伏热，领邪外出，配合黄芩、竹茹，尤善清泄胆热，解除热重寒轻之证；半夏、陈皮、枳壳不但能化痰浊，消痞闷，配合黄芩、竹茹，更能止呕逆，除心烦；赤苓、碧玉利小便，清湿热，协同青蒿、黄芩，可治黄疸。本方配伍周到，是和解胆经，清利湿热，从而解除寒热如疟和湿热发黄的一张良方。

四逆散

四逆散里用柴胡，芍药枳实甘草须，

此是阳邪成厥逆，敛阴泄热平剂扶。

【来源】《伤寒论》。

【药物】柴胡　炒枳实　芍药　炙甘草各等分。

【用法】上药捣研为散，每次服四至五钱，米汤送服。如作汤剂，每药可用二至三钱，水煎，分两次服。

【功效】解郁泄热，调和肝脾。

【适应证】①热病期中，阳气内郁，以致手足厥逆，心下痞塞，胸胁苦满，或腹中痛，脉弦有力。②痢疾或泄泻，胸胁痞满，腹痛，里急后重，下利不畅，或手足逆冷。③妇女月经不调，胸胁引痛，腹中胀痛，脉弦，或微有寒热。

【方义】四逆散是调和肝脾的祖方，后世疏肝诸方多从它演变而成。方中以柴胡疏肝解郁、升清，达阳于表，治胸胁苦满，兼调寒热；以枳实行气消滞，泄热降浊，治心下痞塞，腹中实痛。二者一升一降，疏和解结。同时，以芍药养肝敛阴，和血止痛；以甘草和中益气，协和诸药；二者合为调和肝脾之剂。本方症是由于肝胃不和，阳邪郁结于里，清浊失去升降，以致阳气内遏不能外达而出现四肢厥逆，内滞不通而出现胸胁苦满、腹中痛或下利，所以用上药一面解郁泄热，达阳于表，一面调和肝脾，升清降浊，以使四肢厥逆、腹痛诸症得解。但本方所治厥逆，是属于阳厥，而与四逆汤证属于阴寒内盛的阴厥截然不同。

逍遥散

（附方：八味逍遥散）

逍遥散用当归芍，柴苓术草加姜薄，

散郁除蒸功最奇，调经八味丹栀着。

【来源】《太平惠民和剂局方》。

【药物】柴胡五钱（一至二钱） 当归五钱（三钱） 白芍五钱（三钱） 白术五钱（二钱） 炙甘草五钱（一钱） 白茯苓一两（四钱）。

【用法】加煨生姜二片，薄荷三五分，水煎，分两次服。如制成丸剂，每服二至三钱，一日三次，温开水送下。

【功效】疏肝和脾，养血调经。

【适应证】血虚肝气郁结，头痛，目眩，口燥咽干，神疲食少，或乳胀胁痛，月经不调，脐腹微有胀痛，脉象弦大，或寒热往来，胸胁胀痛，骨蒸烦热。

【方义】逍遥散证属于血虚肝郁，肝强脾弱，所以方用柴胡疏肝解郁，当归、白芍补血和血，白术、茯苓、甘草和中健脾，并佐用生姜、薄荷，协同柴胡条达肝木。凡是血虚肝郁情志不悦、食纳减少，或胸胁胀满、月经不调等症，用本方都可取得良好的效果。

附方 八味逍遥散（《医方考》）：是逍遥散加入清热凉血的丹皮（三钱）、山栀（二钱）而成。适用于肝郁火旺，骨蒸潮热，或经期超前，量少色赤等症。

痛泻要方

痛泻要方陈皮芍，防风白术煎丸酌[1]，

补土泻木理肝脾，若作食伤医便错。

【来源】刘草窗。

【词解】①煎丸酌：用煎剂还是丸剂，须根据病情斟酌。

【药物】白术（土炒）三两（三钱）　白芍（炒）二两（二至三钱）　陈皮两半（二钱）　防风一两（一钱半）。

【用法】水煎，分两次服。如依照原量研末作丸剂亦可。

【功效】疏肝健脾。

【适应证】泄泻，腹痛肠鸣，食纳减少，脘部微闷。

【方义】白术燥湿，健脾和中；芍药泻肝，缓中止痛；防风发散舒脾，陈皮利气醒脾。四药配合成为补土泻木、疏肝健脾之剂，所以古人说它是治疗肝强脾弱、运化不良的"痛泻要方"。实际上本方所治的腹痛泄泻，除了肝脾不和的内因而外，往往兼有轻微的外感因素。

清脾饮

清脾饮用青朴柴，芩甘夏苓白术偕，

更加草果姜煎服，热多阳疟此方佳。

【来源】《济生方》。

【药物】青皮（钱半）　厚朴（一钱）　白术（二钱）　草果仁（钱半）　柴胡（一钱半）　黄芩（二钱）　（半夏汤泡七次）　茯苓（三钱）　炙甘草（一钱）各等分。

【用法】加生姜三片，于疟疾发作前两小时煎服。

【功效】健脾祛湿，化痰截疟。

【适应证】疟疾湿痰内遏，热重寒轻，口苦心烦，胸膈满闷，小便黄赤，舌苔白腻，脉象弦滑。

【方义】本方是小柴胡汤去人参，加青皮、厚朴、草果、苓、术所组成。小柴胡汤原为和解少阳，兼能补气的方剂，现去人参，主要是取其和解少阳，解除发热恶寒，加青皮、厚朴，是取其利气，化痰除湿，加茯苓、白术，是取其燥湿健脾。至于草果一药，不但能化湿痰，更善于截疟。各药配合，功能治疗疟疾脾虚，痰湿内阻，少阳不和，是临床常用的一首方剂。

达原饮

达原厚朴与常山，草果槟榔共涤痰，

更用黄芩知母入，菖蒲青草不容删。

【来源】吴又可。

【药物】槟榔二钱　厚朴一钱　草果五分　知母一钱　黄芩一钱　甘草五分　常山（酒炒）二钱　青皮钱半　菖蒲一钱。

【用法】水煎，发寒热前温服。

【功效】宣通膜原，疏解邪结，化疟泄热，解秽逐湿。

【适应证】①时疫初起，邪犯膜原，胸闷欲呕，头痛烦躁，寒热往来，每日一发或一日数发，脉象弦数，舌苔垢腻。②疫疟湿盛，壮热多汗而渴。

【方义】本方是治疗时疫初起和疫疟的一首要方。方中厚朴、槟榔，燥湿化痰，下气破结；常山、草果，不但能化痰辟秽，更能截疟；黄芩、知母，既能清热滋阴，又可缓前四药之香燥；青皮、菖蒲，开痰下气；甘草和中，协和诸药。各药相协，既能燥湿行气，宣通膜原，又可清热和里，辟秽截疟。但因本方偏于香燥，易于伤津助热，时疫或疟疾，一定要湿重热轻，而见到胸闷、舌苔垢腻者，使用本方，方为适宜。其次，常山、草果，经过临床证明，对于疟疾确有良好的疗效。但常山具有毒性，服后易于呕吐（用酒或醋炒，能防止呕吐），通常用量最多不宜超过三钱，且不可常用。

何人饮

（附方：追疟饮、休疟饮、四兽饮、木贼煎）

　　何人饮治久虚疟，参首归陈煨姜约。

　　追疟青陈柴半归，首乌甘草正未弱。

　　若名休疟脾元虚，参术归乌甘草酌。

　　四兽果梅入六君，补中兼收须量度。

　　更截实疟木贼煎，青朴夏榔苍术着。

【来源】张景岳。

【药物】何首乌三钱至一两（随轻重用之）　当归二三钱　人参三五钱或一两（随宜）　陈皮二三钱（大虚者可不必用）　煨生姜三片（多寒者用三五钱）。

【用法】水煎，疟疾发作前二三时温服。若喜饮酒的，用酒一盅浸药一宿，加水煎服。

【功效】益气养血治虚疟。

【适应证】气血两虚，疟疾发作日久不愈。

【方义】何首乌补肝肾，益精血；人参、当归，益气补血；三药补益扶正。陈皮利气畅中，煨姜辛温散寒，二者健脾助运，以免补药腻膈不化。从各药配合的作用看来，本方具有补益气血、扶助正气的作用，而并非截疟的专药。张景岳用它治久疟所以获得良效，是因为久疟气血必虚，治疗最宜本方"扶正祛邪"。如果妄用攻伐之剂，非但无效，却反能损伤正气，增剧病情。方书所谓"久病图本"，即是此意。

考《景岳全书》（岳峙楼藏版），本方无大枣。这是正确的。因久疟多见胁下痞鞕，殊非大枣所宜。《伤寒论》小柴胡汤下说："若胁下痞鞕，去大枣。"可资佐证。因此，现按《景岳全书》更正，将方歌"参首归陈姜枣约"一句，改成"参首归陈煨姜约"。

附方 追疟饮（张景岳）：和解扶正两顾，是介乎小柴胡与何人饮之间的一张方剂。适用于久疟不止，气血不甚虚弱。其方用何首乌一两（五钱），当归三钱，甘草三钱（一钱），半夏三钱，青皮三钱，陈皮三钱，柴胡三钱，水煎服。

休疟饮（张景岳）：是何人饮去陈皮、煨生姜，加白术（三钱）、甘草（一钱）而成。可见其在何人饮补气补血之外，更多术、草二药健脾扶正。适用于疟疾使用发散之剂过多，以致脾气虚弱，或因衰老虚弱而疟不止。

四兽饮（《易简方》）：是六君子汤加乌梅、草果、生姜、大枣所组成。用六君子汤是取其补脾祛痰扶正，用乌梅是取其退热敛气止汗，用草果是取其专于截疟，兼能温胃祛痰，用姜、枣是取其调和营卫。诸药协和，功能补正敛气、截疟，具有"补中兼收"的作用。

木贼煎（张景岳）：方用木贼三钱，厚朴三钱，苍术一钱，半夏五钱，青皮五钱，槟榔一钱。方中除木贼入肝胆二经，能疏肝透邪外，其余都是香燥行气破结、燥湿化痰之品，因此，用于疟疾形实气强，多痰、多湿的患者，最为相宜。

黄连汤

黄连汤内用干姜，半夏人参甘草藏，

更用桂枝兼大枣，寒热平调呕痛忘。

【来源】《伤寒论》。

【药物】黄连三两（一钱至钱半） 半夏（洗）半斤（三钱）
炙甘草五两（一钱半） 干姜三两（一钱） 人参二两（一钱半） 桂
枝三两（二钱） 大枣（擘）十二枚（六枚）。

【用法】水煎，分两次服。

【功效】调和上下寒热。

【适应证】身热，微恶寒，胸脘痞闷，烦热，气上冲逆，欲呕
吐，腹中痛，或肠鸣泄泻，舌苔滑白，脉弦。

【方义】黄连汤是小柴胡汤的变法。小柴胡汤专治表里不和，本
方专治上下不和。所谓上下不和，是指脾胃不调，上热下寒而言。脾
为阴土，得阳始运，脾阳不足则腹痛肠鸣而泄泻。胃为阳土，得阴始
安，胃阴不足则胸中烦热而呕逆。本方用黄连配人参、半夏、大枣以
和胃止呕，用干姜配甘草以健脾止泻。至于桂枝一药，既为形寒设，
又为冲逆设。

黄芩汤

（附方：芍药汤、黄芩加半夏生姜汤、芍药甘草汤）

黄芩汤用甘芍并，二阳合利枣加烹；

此方遂为治痢祖，后人加味或更名。

再加生姜与半夏，前证兼呕此能平。

单用芍药与甘草，散逆止痛能和营。

【来源】《伤寒论》。

【药物】黄芩三两（二至三钱） 芍药二两（三钱） 炙甘草二两
（一钱半） 大枣（擘）十二枚（六枚）。

【用法】水煎，分两次服。

【功效】和脾清肠。

【适应证】泄泻或下痢脓血，身热不恶寒，心下痞，腹痛，口
苦，舌红少苔，脉弦而数。

【禁忌】脾虚寒性腹泻不宜用。

【方义】黄芩清泄里热，芍药泄肝敛阴，二药合为治痢、止腹
痛、退热的要药；甘草、大枣，和脾补虚，且甘草能解毒，二药都有
利于治痢。四药综合起来，是治疗热痢腹痛的一张要方。后世很多治
痢的方剂都是从它演变而来，所以说"此方遂为治痢祖"。如"黄芩
芍药汤"（《类证活人书》），即本方去大枣而成。

附方　芍药汤（张洁古）：是黄芩汤去大枣，加行气破结、去
积泄热的木香二钱、槟榔二钱、大黄二钱、黄连二钱、当归二钱、官
桂五分而成。前四药行气破结，导滞泄热，后二药一和血，一反佐以
缓大黄、黄连之苦寒。适用于下痢脓血稠黏、腹痛拒按、里急后重、
大便不爽之实证。

黄芩加半夏生姜汤（张仲景）：是黄芩汤加降逆止呕的半夏（三
钱）、生姜（三片）而成。适用于黄芩汤证兼有呕吐痰水之症。

芍药甘草汤（张仲景）：单用芍药（三钱）、甘草（二钱），散逆
和营，舒挛急，止腹痛。适用于胃气不和腹中痛，并治误发汗后脚挛
急不伸之症。

奔豚汤

奔豚汤治肾中邪，气上冲胸腹痛佳，

芩芍芎归甘草半，生姜干葛李根加。

【来源】《金匮要略》。

【药物】甘草二两（二钱）　川芎二两（二钱）　当归二两（三钱）　半夏四两（三至四钱）　黄芩二两（二至三钱）　葛根五两（三至四钱）　芍药二两（三钱）　生姜四两（二钱）　甘李根白皮一斤（五钱）。

【用法】水煎，分两次服。

【功效】治奔豚气。

【适应证】奔豚，气上冲胸，腹痛，往来寒热。

【方义】本方是治疗奔豚病的专剂。方中以李根皮为君，"止心烦逆，奔豚气"（《名医别录》），以芍药、甘草为臣，舒挛急，止腹痛。同时以黄芩、葛根、生姜、半夏，解寒热，降逆气，当归、川芎理血散结，而助芍、甘止腹痛，以为佐使。古人认为奔豚是由于肾气上冲所致，所以说"奔豚汤治肾中邪"。

六和汤

六和藿朴杏砂呈，半夏木瓜赤茯苓，

术参扁豆同甘草，姜枣煎之六气平。

或益香薷或苏叶，伤寒伤暑用须明。

【来源】《太平惠民和剂局方》。

【药物】藿香二两（三钱）　厚朴四两（一钱半）　砂仁一两（一钱半）　杏仁一两（三至四钱）　制半夏一两（三钱）　木瓜二两（三钱）　赤茯苓二两（三钱）　人参一两（一钱）　白扁豆二两（四钱）　白术一两（二钱）（一方无白术，有苍术）　炙甘草一两（一钱）。

【用法】加生姜三片，大枣一枚，水煎，分两次服。

【功效】健脾祛湿，兼能发表。

【适应证】夏季饮食不调，内伤生冷，外感暑气，胸膈痞满，头目昏痛，全身困倦；恶寒发热，口微渴，小便黄赤，或霍乱吐泻等症。

【方义】本方是六君子汤加藿、朴、杏、砂、木瓜、扁豆、赤苓、姜、枣所组成。六君子汤功能补气健脾、祛湿，加厚朴、杏、砂，是取其舒脾行气、祛湿，加木瓜、扁豆、赤苓，是取其渗湿清热，散暑和脾。至于藿香一药，不但能醒脾祛湿开胃，更能配同姜、枣发散风寒表邪。从各药配合的功用看来，本方是补气健脾、祛湿，兼能发散的一首方剂。用于夏月内伤湿冷，霍乱吐泻，或内有湿滞，胸闷脘胀，而外兼外感恶寒发热之症，最为相宜。

如本方证外感寒邪较甚，可加苏叶三钱；兼夹暑邪者，可加香薷三钱。这两味药都有轻微发汗解表的作用。

藿香正气散

藿香正气大腹苏，甘桔陈苓术朴俱，

夏曲白芷加姜枣，感伤岚瘴①并能驱。

【来源】《太平惠民和剂局方》。

【词解】①岚瘴：山岚不正之气。人感受此气可以得病。

【药物】藿香三两（三至五钱）　紫苏一两（三钱）　白芷一两（二钱）　大腹皮一两（三钱）　茯苓一两（四钱）　土炒白术二两（三钱）　陈皮二两（二钱）　半夏曲二两（三至四钱）　厚朴（姜制）二两（一钱半）　桔梗二两（一钱半）　炙甘草二两（一钱半）。

【用法】加生姜三片，大枣二枚，水煎，分两次服。如作丸剂，每服二至三钱，每日二次。

【功效】祛湿解表，辟秽化浊。

【适应证】①外感风寒，内伤饮食，头痛，发热恶寒，胸脘痞满闷胀，咳嗽呕逆，舌苔白腻。②霍乱及感受不正之气者。

【禁忌】外感热病，内热较盛以及阴虚而内无湿邪的忌用。

【方义】本方是治疗外有风寒表证，内有湿邪、食滞的一张常用方剂。它是由六君子汤去人参，加藿、朴、紫苏、白芷、腹皮、桔梗、姜、枣而成。六君子汤为补气、健脾、祛湿之剂，现去人参，可知其气不虚而脾虚湿盛，反以更加藿、朴、大腹皮，化浊止呕，除湿散满，利气消滞。因外感风寒，所以用紫苏、白芷，发散风寒，解除寒热、头痛，用桔梗配甘草止咳化痰，姜、枣调和营卫，协助解表。观本方总的作用，的确如古人所说，能使"表气通而里气和，食滞化而湿痰清"。在临床习惯上，一般多把它用于夏季外感风寒而兼夹内湿食滞之证。

三、小结

本章共计介绍了方剂 13 首，附方 8 首。其中包括和解少阳、调和肝脾及治疗疟疾和疏理膜原等方面的方剂。

小柴胡汤和蒿芩清胆汤，是专于和解少阳的两张方子。但前者和解益气，适用于少阳证体气较虚而寒热往来、胸胁苦满、恶心呕吐、不欲饮食等症；而后者清泄胆热、利湿化痰，适用于胆经湿热偏重而寒热如疟或湿热发黄等症。

四逆散，解郁泄热，调和肝脾，主治阳气内郁，以致手足逆冷，心下痞塞、胸胁苦满诸症，是平肝和脾的祖方。逍遥散，疏肝和脾，养血调经，专治一切肝气抑郁，头痛、目眩，胸胁作满，以及乳胀、月经不调或往来寒热等症。痛泻要方，疏肝健脾，主治肝强脾弱的腹痛泄泻，且兼有轻微的感冒。

清脾饮，健脾祛湿，化痰截疟，是治疗热多少阳疟的一张要方。达原饮，和解膜原，既能治时疫初起邪犯膜原，寒热往来，又可截疟，是用治温疫的一张名方。何人饮，益气养血，适用于久疟气血两虚。

黄连汤，调和上下寒热，主治上热而胸脘痞闷、烦热呕吐，下寒而腹痛泄泻。黄芩汤，和脾清肠，是治疗热痢的祖方。

奔豚汤，能制止肾气上冲胸腹，也可以说它是和解上下的一首方子。

六和汤和藿香正气散，都是暑夏外伤表邪、内兼湿浊的常用方剂，古人认为它们能调治、解除外感邪气，所以也附录在和解剂内。

第七章　表里之剂

一、概说

表里剂，就是具有解表攻里双解作用的方剂。它适用于既有表证，又有里证，而且表证和里证都很急迫而需要同时治疗的证候。因为病在表者可以发汗解表，病在里者可以攻里清热，而表里同病的证候，如果单用解表，则里急之病不得去，单用攻里，则在表之邪不得解，且有病邪内陷的危险，那就非用双解法不可了。

表里剂包括哪些内容呢？我们知道，治疗外感热病的原则，应该是先解其表，后攻其里。假使表未解而遂攻其里，往往招致邪气内陷，产生不良的变症。由此可见，表里剂是不得已时所采取的一种措施，也就是只针对表里同病而表证和里证都很急迫的证候而设。从这个意义上说来，表里剂只应该是指解表攻里的厚朴七物汤、防风通圣散解表清里的三黄石膏汤、葛根芩连汤之类。至于解表补中行气的参苏饮，以及解表滋阴的大羌活汤等方，虽然在某种意义上也具有表里兼治的作用，但归纳于表里剂中，总觉有些勉强。事实上，解表剂多配合其他方法运用，单纯的解表而丝毫不涉及于里的方剂，是很少见的。这一点我们必须了解。

此外，临床应用表里剂时，选药组方应该根据表里病情的轻重程度，对于发表和攻里（或清里）两方作出欹轻欹重的安排，而不应要求发表和攻里的药物完全等量。

二、方剂

厚朴七物汤（新增）

厚朴七物黄枳桂，甘草姜枣用勿庚，

呕者加夏利去黄，疏导里滞调营卫。

【来源】《金匮要略》。

【药物】厚朴半斤（三钱） 甘草　大黄各三两（各一钱）　枳实五枚（二钱）　桂枝二两（一钱）　大枣十枚（一钱五分）　生姜五两（一钱五分）。

【用法】水煎，分两次服。呕者加半夏五个（三钱）；下利去大黄；寒多加生姜至半斤（三钱）

【功效】调和营卫，导滞除满。

【适应证】发热，恶寒肢冷，胸痞作呕，腹满而痛，大便不通，苔黄厚腻，脉象浮滑。

【方义】厚朴七物汤证是既有发热、恶寒肢冷等"表寒"现象，又有胸痞作呕、腹满而痛、大便不通等"里滞"现象的证候，也就是所谓"表里俱病"之证。因此立方采取"表里两解"之意，用桂枝汤减去芍药之酸敛，以调和营卫，解除表寒；用厚朴三物汤（朴、枳、大黄），以通导里滞，消除胀满。

大柴胡汤

（附方：柴胡加芒硝汤、桂枝加大黄汤）

大柴胡汤用大黄，枳实芩夏白芍将，

煎加姜枣表兼里①，妙法内攻并外攘。

柴胡芒硝义亦尔，仍有桂枝大黄汤。

【来源】《伤寒论》。

【词解】①表兼里：意指解表攻里并施。

【药物】柴胡半斤（二至三钱）　黄芩三两（二钱）　芍药三两（三钱）　半夏半斤（三钱）　枳实（炒）四枚（二钱）　大黄二两（二钱）　生姜（切）五两（二钱）　大枣（擘）十二枚（六枚）。

【用法】水煎，分两次服。

【功效】和解少阳，泄泻实热。

【适应证】①热病期中，热结在里，往来寒热，心下急，胸胁苦满，郁郁微烦，腹部胀满而痛，呕吐，大便不通，舌苔黄。②热利里有积滞，心下痞鞭，呕吐，泄泻腹胀痛，往来寒热。

【禁忌】里无积滞实邪者，不可用。

【方义】本方是小柴胡汤去人参、甘草，加大黄、枳实、芍药所组成。方中柴胡、黄芩解除往来寒热、胸胁苦满，主治少阳之表证；枳实、大黄解除热实里结而大便不通（或下痢）、心下急、郁郁微烦、腹中胀痛，主治阳明之里证。芍药一药，配合大黄、枳实，善治腹中实痛；配合黄芩、大枣（比擅治热利的黄芩汤少一味甘草），专治热性下利。此外，生姜一味，配合半夏，功能止呕吐；配合大枣，便可和营卫。总起来说，本方是治疗少阳、阳明并病的一张处方。而少阳病本忌下法，但兼有阳明腑实，又不得不下，因此，以和解与攻下并举，外解少阳之表证，内泄阳明之热实，以达到表里双解的目的。

本方近代有些学者还提出用于热多寒少的疟疾以及胆囊炎、胆结石等症。在应用时可随症加减，如胸闷气机不利者，加郁金、青皮；黄疸者，加茵陈、山栀；呕频者，加左金丸、姜竹茹；胁痛者，加川楝子、旋覆花；结石者，加金钱草、海金沙、鱼脑石等。

附方 柴胡加芒硝汤（张仲景）：是小柴胡汤减小用量，加入芒硝（二至三钱）一味而成。适用于小柴胡汤证（往来寒热、胸胁苦满）而有腹中坚、大便燥结之症。并可用治大柴胡汤证误用泻下，肠津已伤，而里实诸症未解。此方一方面以小柴胡汤和解少阳，一方面用芒硝润燥软坚，是治疗少阳证里气微虚而有燥结的要方。

桂枝加大黄汤（张仲景）：是桂枝汤加重芍药用量和加入大黄，用意是在于兼治阳明里实。适用于太阳表证兼有阳明腹中实痛、大便不通等症。

三方都是表里双解剂，但前二方适用于少阳、阳明，而后一方适用于太阳、阳明。

防风通圣散

防风通圣大黄硝，荆芥麻黄栀芍翘，

甘桔芎归膏滑石，薄荷芩术力偏饶，

表里交攻阳热盛，外科阳毒总能消。

【来源】刘河间。

【药物】防风五钱　荆芥五钱　连翘五钱　麻黄五钱　薄荷五钱　川芎五钱　麻黄五钱　当归五钱　炒白芍五钱　白术五钱　黑山栀五钱　大黄（酒蒸）五钱　芒硝五钱　石膏一两　黄芩一两　桔梗一两　甘草二两　滑石三两。

【用法】上药研末，每服三至四钱，每日二次，生姜煎汤送下。近世多将本方作成丸剂应用，其用量与散剂相同。

【功效】发表攻里，泄热解毒。

【适应证】风热壅盛，气血怫郁，表里三焦俱实，既有憎寒壮热等表证，又有口苦舌干、大便秘结、小便赤涩等里证时，应用本方最为适合。凡是头目昏晕、目赤睛痛、疮疡肿毒、丹斑瘾疹、惊狂谵语、手足搐搦以及咳嗽上气等病证，只要见有上述表里症状者，都可应用本方治疗。

【方义】方中麻黄、荆芥、防风、薄荷，在寒凉的膏、芩、山栀配合之下，成为辛凉解表剂，以疏散在表之风热。大黄、芒硝、滑石、甘草，前二药泄热通便，后二药下行利尿，合为解除里热实结之剂。连翘、石膏、黄芩、山栀，清热解毒，以通解三焦之实热。当归、白芍、川芎，养血和血；白术健脾补中。综合起来，本方具有上下分消、表里交治的作用，同时于散泻之中，寓以补养之意，这样便可达到发汗不伤表，攻下不伤里了。因此，它是治疗表里俱实、外科疡毒的一张有效良方。

根据南通市中医院的经验，流行性脑脊髓膜炎急性脑症状解除后，但遗留额部疼痛不已者，用本方丸剂，每服一钱半至二钱（小儿半量），一日三次，一般于第二天可得缓解，三四日后可获痊愈。

三黄石膏汤

三黄石膏芩柏连，栀子麻黄豆豉全。

姜枣细茶煎热服，表里三焦热盛宣。

【来源】陶华。

【药物】石膏两半（六至七钱） 黄芩七钱（二钱） 黄连七钱（一钱） 黄柏七钱（一钱半） 麻黄七钱（一钱半） 淡豆豉二合（三钱） 栀子二十个（二钱）。

【用法】加生姜三片，大枣二枚，细茶一小撮，水煎，分两次服。

【功效】发汗、清热、解毒。

【适应证】①热病表里俱热，烦躁不安，口中大渴，面赤鼻干，两目红赤，无汗，身体拘急，脉象洪数，甚或谵语、躁狂、败血、发斑。②阳黄初起，里热较盛，无汗烦躁，身目俱黄。

【方义】本方是由黄连解毒汤合栀子豉汤加味所组成。黄连解毒汤中黄芩泻上焦之热，黄连泻中焦之热，黄柏泻下焦之热，山栀通泻三焦之热，四药合成泄热解毒之剂。栀子豉汤泄热除烦。石膏与以上诸药相须相使，则清泄里热的功能更强。这是专为里热炽盛而设。麻黄、豆豉、生姜、大枣、细茶，在三黄、石膏的配合之下，成为辛凉解表之剂，发汗逐邪，清泄表热。这是专为表实无汗而设。《医宗金鉴》中说，本方"麻、豉得石膏、三黄，大发表热，而不动里热；三黄得石膏、麻、豉，大清内热，而不碍外邪"。可见它是擅解表里俱热，治疗表实无汗、口渴身热、烦躁不安等症的一张重要方剂。

葛根黄芩黄连汤

葛根黄芩黄连汤，甘草四般治二阳[①]，

解表清里兼和胃，喘汗自利保平康。

【来源】《伤寒论》。

【词解】①二阳：指太阳、阳明。实际上，本方主治阳明表里热证，而并不能治疗太阳阳明病。

【药物】葛根半斤（四钱）　黄芩三两（三钱）　黄连三两（一钱）　甘草（炙）二两（一钱）。

【用法】水煎，分两次服。

【功效】解肌清里热。

【适应证】热病因误下或邪热传里，泄泻下利，心下痞，胸中烦热，喘而汗出，口干而渴，但发热，不恶寒，脉数。

【方义】本方是清泄里热，解毒而兼能解肌的一张方剂。葛根是其中的主药，它与苦寒的芩、连配合，则能充分发挥辛凉解肌、解除阳明肌表之热的作用；而芩、连得葛根配合，则不独清泄阳明里热，而更能解毒，治肠胃热性下利。至于甘草，一是取其解毒和胃，一是取其协和诸药。可见本方的主要功用在于：一面透发阳明之表，一面清泄阳明之里。因此，它只适用于阳明表里之热证，而不适用于太阳阳明之二阳证。因为太阳阳明病，既有恶寒、发热等太阳表证，又有口干、烦躁等阳明热证，治疗上应该太阳阳明两相兼顾，而本方苦寒泄热，专治阳明，自然不能适用。所以《伤寒论方解》说，本方"如误用于发热而恶寒未罢的太阳，就非但无效，反可能撤其热而招致不良的后果"。这是十分正确的论断。

参苏饮

（附方：芎苏饮、香苏饮）

参苏饮内用陈皮，枳壳前胡半夏宜，

干葛木香甘桔茯，内伤外感此方推。

参前若去芎柴入，饮号芎苏治不差。

香苏饮仅陈皮草，感伤内外亦堪施。

【来源】《太平惠民和剂局方》。

【药物】人参七钱五分（一钱） 紫苏七钱五分（一钱） 干葛七钱五分（一钱） 前胡七钱五分（一钱） 半夏七钱五分（一钱） 茯苓七钱五分（一钱） 陈皮二钱（八分） 甘草二钱（八分） 枳壳二钱（八分） 桔梗二钱（八分） 木香二钱（八分）。

【用法】加生姜三片，大枣二枚，水煎，分两次服。

【功效】解表散邪，补中，行滞。

【适应证】体虚，伤风感冒，头痛发热，恶寒发汗，咳嗽，痰较多，或素有老咳，胸膈满闷，或有呕逆，脉象细弱，或兼轻微泄泻。

【方义】本方是二陈汤（夏、陈、苓、草）加解表、行气、益气诸药所组成。它的适应证是体气虚弱，外感风寒，内有湿痰。所以用紫苏、葛根、前胡、姜、枣解表，发散风寒，以治头痛发热，恶寒无汗；用二陈汤加桔梗、枳壳，祛痰利膈，止呕逆，治咳嗽；用木香配合枳壳，宽中利气，消胀除满；用人参配合甘草，补虚益胃，以安内攘外。各药配合起来，是扶正祛邪、解表祛痰、宽胸利气的一张良好方剂，用于体虚或老、幼者感冒，最为适宜。

附方 芎苏饮（《澹寮》）：是参苏饮去人参、前胡，加川芎六分、柴胡一钱而成。适用于参苏饮证，体质较强，表证较重者。

香苏饮（《太平惠民和剂局方》）：方用制香附二钱，紫苏二钱，陈皮一钱，甘草七分，生姜三片，葱白一支。功能发散风寒、理气，适用于轻度感冒，兼有内伤气郁不快的证候。

大羌活汤

大羌活汤即九味，己独知连白术暨，

散热培阴表里和，伤寒两感①差堪慰。

【来源】张洁古。

【词解】①伤寒两感：即两感伤寒，也就是阴经与阳经同时俱病。如太阳与少阴同病，阳明与太阴同病，少阳与厥阴同病；三阳属表，三阴属里，所以它实质上也是表里同病。

【药物】羌活一钱　独活六分　防己（酒洗）六分　防风六分　黄连（酒洗）六分　黄芩（酒洗）六分　苍术（炒）六分　白术六分　川芎六分　细辛六分　甘草（炙）六分　生地黄三钱　知母一钱五分。

【用法】加生姜三片，大枣二枚，水煎，分两次服。

【功效】发汗解表，清里培阴。

【适应证】两感伤寒，头痛，项背强痛，身热，口渴而烦满。

【方义】本方是九味羌活汤去白芷，加知母、黄连、防己、独活、白术所组成。它是治疗伤寒两感病证的方剂。所谓两感，实质上就是体质虚弱，外感表邪。所以方用羌活、独活、防风、细辛、苍术、川芎，发汗解表，祛除在表的风寒湿邪，以止头身疼痛；用芩、连、知母、生地黄、防己，清里培阴，消除在里的热邪，以解烦热、口渴。至于白术和甘草，主要是取其固中健脾，扶助正气。诸药配合起来，功能发散不伤正，滋补不留邪。

五积散

（附方：熟料五积散）

五积散治五般积[1]，麻黄苍芷芍归芎，

枳桔桂姜甘茯朴，陈皮半夏加姜葱。

除桂枳陈余略炒，熟料尤增温散功，

温中解表祛寒湿，散痞调经用各充。

【来源】《太平惠民和剂局方》。

【词解】①五积：是指寒积、食积、气积、血积、痰积。

【药物】白芷三两　陈皮六两　厚朴四两　当归三两　川芎三两　芍药三两　茯苓三两　桔梗十二两　苍术二十两　枳壳六两　半夏三两　麻黄（去根节）六两　干姜（炮）四两　肉桂三两（表重者用桂枝）　甘草（炙）三两。

【用法】将上药用量减至常用量，加姜、葱，水煎服。如作散剂，每次可用三至四钱，用生姜三片煎汤送下。

【功效】发表温中，燥湿祛痰，散痞调经。

【适应证】①外感风寒，内伤生冷，头痛身痛，项背拘急，身热无汗，胸满腹痛，呕吐恶食，或脾胃宿冷，腹胁胀痛，胸膈停痰，恶心呕逆。②妇女月经不调，内有寒积，外兼表邪，心腹撮痛。

【方义】本方是一张大复方。方用桂枝麻黄各半汤去杏仁、姜、枣，加白芷，以发汗解表，解除寒热、头身疼痛；用平胃散（苍术、厚朴、陈皮、甘草）健胃、祛湿，除胀满，消食积；用二陈汤（夏、陈、苓、草）祛湿化痰，止呕逆；并配用桔梗、枳壳，利胸膈，降气除满，以去痰积、气积；用四物汤去地黄，以活血、养血，调经除血积；用干姜配合肉桂温运中阳，以止冷痛而去寒积。综合起来，本方功能治疗五积，所以叫作五积散。但由于方中药味繁复，在临床应用时，必须随症加减，而不可拘执不变。例如无汗去麻黄，无湿去厚朴，血无瘀滞去川芎、当归等等，都是随症变通之法。

附方 熟料五积散：药品与五积散全同，只是除肉桂、枳壳、白芷、陈皮外，其余药品都略炒一下，然后制散。因为熟料能够增强温散的功用，所以效用较好。

茵陈丸

> 茵陈丸用大黄硝，鳖甲常山巴豆邀，
> 杏仁栀豉蜜丸服，汗呕下兼三法超，
> 时气毒疠①及疟痢②，一丸两服量病调。

【来源】《千金要方》。

【词解】①时气毒疠：即具有急性传染性的致病因子。②疟痢：指疟疾和痢疾两种病证。

【药物】茵陈二两　芒硝二两　鳖甲（炙）二两　栀子二两　大

黄五钱　常山三两　杏仁（炒）三两　巴豆（去皮，炒）一两　豆豉五合。

【用法】上药分别研为细末，和极匀，炼蜜为丸，如梧桐子大，每服一丸。药后或得吐，或得汗，或得下利，即应停止服用。假如服用无效，可酌情加重用量。

【功效】攻下涌吐，泄热荡实，兼能发表。

【适应证】时行黄疸、疟疾、赤白下痢等症，属于里实兼表证者。

【方义】本方是由茵陈汤（茵、栀、大黄）合栀子豉汤加味所组成。方中栀子、淡豆豉清热除烦，合常山可以涌吐，合杏仁可以发表解肌；大黄、芒硝荡热去实，合茵陈可以利湿退黄；鳖甲滋阴，退血分之寒热，合常山可以截疟；巴豆泻下，以祛脏腑之寒积。结合起来，药分三路，发表、涌吐、攻下兼施，尤以涌吐、攻下的作用为甚。其组成虽然有法，但照顾的面较广，既有寒下药，又有温下药，既有截疟药，又有解肌药，同时药力猛峻，因此在临床上对它必须慎重加减使用。

三、小结

本章共计介绍了方剂 9 首，附方 5 首。

厚朴七物汤、大柴胡汤和防风通圣散三方，都是解表攻里的方剂。不过，厚朴七物汤功能调和营卫，导滞除满，适用于表寒里滞之证；大柴胡汤功能和解少阳，泄泻实热，适用于少阳而兼里实之证；防风通圣散功能发表攻里，泄热解毒，适用于表里热邪壅盛之证。这是三方的同中之异。

三黄石膏汤和葛根黄芩黄连汤，都是解表清里的方剂。其所不同者，前方发汗清热解毒，主治表实无汗，表里热盛的病证；而后方解肌清热，主治阳明表邪未解，肠胃热性下利之证。

参苏饮和大羌活汤，都是解表为主的方剂。前者解表散邪、补中、行滞，主治外感表邪，体虚而内有老痰之证；后者发汗解表，清里培阴，主治外感表邪，阴虚里热之证，也就是所谓两感伤寒。

五积散和茵陈丸，都是大复方。前者解表温中，燥湿祛痰，活血调经，主治寒、食、痰、气、血五积；后者攻下涌吐，泄热荡实，兼能发表，主治黄疸内有热实，外兼表邪的病证。

第八章　消补之剂

一、概说

　　消补剂，是指消补相结合的一类方剂。补就是滋补强壮，这在第一章里已有介绍。那么，消是指什么呢？简括地说，消就是消导积滞。一般能够治理气滞血凝引起的痞块、痈肿的方剂，可以消除痰水留滞导致的水肿、痰积，以及饮食停积所致的泄泻、疳积的方剂，都属于消导的范围。不过这些方剂，因为组成药物各从其属的缘故，其中大多数方剂，已分别隶属于理气、理血、利湿、除痰以及外科各章，这里所介绍的只以消补相结合的——健脾导滞和扶正消癥的方剂为主，连带介绍两首治疗泻痢和酒积的方剂而已。

　　健脾导滞的方剂，是为脾虚食滞或脾虚湿滞而设。脾虚食滞，顾名思义，就是脾土虚弱，运化功能不强，食物停积不化。它的常有见症是胸脘痞胀，食思不振，口淡无味，大便或溏或不畅。这在治疗上，必须健脾和消食两顾，才能收到满意的效果。补气健脾、消食导滞的健脾丸，就是这一方面的代表方剂。假使脾土本无虚象，由于饮食过量，超过脾土运化能力，以致损伤脾气，食物停滞，口黏脘闷，嗳气恶食，便通不爽者，治疗应该以消导为主来达到"食消脾健"的目的，如保和丸就是为此而设。如果脾虚失运，内在水湿留滞于中，形成所谓痰湿阻滞脾胃，胸腹胀满，口淡不渴，不思欲食，或恶心呕吐，大便溏泄，苔白而厚腻等症者，在用药方面，又应该健脾燥湿兼顾，方剂如平胃散之类。

扶正消癥的方剂，是为癥积痞块而设。所谓癥积痞块，都是有形之征，如疟母胁下痞有块（脾或肝大），以及外有腹膨大的体征而内有癥结的痞积等，都属于这一类。这类病证，是由于气滞血凝或痰湿等搏结而成，多属于慢性，常经年累月不愈。久病多虚，所以其癥块虽属实邪所结，而体质多已虚弱。这在治疗上，如果用攻法，则癥不去而反伤其正，用补法，则气虽壮而癥益坚，因此，只有一面扶正，一面消痞块，且需长期调治，才能达到渐消缓散的目的。如用鳖甲饮子调治疟母正虚之证，就是一个明显的例证。

此外，在应用消补剂时，必须注意以下几点：

第一，消补剂的内容，以消为主还是以补为主，或是消补并重，都必须根据临床病证的虚实程度，灵活变通。

第二，有些病证，如经确实诊断的腹腔肿瘤，估计非消坚磨积所能取效的，不可昧然长期使用消补剂治疗，以免延误病期，造成浪费。

第三，本章所介绍的只是消补相结合的几张方子，而实际上消导剂所包者较广，并多归属于其他章中，在应用此类方剂时，应适当参合、采取其他章的有关方剂。

二、方剂

平胃散

（附方：平陈散、胃苓汤、柴平汤、不换金正气散）

平胃散是苍术朴，陈皮甘草四般药，

除湿散满驱瘴岚，调胃诸方从此扩。

或合二陈或五苓，硝黄麦曲均堪着。

若合小柴名柴平，煎加姜枣疟能除。

又不换金正气散，即是此方加夏藿。

【来源】《太平惠民和剂局方》。

【药物】苍术五斤（二钱）　厚朴（姜制）五十两（一钱）　陈皮（去白）五十两（一钱）　甘草（炙）十两（一钱）。

【用法】加生姜二片，大枣二枚，水煎，分两次服。

【功效】燥湿健脾，消胀散满。

【适应证】脾土不运，湿浊困中，胸腹胀满，口淡不渴，不思饮食，或有恶心呕吐，大便溏泻，困倦，舌不红，苔厚腻。

【禁忌】脾虚无湿或阴虚之人，症见舌红少苔，口苦而渴，或脉数者，都禁用。

【方义】本方是燥湿祛痰，行气健脾剂。苍术燥湿健脾为君药，厚朴除湿散满为臣药，陈皮理气化痰为佐药，甘草、姜、枣调和脾胃为使药。大凡脾胃病变，只要属于所谓脾胃湿滞，呈现胸腹胀满、口淡食少、舌苔白厚而腻等症的，都可用它来治疗，所以古人说它是"治脾圣药"。后世有许多健胃方剂，都是从它扩展演变而来。

附方　平陈散：是平胃散加入祛痰化湿的二陈汤（夏、陈、苓、草）而成。适用于脾胃运化不良，湿痰内阻，胸膈痞闷，或有呕吐泄泻，症情较平胃散证为重。

胃苓汤：是平胃散加入渗湿利尿的五苓散（茯苓、猪苓、泽泻、白术、桂枝）而成。适用于停饮夹食，脾胃不和，腹痛泄泻，小便不利，或有浮肿等症。

柴平汤：是平胃散合小柴胡汤而成。适用于疟疾，脾胃湿盛而脘膈闷胀。

不换金正气散：又名"藿香平胃散"（《太平惠民和剂局方》），

是平胃散加入芳香化浊、燥湿祛痰的藿香（三钱）、半夏（二钱）而成。适用于感受不正之气，脾胃食滞，腹痛呕吐，舌苔白腻等症。

此外，本方加麦芽（四钱）、神曲（三钱），叫作"加味平胃散"，功能治疗脾胃湿滞，宿食不消，吞酸嗳腐，不思饮食。如积滞较甚，大便不通者，可加大黄（二钱）、芒硝（三钱）。方歌"硝黄麦曲均堪着"，即指此而言。

保和丸

（附方：大安丸）

保和神曲与山楂，苓夏陈翘菔子加，

曲糊为丸麦汤下，亦可方中用麦芽。

大安丸内加白丸，消中兼补效堪夸。

【来源】朱丹溪。

【药物】山楂三两　神曲二两　半夏　茯苓各一两　陈皮　莱菔子　连翘各五钱。

【用法】研细末，曲糊为丸，如梧子大，每服三钱，用麦芽煎汤送下，也可在方中加麦芽一两。

【功效】消食健脾，化湿散结。

【适应证】食积停滞，消化不良，口黏，脘痞，嗳气恶食，便通不爽，舌苔黏黄，脉滑有力。

【方义】山楂、神曲、麦芽，助消化，消食积；茯苓、半夏、陈皮，化湿浊，降脾胃；莱菔子宽胸下气，降浊益胃；连翘散结消壅。合为治疗小儿食积湿滞的常用便方。

附方　大安丸（朱丹溪）：是保和丸加白术二两组成。功能消食补脾，用治脾虚食滞不化，大便稀溏，小便不利，脉濡之证。

健脾丸

（附方：枳术丸）

健脾参术与陈皮，枳实山楂麦蘖①随，

曲糊作丸米饮下，消补兼行胃弱宜。

枳术丸亦消兼补，荷叶烧饭上升奇。

【来源】《医方集解》。

【词解】①麦蘖：即麦芽。

【药物】人参　白术各二两　陈皮　麦芽（炒）各一两　山楂一两半　枳实三两。

【用法】研成细末，神曲糊丸，每服三至四钱，米饮汤送下。

【功效】补气健脾，理气消食。

【适应证】脾胃虚弱，饮食不消，胸脘痞，食思不振，大便或溏或不畅者。

【方义】本方是一张常用便方，功能健脾胃，消食积，治疗脾胃虚弱，运化不良，饮食积滞。方用人参、白术，补中气，健脾胃；山楂、麦芽、神曲，助消化，消食积；陈皮、枳壳，理气宽中，导除积滞。各药配合，具有消补兼施的作用。

附方　枳术丸（张洁古）：功用与健脾丸相仿，也是消中兼补，但药味少而药力专。方用枳实一两，白术二两，以荷叶包陈米饭，煨干制丸，如梧桐子大，每服二至三钱。因荷叶可以引胃气上升，所以歌中说"荷叶烧饭上升奇"。枳术丸用于胃扩张、胃下垂，久服有效。

枳实消痞丸

枳实消痞四君全，麦芽夏曲朴姜连。

蒸饼糊丸消积满，清热破结补虚痞①。

【来源】李东垣。

【词解】①痊：痊愈。

【药物】枳实（麸炒）　黄连（姜汁炒）各五钱　厚朴（姜汁炒）四钱　半夏曲　麦芽（炒）　人参　白术　茯苓各三钱　甘草　干姜各二钱。

【用法】研成细末，汤浸蒸饼糊丸，如梧桐子大，每服二至三钱，白汤送下。

【功效】健脾消痞。

【适应证】气壅湿聚，痰食交阻，胃脘痞满呕恶，腹中雷鸣胀痛，身体困倦，饮食减少，便溏，舌红而润，苔腻，脉虽滑而重按濡者。

【方义】本方是半夏泻心汤去黄芩、大枣，合四君子汤再加枳实、厚朴、麦芽所组成。方中黄连、干姜苦降辛开，善调心下之寒热，解除心下之痞；枳实、厚朴宽中下气去积，除湿散满；半夏祛湿强脾、止呕，配合枳、朴消痞除胀；四君、麦芽补气健脾，助消化。综合起来，本方具有消痞去积、燥湿散满、补气健脾的作用。

鳖甲饮子

鳖甲饮子治疟母，草皮芪术芍芎偶，
草果槟榔厚朴增，乌梅姜枣同煎服。

【来源】《济生方》。

【药物】鳖甲（醋炙）　白术（土炒）　黄芪　川芎　白芍（酒炒）　槟榔　草果（面煨）　厚朴　陈皮　甘草各等分（各一钱半）。

【用法】加生姜三片，大枣一枚，乌梅少许，水煎，分两次服。

【功效】扶正气除蒸热，消疟母去痞块。

【适应证】疟疾久发不愈，时时发热，胁下有痞块（脾或肝大），即所谓疟母者。

【方义】疟疾久发不止，结成疟母痞块，治疗必须一面消痞，一面截疟，才能收效。本方就是为此而设。所以方用鳖甲入肝经，益阴补虚，退热散结，配合攻积破结的槟榔、厚朴，以及行血活血的川芎、白芍，消痞去积，消散疟母。同时用黄芪、白术、甘草补肺益脾，扶正祛邪，用陈皮理气醒脾，增强食欲，更用草果一药，专于截疟，在鳖甲的配合下，制止疟疾发作。综合起来，本方具有"消坚去积，扶正祛邪"并驾齐驱的作用，所以用治疟疾久发、体气虚弱而成疟母（痞块）的证候，可以缓调收效。

蟾砂散（新增）

绛囊撮要蟾砂散，药简居然效独超，

嗜食尫羸儿幼病，疗疳磨积胀能消。

【来源】《绛囊撮要》。

【药物】大蟾蜍一个　砂仁不拘多少。

【用法】取砂仁研极细末，装入蟾蜍口内令满，以线缝口，用泥周身封固，炭火煅红，候冷，去泥，将蟾蜍研细，作三服，陈皮汤送下。

【功效】健脾消胀，疗疳磨积。

【适应证】①气鼓，腹大而四肢消瘦。②小儿疳积，或内有癥结，嗜食无度，羸瘦腹大。

【禁忌】水鼓、血鼓以及食积属实的，不宜用。

【方义】本方蟾蜍味辛性凉，能消积杀虫，治疳破癥；砂仁、陈皮则功专行气除胀，健脾运中消食。合之为散，对于因内有癥结或脾土失运以致气机阻滞，四肢瘦削而脘腹膨大的气鼓，以及小儿嗜食无度、羸瘦腹大的疳积均效。

蟾蜍一物是"消积滞""治小儿疳疾"（缪希雍）的一味要药，很多治疳方剂都用它为主药，尤其是徐灵胎氏用治小儿无辜疳的蟾蜍丸，值得附带介绍。按照徐氏《兰台轨范》的记载，小儿无辜疳的症状是虚热不退，大渴不止，泻痢不休，用蟾蜍丸，往往一服虚热退，二服烦渴愈，三服泻痢止，效果极好。该丸制法是这样：取粪蛆一勺置桶中，以尿浸之，用大蟾蜍一只，摔死，投与蛆食一昼夜，然后用麻袋盛蛆置急流水中一宿，取出，置瓦上焙黄为末，入麝香一分，米饭为丸，约得六十粒。分三日服，米饮汤送下。

阿魏丸（新增）

聂氏传来阿魏丸，烊开黄蜡纳雄餐，
调和肠胃消虫积，疟痢诸疴用此安。

【来源】聂云台。

【药物】阿魏一两　水飞雄黄三钱　黄蜡二两。

【用法】先将黄蜡烊化，加入阿魏（切碎）及雄黄粉搅匀，然后放入石臼中捣极融，捻为丸，如梧桐子大。如用飞朱砂为衣，效果更好。每服三至五粒，幼儿一至二粒（切碎吞），一日二至三次，食前开水送下。

【功效】理气定痛，调和胃肠，杀虫消积，截疟止痢。

【适应证】①胃气呆滞，消化不良，症见纳呆欠香，脘腹经常胀痛，食后更甚，频频矢气，或放而不畅，大便干结欠爽，或便质鹜溏，面色呆滞，苔腻厚，脉濡缓者（见一二症，即可服用，不必悉具）。②顽固性泄泻，经年累月，久治不愈（包括肠结核）。③痢疾，急性或慢性（细菌痢或原虫痢）。④疟疾，大便秘结，小儿疳积腹膨，或腹有痞块，以及肠寄生虫等症。⑤疫病流行期间，每晨服一至二粒，有预防感染的作用。

【方义】本方是近人聂云台氏所拟订，并非《卫生宝鉴》《证治准绳》《沈氏尊生书》等书所载的消痞化积的阿魏丸。阿魏性味辛温，有较强烈的蒜臭味，含有阿魏酸、胶质、含硫挥发油以及阿魏树脂等成分，为冲动性镇痉祛痰、驱风杀虫药，有理气定痛，杀虫消积，截疟止痢，调和胃肠的作用。服后能振奋胃肠机能，促使消化吸收，增强肠壁蠕动，旺盛新陈代谢，从而达到杀灭菌虫、解除中毒、防止疫病、调整胃肠之效。这是一味具有各种复合作用的药物，运用得当，确有良效。雄黄性味辛温，有毒，含有二硫化砷，为杀虫灭菌解毒药，有搜肝强脾，劫痰解毒，燥湿杀虫的作用，解散百节大风，杀百毒，治惊痫痰涎、暑疟澼痢、泄泻积聚、劳疳疮疥、蛇虫咬伤等症。至于黄蜡，则为赋形之品。因阿魏有极臭的蒜味，入胃容易引起呕吐，和以黄蜡，使在胃中不溶化（黄蜡不溶于酸性之胃液），则臭味即不泛出，至肠再缓缓溶化，发挥作用。

本丸是多种急、慢性胃肠病以及疟疾、疳积等症的良好药剂，编者历年使用，大多收到了比较满意的效果。此外，如果用治阿米巴痢疾，宜于原方中加苦参子一两；用治疟疾，宜于原方中加草果一两五钱。这样疗效更好。

橘核丸

橘核丸中川楝桂，朴实延胡藻带昆，

桃仁二木酒糊合，癞疝痛顽盐酒吞。

【来源】《济生方》。

【药物】橘核　川楝子　海藻　海带　昆布　桃仁各二两　延胡索　厚朴　枳实　木通　桂心　木香各五钱。

【用法】酒糊为丸，如梧桐子大，盐汤或酒下七十丸（三至四钱）。

【功效】暖肾去湿消坚肿，活血行气定疝痛。

【适应证】①㿗疝，睾丸偏坠，痛引脐腹，或睾丸硬肿，不痛不痒。②阴囊肿胀成疮，时流黄水，或已溃烂。

【方义】本方所治疝痛或阴囊肿胀，既是由于感受寒湿热邪而气滞血凝，又与肝、肾二经有密切的关系，因为肝脉络阴器，前阴属肾。所以方用橘核、木香入肝经气分，行气散结；桃仁、延胡走肝经血分，活血解凝；川楝入肝经，木通入肾经，二药相伍，清利湿热；官桂辛温，温散肝肾寒气；厚朴、枳实，下气破坚消结；海藻、海带、昆布，软坚消肿块。诸药配合，使气行血活，寒散，湿热消散，坚肿解除，则疝气坠痛便可自除了。

痢泻散（新增）

痢泻散虽稗史方，多种泻痢此能匡，

苍乌杏草同羌活，炒用还需生熟黄[①]。

【来源】《镜花缘》。

【词解】①黄：指庄黄，即大黄，因产于甘肃庄浪县的质量最好而定名。

【药物】苍术（米泔浸）三两　生庄黄（炒）一两　熟庄黄（炒）一两　杏仁（去皮尖与油）二两　羌活（炒）二两　川乌（去皮，面包煨透）一两半　甘草（炒）一两半。

【用法】上药研极细末，瓶贮备用。成人泄泻每服六分，以米汤调服。赤白痢每服八分至一钱二分，但赤痢宜用灯心草三尺煎汤调服，白痢宜用生姜三片煎汤调服；赤白兼见者，并用灯心草、生姜煎汤调服。小儿减半，四岁以下用四分之一，幼儿再减。一日二次。

【功效】健脾燥湿，泄热通滞，温里散寒，止痛安中。

【适应证】各种泄泻，不论急性和慢性；痢疾，便下赤白黏液，里急后重，日下数十次者。

【禁忌】孕妇忌服，久痢下稀淡血水者亦忌。

【方义】本方出于章回小说《镜花缘》，原名"治水泻赤白痢方"，是一张治疗泄泻、痢疾的验方。泄泻与痢疾，新起多属热、属实，久病则为寒、为虚。热实者宜清泄导滞，虚寒者则应温中培调。本方主要适用于热实型泻痢，但虚寒型体质不太虚弱者，也可应用。方中苍术健脾燥湿，祛风辟浊。大黄生用苦寒，专于下行，能深入血分，泄热通肠，荡涤积垢；熟则性缓，能导湿热从前阴而出，并有收敛止涩的功用。川乌辛温，温养脏腑，破除积滞，散寒止痛，与大黄配合，一温一寒，相须相使，不但可治热实之证，并可用于寒实之证，是本方中的主药。此外，杏仁降气润燥，有利消积；羌活搜风祛湿解表，协同川乌，增强止痛作用。至于甘草，则功在协调诸药，解毒缓急。各药配合，既能泄热导滞，润燥消积，又能祛风解表，健脾运中，散寒止痛，所以各型泻、痢，都可应用。但体质过分虚弱的久泻、久痢，必须结合辨证，佐以汤剂为宜。

本方曾经编者历年试用，证明治疗泻、痢的效果良好，且具有使用方便、价格低廉的特点，值得推广应用。

葛花解酲汤

葛花解酲[①]香砂仁，二苓参术蔻青皮，

神曲干姜兼泽泻，温中利湿酒伤珍。

【来源】李东垣。

【词解】①酲：音呈，病酒。

【药物】葛花　白豆蔻　砂仁各一钱　木香一分　青皮　人参　白术（炒）　茯苓各四分　神曲　干姜　猪苓　泽泻各三分。

【用法】上药研末和匀，每服三钱，白汤调下，但得微汗，则酒病解除。

【功效】补气温中、健脾，利湿解酒。

【适应证】嗜酒过度或宿醉不醒，脾虚湿阻，胸膈痞闷，头晕呕吐，小便不利。

【方义】本方汤名解酲，可见是专为酒病而设。饮酒过度，损伤脾胃，必致酒湿内停。所以治以分消酒湿，用葛花清凉解酒，使湿邪从肌表而出；用茯苓、猪苓、泽泻渗湿利尿，使酒湿从小便而出；用砂仁、蔻仁、青皮、木香、干姜理气温中，醒脾助运，以止呕吐，除痞闷；用人参、白术、神曲补脾胃，助消化。无论一时饮酒过量，醉酒中毒，或平常嗜酒过度，损伤脾胃，都可应用本方治疗。

三、小结

本章共计介绍了消补剂 10 首，附方 6 首。

在健脾导滞方面，平胃散燥湿健脾，消胀散满，适用于脾土不运，湿浊困中，脘腹胀满，口淡不渴，不思饮食，或呕吐、溏泻，苔白厚而腻等症。保和丸消食健脾，化湿散结，适用于食积停滞，口黏脘痞，嗳气恶食，便通不爽等症。健脾丸健脾消食，适用于脾胃虚弱，饮食不消，胸脘痞，食思不振，大便或溏或不畅等症。枳实消痞丸健脾消痞，适用于脾虚，气壅湿聚，痰食交阻，胃脘痞满呕恶，腹中雷鸣胀痛，便溏，舌红而润，苔腻等症。

在扶正消癥方面，鳖甲饮子扶正气，消疟母，专治疟母痞块。蟾砂散健脾消胀，疗疳磨积，善治气鼓和小儿疳积。阿魏丸理气定痛，调和脾胃，杀虫消积，截疟止痢，对于多种胃肠病以及疳积都有疗效。这三方的功效，前一方补消兼施，后两方侧重于消，通过消以达到补。其次，橘核丸，主治癫疝，睾丸偏坠，痛引脐腹，或睾丸硬肿，不痛不痒等症。

此外，痢泻散功能健脾燥湿，泄热通滞，长于治疗泄泻和痢疾；葛根解酲汤功能补气健脾，利湿解酒，善于治疗酒积脾虚湿阻之证。

第九章　理气之剂

一、概说

理气剂，就是能够疏理气机、调理气分病证的方剂。中医所谓"气病"和"气分病"，除了包括部分气体郁结的病证（如气喘、肠胃胀气等）之外，大多是指那些器质上没有病变，只是功能上有障碍或失调的病证（如胃功能失调的胃气病等）而言。因此，所谓理气剂，包括补中益气、疏气解郁、破气除胀、温运中气、降气止逆以及芳香开窍等多种方剂。其中补中益气的方剂，已在补养剂中做了介绍，这里只讨论其余的几种方剂。

疏气解郁的方剂，是为情志不舒或肝气抑郁等病证而设。我们知道，精神舒畅就情顺气调。一旦情志受到刺激，感伤于怀，或忧思过度，便会使肝失条达，气郁不畅，出现情志不快，郁闷不舒，胸胁胀满，胁肋刺痛，或两乳作胀，月经不调，时常嗳气，食纳不振等现象。这在治疗上，非用疏气解郁的方法，不能达到肝木条达，舒和如常，常用药物如香附、木香、乌药、郁金、陈皮、枳壳等味，方剂如四七汤和绀珠正气天香散之类。

破气除胀的方剂，主要是针对肠胃气体充实、结滞的病证而设。人体肠胃在正常时，只有少量的气体，假使由于饮食失节或伤于寒凉等因素，使肠胃内产生大量气体，充实肠胃，甚或结滞不通，影响肠胃运化排泄，便会出现脘腹胀满或疼痛上逆等症。这时只有急则治标，使用破气剂来排除肠胃中积蓄的陈气，才有可能使上下疏通，迅速恢复肠胃的运化功能。常用的破气药物是青皮、枳实（枳壳）、槟榔、厚朴之类，方剂如五磨饮子。

温运中气的方剂，顾名思义，能够温通助阳，增强中气的活动能力。人体的中气，是一刻不停地"运行不息"，维持着体内的某些功能活动。如果因为某种病变，产生"阴寒凝聚或痰饮阻滞"，障碍中气活动的病机，那就非用温运中气的方剂治疗，不可为功。临床根据病证表现的不同，选用适当的方药。例如，脾胃阳气失运，寒凝气滞，脘腹疼痛，苔白脉沉的，治疗应该温中散寒、理气，常用的药物是肉桂、干姜、高良姜、青皮、木香、沉香之类，方剂如良附丸。假使因为胸中阳气虚微，阴寒痰饮结聚，导致胸痹而胸背痛的，那又应该温通胸中阳气，宽胸祛寒，常用的方剂有瓜蒌薤白白酒汤之类。

降气止逆的方剂，适用于气逆作呕或作喘等病证。临床根据气逆的原因和病证的不同，有多种降气止逆的方剂。假如，针对胃热气逆，呕吐、呃逆不止的，有降气清胃、止逆的橘皮竹茹汤。针对胃寒气逆，胸脘痞满、呕逆不止的，有降气温中、止呕的丁香柿蒂汤。针对胃虚气逆，胶痰内阻、嗳气不除、呕吐咽干、胸胁逆满的，有补气降逆、化痰安胃的旋覆代赭汤。这都是为治理胃气上逆而设。此外，治疗肺气膹郁或上盛下虚的气逆哮喘病，也要用到降气止逆的方剂。如降气止逆、平冲定喘的苏子降气汤和降气定喘的定喘汤，都是这一方面的代表方剂。

芳香开窍的方剂，大都是用芳香药组成。芳香药类善于走窜行气，宣通开闭的作用迅捷，所以是治疗气阻窍闭的专剂。治疗气机闭塞，突然昏倒的苏合香丸，就是这一方面的常用方剂。

此外，在运用理气剂时，应该注意以下几点：

第一，理气剂多由辛温香燥或破气的药物组成，不宜使用过量或连续使用太久，否则会伤阴耗气。对于阴虚或气虚较甚的患者，必须慎用。

第二，古人说"凡郁皆在中焦"，这说明七情气郁最易影响中焦，出现胸脘饱闷或呕逆嗳气等症。于此可见，疏气解郁的方剂多有疏理中焦，健胃醒脾的作用。不过我们不能拘执气郁皆在中焦的说法，应该注意气郁在其他方面的表现，才不致过于缩小疏气解郁剂的运用范围。如妇人气郁病证，症见月经不调，就是气郁不完全表现在中焦的例证。这种病证，同样需用疏气解郁剂（如绀珠正气天香散）治疗，才能取效。

第三，通常所说的理气剂，多半是指疏肝解郁、健胃醒脾的方剂而言。广义地说，理气止痛、降气止逆、芳香开窍方面的方剂，也属于理气剂的范围。我们在临床应用时，不可有所偏废。

第四，气病往往兼夹其他因素，在用方时，应该随症化裁。例如，气病而兼痰滞的，宜配用半夏、茯苓、苏叶之类；气病而兼湿滞的，宜配用苍术、茯苓、泽泻之类；气病而兼食积的，宜配用神曲、莱菔子、砂仁之类；气病而兼血滞的，宜配用川芎、当归、赤芍之类；气郁久而化火的，宜配用山栀、黄连之类；等等。

二、方剂

越鞠丸

（附方：六郁汤）

越鞠丸治六般郁，气血痰火湿食因，
芎苍香附兼栀曲，气畅郁舒痛闷伸。
又六郁汤苍芎附，甘苓橘半栀砂仁。

【来源】《丹溪心法》。

【药物】香附 苍术 川芎 神曲（炒） 栀子（炒）各等分。

【用法】研为细末，水泛为丸如绿豆大，每服二至三钱，温开水送下。

【功效】舒气解郁，消食燥湿、清热。

【适应证】气、血、痰、火、湿、食六郁，以致胸脘痞满，或有胀痛，吞酸呕吐，饮食不消，头昏胀痛等症。

【方义】本方又叫芎术丸，是统治六郁的方剂。香附开气郁，利胸膈，除胀满；苍术燥湿郁，化痰饮，健脾胃；川芎调血郁，止胸膈刺痛；栀子解火郁，止呕吐恶心，吞酸嘈杂；神曲消食郁，增强食欲。本方组织虽然面面俱到，但在临床应用时，还需根据症情，灵活变通。如气郁为主可加木香、郁金之类；血郁为主可加桃仁、红花之类；痰郁为主可加半夏、南星、旋覆、瓜蒌之类；火郁为主可加青黛、川连之类；湿郁为主可加藿香、茯苓之类；食郁为主可加山楂、谷芽之类；胀满痞闷可加厚朴、枳壳（实）之类。费伯雄所谓"方能得古人之意，而不泥古人之方"，即是此意。

本方用于无黄疸型传染性肝炎的肝郁气滞、肝脾不调、脾虚湿阻等类型，有一定效果，可与逍遥散、四逆散等参合使用。

附方 六郁汤（李梴）：是越鞠丸去神曲，加入行气化湿强脾的甘草、茯苓、橘红、半夏、砂仁而成。适用于越鞠丸证痰湿较重，而见呕吐、气闷较重之症。

四七汤

（附方：局方四七汤）

四七汤理七情气，半夏厚朴茯苓苏，

姜枣煎之舒郁结，痰涎呕痛尽能纾①。

又有局方名四七，参桂夏草妙更殊。

【来源】《三因极一病证方论》。

【词解】①纾：或作"舒"，解除、缓和之意。

【药物】半夏五两（二至三钱） 茯苓四两（三钱） 紫苏叶二两（一至二钱） 厚朴三两（八分至钱半）。

【用法】加生姜三片，大枣二枚，水煎，分两次服。

【功效】舒郁宽膈，燥湿祛痰。

【适应证】七情抑郁，痰涎结聚，患者自觉咽中如有梅核梗阻，咯之不出，咽之不下，或有胸脘痞胀，气不舒快而微痛，或因痰饮内结，呕逆恶心、咳喘。

【禁忌】阴虚肝阳上亢而胸闷头胀的忌用。

【方义】本方即《金匮要略》半夏厚朴汤加大枣一味而成。又名半夏厚朴汤、大七气汤。适用于七情气郁、痰凝气结而成的"梅核气病"。方中半夏、生姜，开郁除痰，降逆止呕；茯苓渗湿强脾、安神，并配合半夏利饮行痰；厚朴宽中降气，燥湿散满，紫苏顺气宽胸，宣散郁气；大枣缓中益脾。诸药协和，使痰去气行，结散郁解，则梅核气病自愈。不过方中各药偏于香燥，肝郁气滞，无痰湿者，不可应用。阴虚肝阳上亢者，更不宜用，以免劫阴伤津，反生他患。

附方 局方四七汤（《太平惠民和剂局方》原名"七气汤"）：人参（一钱），肉桂（一钱），半夏（二钱），甘草（一钱），生姜（三片）。具有解除七情气郁的作用，但其所治为虚寒类型，症现虚冷上气，内结积聚，心腹绞痛，不能饮食，或有呕逆，时发时止的证候。

以上两方除去引药姜、枣，都是用四味药来治疗七情气郁，所以都叫"四七汤"。

绀珠正气天香散

绀珠正气天香散，香附干姜苏叶陈，

乌药舒气兼除痛，气行血活自经匀。

【来源】罗知悌。

【药物】香附八钱　乌药二钱　陈皮　苏叶各一钱　干姜五分。

【用法】水煎，分二三次服。

【功效】理气舒郁，调经止痛。

【适应证】气郁不舒，胸胁胀痛，饮食减少，或腹中如有结块，刺痛，妇女月经不调。

【方义】乌药、香附行气舒郁，陈皮、苏叶利气畅膈，干姜温中散寒。各药配合，具有"行气解郁"的作用。气行则血活，郁解则痛止，这就是本方所以能够调经止痛的道理所在。

本方先出自罗知悌，后《证治准绳》改其药物用量，名"绀珠正气天香汤"，这里所用药量与后者相同。

乌药顺气汤

乌药顺气芎芷姜，橘红枳桔及麻黄，

僵蚕炙草姜煎服，中气^①厥逆此方详。

【来源】《太平惠民和剂局方》。

【词解】①中气：又名"气中"，是与"风中"相对而言。厥逆痰塞、口噤、脉伏、多痰涎的为风中；身冷、少痰涎的为气中。

【药物】乌药　橘红各二钱　川芎　白芷　枳壳　桔梗　麻黄各一钱　僵蚕（炒去丝嘴）　炮姜　炙甘草各五分。

【用法】加生姜二片，大枣三枚，水煎，分两次服。

【功效】理气化痰，发表温经。

【适应证】中气昏厥，不知人事，牙关紧闭，肢冷脉沉，呈现阳气郁闭者。中风偏身顽麻，骨节疼痛，行走艰难，语言謇涩，口眼㖞斜，喉中气急有痰，形寒肢冷，脉沉紧者。

【禁忌】气虚的患者不宜用。

【方义】本方乌药顺气降逆；枳壳、桔梗、橘红宽胸快膈，开郁祛痰；僵蚕散结化痰，消风；麻黄宣通肺气，发汗解表；川芎、白芷活血散风，有利于开郁、解表；干姜温经通阳；姜枣调和营卫；甘草协和诸药。综合起来，既能理气开郁化痰以治里，又能通阳散寒发汗以解表。所以中气昏厥，阳气闭郁的，得此顺气通阳开郁，可使内外阳气和顺，厥回郁解；中风兼有表寒，偏身顽麻、疼痛的，得此开郁温经发表，可使里气和顺，表解痛止。不过本方辛香耗气，上述病证只是用它救急治标，如果体气虚弱者，不宜应用。

良附丸（新增）

良附丸传宋代方，良姜香附共干姜，

青皮沉木当归合，理气温中止痛良。

【来源】《良方集腋》。

【药物】高良姜一钱　香附四钱　青皮　木香　当归各三钱　干姜二钱　沉香一钱。

【用法】共研细末，水泛为丸，如梧桐子大，每服三钱，米汤送下。

【功效】理气和胃，温中散寒。

【适应证】肝胃寒凝气滞，胃脘疼痛，经年不愈，胁痛、积聚、痛经，苔白，脉沉滞者。

【禁忌】肝胃有郁火或胃阴亏竭，舌质红绛者忌用。

【方义】胃脘痛的原因有寒、食、热、虫、气、瘀等多种，而本方只适用于肝郁气滞，胃中有寒的证候。方中高良姜辛温，能温中暖胃，散寒止痛；香附功专理气开郁，消食止痛；干姜助良姜温中散寒，以增强"止脘腹寒痛"的作用；当归活血止痛，温里散寒；青皮、木香、沉香疏肝气，破滞气，止气痛。于是寒散、气行、血活，而脘腹疼痛自愈。本方是常用的一种方剂，在临床上只要是苔白而舌质不红，脉沉滞而不弦劲的肝胃气痛，投之无不奏效。

瓜蒌薤白白酒汤

（附方：瓜蒌薤白半夏汤、枳实薤白桂枝汤）

瓜蒌薤白[①]治胸痹，益以白酒温肺气。

加夏加朴枳桂枝，治法稍殊名亦异。

【来源】《伤寒论》。

【药物】瓜蒌实（捣）一枚（三钱）　薤白半升（三至四钱）　白酒七升（依据患者酒量酌情使用）。

【用法】水煎，分两次服。

【功效】温通胸中阳气，祛痰宽胸。

【适应证】胸痹，喘息咳唾，胸背痛，短气，寸口脉沉而迟，关上小紧数。

【方义】本方是张仲景用治胸痹的第一方。胸痹是由于胸中阳气衰微，阴寒结聚，以致胸中气机闭塞不畅、痰涎留滞所致。所以方用瓜蒌开胸，涤除垢腻之痰；薤白通阳，解散秽浊之气。这二药一除痰结，一通气机，相辅相成，再配用散寒、温通胸中阳气的白酒，便可使胸中阳气得充，阴寒得散，气机得舒，上下畅通。通则痹痛诸症自除，这就是它的疗愈机理。

附方 瓜蒌薤白半夏汤（张仲景）：是瓜蒌薤白白酒汤加入祛痰散饮的半夏（二三钱）而成。适用于本方见痰饮较盛，而兼有"不得卧、心痛彻背"之症。

枳实薤白桂枝汤（张仲景）：是瓜蒌薤白白酒汤去白酒，加入破气降逆、温通散寒的枳实（二钱）、厚朴（一钱）、桂枝（一钱）三味组成。适用于本方兼有气逆不降，"气结在胸，胸满胁下逆抢心"（肋下气逆撞心）的证候。

四磨汤
（附方：五磨饮子）

四磨亦治七情侵，人参乌药及槟沉，

浓磨煎服调逆气，实者枳壳易人参。

去参①加入木香枳，五磨饮子白酒斟。

【来源】《济生方》。

【词解】①参：苍山氏增辑本误为"香"字。

【药物】人参　乌药　槟榔　沉香各等分（各一钱）。

【用法】上四味，浓磨，水煎三四沸后，温服。

【功效】顺气降逆，宽中补虚。

【适应证】七情感伤，体虚气逆，上气喘息，胸膈不快，脘腹痞胀，食欲不振。

【方义】沉香、乌药顺气降逆，舒解喘息；槟榔宽中下气，除满解闷。三药专为气郁气逆而设。人参一药，补气益脾，专为体虚而设。四药合为散中寓补之剂，可使顺气降逆而不耗伤正气。假使属于实证气逆的，宜去人参加枳壳，以增强散气破结的功用。根据临床体会，本方对于气滞而脘腹胀满疼痛的患者，有较好的疗效。

附方 五磨饮子（《医便》）：是四磨汤去人参，加木香（一钱）、枳实（八分）而成。去人参是因为患者体质不虚，加木香、枳实是增强行气破结的作用。主治暴怒气厥，不省人事，并可治肠胃气滞胀满等症。

旋覆代赭汤

旋覆代赭用人参，半夏甘姜大枣临，

重以镇逆咸软坚，痞鞕噫气力能禁。

【来源】《伤寒论》。

【药物】旋覆花三两（三钱，包） 人参二两（一至二钱） 代赭石一两（三至六钱） 半夏（洗）半升（三钱） 炙甘草三两（一至二钱） 生姜五两（三钱） 大枣（擘）十二枚（二枚）。

【用法】水煎，分两次服。

【功效】补气镇逆，化痰安胃。

【适应证】胃气虚弱，痰浊内阻，虚气上逆，心下痞鞕，胸胁逆满，噫气不除，呕吐咽干，痰黏如胶，大便秘结，苔腻或白滑，脉弦。

【方义】本方的作用是补气生津，宣通胸膈痰结，平降胃肠逆气。方中旋覆花降逆气，除胶痰；代赭重镇降逆，止反胃。二药协同，善治胃气上逆，嗳气不除，大便秘结。生姜、半夏散水气，止呕吐；人参、甘草、大枣补气生津，和中健胃，主治气虚心下痞鞕，津伤咽干。本方《伤寒论》虽只用它治疗汗、吐、下后胃气虚弱，虚气上逆，"心下痞鞕，噫气不除"之症，但它在临床上的应用范围却很广泛。

我们常用它加减治疗以下几类病证：①胃气冲逆而致呕吐的，都可应用。如兼外感发热的加苏叶；胃热而呕的加黄连；呕而烦渴的加黄芩。②一般胃痛有泛唾清涎、呕逆的证候，本方加金铃子散、砂仁或蔻仁、茯苓。③呃逆不止的，以本方随症加味。④妊娠呕吐，以本方随症加味。⑤失眠因胃病所致者，于安神药中加入本方，常可取效。⑥咽喉干痒有异物感的慢性咽喉炎。

橘皮竹茹汤

（附方：金匮橘皮竹茹汤）

橘皮竹茹治呕呃，参甘半夏枇杷麦，

赤茯再加姜枣煎，方由金匮此加辟。

【来源】《济生方》。

【药物】橘皮（去白）一两（二至三钱）　青竹茹一两（三至五钱）　半夏一两（二至三钱）　赤茯苓一两（三钱）　枇杷叶（拭去毛）一两（三至四钱）　麦冬（去心）一两（二至三钱）　人参半两（一至二钱）　炙甘草半两（一钱）。

【用法】加生姜五片，大枣三枚（按：严用和《济生方》中原载本方无大枣），水煎，分两次服。

【功效】清热和胃，益气生津，降逆止呃。

【适应证】久病虚弱，呕逆不已；吐利后胃虚，虚气上逆而呕呃；妇人妊娠，胃虚呕吐不已。

【方义】本方是专治呕呃的一张方剂。呕呃一证，有寒、热、虚、实种种不同，而本方所治是因胃中虚热而气逆所致的呕吐。所以用青竹茹、麦冬、枇杷叶、赤茯苓，清热和胃；用橘皮、半夏、生姜，止呕降逆；用人参、甘草、大枣，补气生津益胃。如果属于实火的，可去人参，加川连五分；属于胃寒的，宜去竹茹、麦冬，加丁香六分。

> **附方** 金匮橘皮竹茹汤（《金匮要略》）：是橘皮竹茹汤去赤茯苓、半夏、麦冬、枇杷叶而成。适用于胃虚呃逆之证。

丁香柿蒂汤

（附方：济生柿蒂汤、丁香柿蒂竹茹汤）

丁香柿蒂人参姜，呃逆因寒中气戕①，

济生香蒂仅二味，或加竹橘用皆良。

【来源】《症因脉治》。

【词解】①中气戕：中气损伤。

【药物】丁香　柿蒂各二钱　人参一钱　生姜五片。

【用法】水煎，分两次服。

【功效】降气、温中、益胃、止呕。

【适应证】胃中虚寒，呕逆不止，胸脘痞满。

【方义】橘皮竹茹汤与本方都是治疗呃逆的主要方剂。但前方所治，是属于胃有虚热所致，而本方所治，则是属于胃有寒所致。所以两都用人参补气益胃，但前方配用清热和胃的竹茹、麦冬、枇杷叶、赤苓，而本方则伍以温胃散寒，降逆止呕的丁香。二方所治有寒热之差，临床应用时不可混同。

> **附方** 济生柿蒂汤（《济生方》）：即丁香柿蒂汤去人参。用治胃寒"胸满，呃逆不止"，而无中虚现象的病症。

丁香柿蒂竹茹汤（《医方考》）：是丁香柿蒂汤加竹茹（三钱）、橘红（一钱半）而成。加此二味药物可以增加行气止呃的作用，所以其疗效比柿蒂汤为好，适用于胃寒、气郁呃逆之证。

苏子降气汤

苏子降气橘半归，前胡桂朴草姜依，

下虚上盛痰嗽喘，亦有加参贵合机。

【来源】《太平惠民和剂局方》。

【药物】紫苏子　半夏（洗七次）各二两半（各二钱）　甘草（炙）二两（一钱）　前胡（去节）一两（二钱）　厚朴（去粗皮，姜汁拌炒）一两（一钱）　陈皮（去白）两半（一钱）　肉桂（去外粗皮）两半（一钱）　川当归（去芦）两半（二钱）。

【用法】加生姜二片，枣子一枚，苏（指苏叶）五叶，水煎，分两次服。

【功效】降气止逆，平冲定喘，镇咳化痰。

【适应证】肾阳不足，冲气上逆，上盛下虚，痰涎壅盛，胸膈满闷，喘咳短气，或有呕吐，腰疼脚弱，头目昏眩，肢体倦怠，饮食少思，大便秘结，或肢体浮肿。

【禁忌】气虚喘息者慎用。

【方义】本方是治疗上盛下虚而喘咳的一张常用方子。所谓上盛，是指痰涎壅盛于肺；至于下虚，则与一般所指体气虚弱不同，而实是指肾阳不足，下焦寒气上冲为患。所以方用苏子、前胡降气平喘、止咳；厚朴、半夏燥湿化痰、宽胸；陈皮、生姜配合半夏行气祛痰、止呕；肉桂温肾散寒，平冲降逆，引火归原；当归和血润燥，既可缓上药之辛燥，又可润肠软便；甘草调中，协和诸药。各药配合，既可降气化痰，又能散寒平冲，引火归原，所以用于上盛下虚的喘逆，可使上盛的痰涎壅盛得以缓解，下焦的寒气得散，冲气得平，肾阳得以强壮。上不盛，下无虚，喘咳就自然痊愈了。如果兼气虚的，加人参、五味子二味，益气、敛肺滋胃，疗效可以更好。

定喘汤

定喘白果与麻黄，款冬半夏白皮桑，

苏杏黄芩兼甘草，肺寒膈热喘哮尝。

【来源】《证治准绳》。

【药物】白果（炒黄）二十一枚　麻黄　姜半夏　款冬花各三钱　桑白皮（蜜炙）　苏子各二钱　杏仁（去皮尖）　黄芩各钱半　甘草一钱。

【用法】水煎，分两次服。

【功效】泻肺解表，降气定喘。

【适应证】素有胶痰滞膈，新感风寒表证，呈现恶寒发热、气逆胸满、哮喘咳嗽等症。

【方义】本方所治，是属于外感风寒、胶痰内结化热的实性哮喘，所以用麻黄、杏仁宣肺定喘；款冬、甘草润肺化痰止咳；半夏、生姜温散水气。本方用于外有风寒，内蕴痰热的"寒包热"哮，效果良好，但虚性喘咳，切忌服用。

苏合香丸

苏合香丸麝息香，木丁薰陆荜檀襄，

犀冰白术沉诃子，香附朱砂中恶①尝。

【来源】《太平惠民和剂局方》。

【词解】①中恶：忽然昏倒，气闷欲绝。

【药物】苏合香油（入安息香膏内）一两　安息香（为末，用无灰酒一升熬膏）　沉香　麝香　丁香　白术　青木香　乌犀屑　香附子（炒去毛）　朱砂（水飞）　诃黎勒（煨，去皮）　白檀香　荜茇各二两　龙脑（研）　薰陆香（另研）各一两。

【用法】上药研为细末和匀，用安息香膏及炼白蜜为丸，如弹子大（一两重），以蜡封固。同时，每服半丸至一丸，去蜡壳，温开水送下。

【功效】温中行气，开窍醒脑。

【适应证】中风、中气或感受时行瘴疠之气，以致突然昏倒不语、牙关紧闭、不省人事者；中寒气闭，心腹猝痛，欲吐泻而不得，甚则昏厥；小儿惊厥、昏迷；冠心病之心绞痛。

【方义】苏合香、安息香透窍开闭，是诸香药中醒脑力量最强的两味；龙脑、麝香芳香辟秽，走窜经络，善通全身各窍；香附、丁香、木香、沉香、檀香、薰陆香行气降逆，宣窍开郁，温中散寒；荜茇配合诸香，增加温中祛寒、破气开郁的作用；朱砂、犀角宁心安神，镇惊解毒；白术安中益脾，诃黎勒收敛，以防诸香药雷散太过，耗伤真气。诸药合为辛香通窍、温中行气、醒脑之剂。不论中风、中气或中寒，只要属于闭证属寒的，都可用它治疗。所谓闭证，是与脱证相对而言。前者的特征是：气粗声长，牙关紧闭，两手握固，脉实有力，属于实证。后者的特征是：声嘶气微，口开，手撒，目合，自汗，遗尿，脉细欲绝，属于虚证。而在闭证之中，又有寒热之分：面青或白，厥逆，脉沉的属于寒；面赤唇焦，强直，烦渴，小便赤，脉数的属于热。本方只适用于闭证、寒证，而不宜于脱证、热证。

苏合香丸属于"温开"之剂，凡气机闭塞，痰浊蒙闭，热不甚，苔白腻而深度昏迷者，如乙脑中风等症，用它最为合适。本方不用祛痰之药，而所以能治痰浊蒙闭，是因其所治病证的病机，主要在于气机闭塞，气机一闭塞，则痰浊内生；而本方功能行气开窍，通畅气机，气机通畅，则痰浊自降，神志随之清醒。冠心病心绞痛而呈"寒痛"（四肢发凉，出虚汗，面色苍白，脉迟）者，每服半至一丸，有迅速缓解之功。

此外，考"苏合香圆"，《太平惠民和剂局方》原载的比严苍山氏《汤头歌诀续集》的多荜茇、檀香、诃子三味，当从《太平惠民和剂局方》为是。因此，现把原歌"木丁薰陆气同芳，犀冰白术沉香附，衣用朱砂中恶尝"三句，改成"木丁薰陆荜檀襄，犀冰白术沉诃子，香附朱砂中恶尝"。

丹参饮

（附方：百合汤、金铃子散）

丹参饮里用檀砂，心胃诸痛效验赊。

百合汤中乌药佐，专除郁气不须夸。

圣惠更有金铃子，酒下延胡均可嘉。

【来源】陈修园。

【药物】丹参一两（五钱）　檀香一钱（五分）　砂仁一钱。

【用法】水煎，分两次服。

【功效】理气活血。

【适应证】气滞血瘀，心腹、胃脘疼痛。

【方义】丹参活血去瘀，可治血瘀腹痛、月经不调；檀香、砂仁理气温中，疏通气滞，檀香尤能治气滞脘腹作痛。正因三药相协，能调气和血，使气血运行通畅，临床不但用它治疗心腹胃脘气痛，还常用它治疗血瘀气滞的痛经及肝大而胁肋疼痛的证候。

附方　百合汤（《时方歌括》）：方用百合一两，乌药三钱。功能理气舒郁，可治气郁而胃脘疼痛。

金铃子散（《素问病机气宜保命集》）：由延胡索、金铃子二药组成。延胡索功能行血中气滞，气中血滞，具有行气止痛、活血散瘀的作用；金铃子苦寒，功能导湿热郁结，善于利气止痛。所以凡是气血凝滞、湿热蕴结的脘腹疼痛，用之最为相宜。所以，张洁古认为"热厥暴痛，非此不能除"，张路玉说它"功胜失笑散而无腥秽伤中之患"。可见本方的止痛作用极为可靠，尤以胃痛一症，临床多用它为主方，随症加味。如呕吐的合左金丸，甚则再加旋覆代赭汤；吞酸嘈杂的加煅瓦楞、煅乌贼骨；嗳气频仍或不爽的加佛手片、白蔻仁。痰多口黏、苔腻的合二陈汤，偏热的加白芍、黄芩，偏寒的合大建中汤。脾虚气弱的合四君子汤；夹湿的合平胃散；兼食滞的合保和丸；胸闷不畅的加瓜蒌、薤白、香附；剧痛的加香甘松、乳香没药等，常获良效。但因其主要作用是活血行气，所以孕妇必须慎用，同时，阴虚火旺、舌红脉数的，应该配合玉女煎或其他养阴调胃之品始妥。

三、小结

本章共计介绍了方剂 14 首，附方 10 首。

越鞠丸，舒气解郁，消食燥湿清热，统治六郁，胸脘痞闷，吞酸呕吐，饮食不消等症。四七汤，舒郁宽膈，燥湿祛痰，用治七情抑郁，痰涎结聚，咽部如有梅核梗阻的"梅核气症"。绀珠正气天香散，理气舒郁，调经止痛，用治气郁胸胁胀痛或腹中刺痛，以及妇人月经不调等症。这三张方子都是疏气解郁的方子，但一着重于燥湿清热理气以开郁，一着重于燥湿化痰理气以开郁，一专于理气以开郁，并能调经止痛。

乌药顺气汤，理气化痰，发表温经，用治气郁，中气昏厥、不知人事，或中风偏身顽麻，兼有形寒肢冷等症。

良附丸，理气和胃，温中散寒，用治肝胃气滞，胃中有寒，胃脘疼痛，经年不愈，苔白脉沉等症。瓜蒌薤白白酒汤，温通胸中阳气，祛痰宽胸，用治胸痹，喘息咳唾、胸背痛、短气等症。

四磨汤，顺气降逆，宽中补虚，适应于体虚气逆，上气喘息，胸膈不快，或脘腹胀满疼痛等症。

旋覆代赭汤，扶气镇逆，化痰安胃，适用于胃气虚弱，痰涎内阻，虚气上逆，心下痞鞕，胸胁逆满，噫气不除，呕吐咽干，痰黏如胶，大便秘结等症。橘皮竹茹汤，清热和胃，降逆止呃，适用于胃中虚热，胃气上逆，呕逆不已。丁香柿蒂汤，降气温中，益胃止呃，适用于胃中虚寒，胸脘痞满，呃逆不已。以上三方都有安胃降逆止呕的作用，但一治虚气痰阻上逆，一治虚热呕呃，一治虚寒呕呃。

苏子降气汤和定喘汤，都是治疗喘咳的方剂。但前方着重于平冲定喘，燥湿化痰；后方着重于宣肺平喘，清热化痰。

苏合香丸，温中行气，开窍醒脑，适用于中风、中气，气机闭塞，痰浊蒙闭，神昏不语，不省人事等症。

丹参饮，理气活血，适用于气滞血瘀，心腹、胃脘诸痛。

第十章　理血之剂

一、概说

理血剂，就是调理血分疾病，具有补血、活血通络、破血去瘀及制止出血等作用的方剂。它的内容一般分为补血、祛瘀、凉血和止血等四类。其中补血剂已在补养剂中做了介绍，这里只讨论祛瘀、凉血和止血等三类方剂。

祛瘀剂，是为"血瘀"病证而设。血液本是维持人体生命的宝贵物质之一，周流不息地循环于人体。如果一旦因为跌仆损伤、妇女经产、寒凝、热结等种种因素，致使血液流通不畅或凝结瘀滞，便有一部分血液成了有害的物质，瘀滞于人体某部组织中，阻碍着血液的正常运行，产生各种不同的病证。此时就必须运用祛瘀剂来治疗。临床上常用的最基本的祛瘀药是：桃仁、红花、川芎、赤芍、生蒲黄、蛰虫。应用时可依据病情的缓急，选药处方。一般缓慢的证候，如妇女经行量少，或产后恶露下行不畅，血瘀腹痛，均宜和血化瘀，可用四物汤加减，药如当归、川芎、丹参、赤芍。急迫的证候，如产妇腹中有干血，疼痛甚急，拒按，大便不通，脉实有力，或跌打损伤，内有瘀血疼痛不能转侧，二便闭涩，或因内有瘀血，胸膈吐血，均宜攻下逐瘀，如桃仁承气汤和下瘀血汤之类。此外，人体的气血是互相依存的，"气行则血行，血瘀则气滞"，因此血瘀气滞之证，常于祛瘀剂中佐用香附、乌药、木香、陈皮等行气药。并且有些活血药本身亦具有行气的功用，如郁金、乳香、没药等。

凉血剂的组成，都是寒凉性的血分药，如生地黄、丹皮、赤芍之属，并常配用清热药，如犀角、黄芩、山栀等。其综合功用是清热凉血，解毒，多用于热性病过程中，热邪侵犯营血，或使血涩不行而致皮肤发生紫斑，或迫血妄行而致吐血、衄血等症。如犀角地黄汤就是治疗这类病证的代表方剂。

止血剂，是针对"血溢"病证而设，能制止身体的内部或外部的出血。运用得当可以制止出血，从而防止血液损耗过多而招致的"血脱"。但由于出血的原因各异，止血的方法也各不相同。除了某些原因比较单纯的血证需要单纯止血外（如用止血的仙鹤草、地榆炭配合固涩的赤石脂、禹余粮治大便出血），单纯的止血剂是很少见的。一般都须辨明出血的原因，因证施方。无论血从上溢而为咳血、吐血、衄血，或血从下溢成为便血、尿血、崩漏，总名出血。凡是由于实热的，其治疗原则不外清热凉血、止血，常于凉血药中加山栀、芩、连、犀角等清热药物，犀角地黄汤即是其例。凡是属于虚热的，其治疗原则不外温摄止血，宜于养血止血药中配加炮干姜、制附子等温热祛寒、固摄之品，黄土汤是其例。凡是因为内有瘀血停滞的，其治疗原则不外祛瘀，只有去其瘀血，才能达到止血的目的。用桃仁承气汤治疗头昏脑涨，内有瘀血，呕吐紫血之证即是其例。凡是虚性出血，一般宜于益血药中配用参、芪、术、草等补气药，或佐用龙骨、牡蛎等固涩药；如果出血不止有虚脱先兆或倾向者，反不宜运用益血之品，以免阴滋不化，不能收功，而只宜用独参汤或参、芪合煎以峻补元气而达到止血急救的目的。所谓"气为血之帅""血脱者益其气"，就是指此而言。其次，假使上部出血属实的，往往主要采用泻下剂或其他引血下行的方剂（即"因势利导"），以缓和上部紧迫，来达到止血的目的。下部出血夹虚的，每每需要配用升提的药品（如升麻、柴胡），才能取效。而且止血剂中的佐使药或引药，也得按照出血的病证不同加以选择。一般吐血、衄血，多用侧柏叶、茅根为引；便血、崩漏，多以槐花、灶心土、地榆、藕节为佐使。至于止血剂中药物的炮制和配制，古人很重视这样的两种经验：一是多采用炭剂，如山栀炭、地榆炭、炮姜炭、藕节炭等；一是提倡生用鲜用，如四生丸之类。前者因为炭剂都有吸着作用，能增加止血效能，所谓"血见黑则止"之义；后者由于"生鲜者性味俱全"，可以增强药力。

此外，理血剂的运用，还必须注意以下几点：

第一，血瘀虽然一般多属于实证，但若体质虚弱的，不宜单纯攻瘀，宜于去瘀剂中配用补益气血的药物，以达攻补兼施，免得伤害正气。

第二，对于内脏出血的病证，止血剂不宜运用过早。因为止血剂每有留瘀，必要时可于止血剂中佐用行血或调气之品，以补救其留瘀之弊。

第三，孕妇一般忌用行血、破瘀剂。这是因为行血破瘀剂多有堕胎作用的缘故。

二、方剂

补阳还五汤（新增）

补阳还五[1]赤芍芎，归尾通经佐地龙，

四两黄芪为主药，血中瘀滞用桃红。

【来源】《医林改错》。

【词解】[1]补阳还五：王氏："元气亏五成，下剩五成，周流一身，必见气亏诸态。"用大剂黄芪，可以补亏虚五成之元气。

【药物】赤芍三钱　川芎二钱　当归尾三钱　地龙（去土）三钱　黄芪四两（可先用一至二两，效不显再逐加）　桃仁三钱　红花二钱。

【用法】水煎两次，分服。使用本方需久服才能有效，愈后还应继续服用，以巩固疗效，防止复发，王氏谓"若服此方愈后，药不可断，或隔三五日吃一副，或七八日吃一副，不吃恐将来得气厥之证"。

【功效】补气阳，化瘀滞，通络脉。

【适应证】中风之气虚血瘀证。症见半身不遂，活动欠利，口眼㖞斜，语言謇涩，口角流涎，小便频数或遗尿失禁，舌质淡伴有紫气，苔白，脉缓无力。

【禁忌】中风后遗症如属阴虚阳亢，痰瘀内阻，舌质红，脉弦滑者，则不宜用。

【方义】本方为益气活血的代表方剂。方中重用黄芪，补益元气，意在气旺则血行，瘀去络通，为君药。气为血之帅，气虚则血行不畅，势必血凝成瘀，阻滞脉络，形成本虚标实，纯补气则瘀不去，故配以归尾活血和血，且有化瘀不伤血之妙，为臣药；赤芍、川芎、桃仁、红花助当归尾活血祛瘀，地龙通经活络，力专善走，周行全身，以行药力，共为佐药。本方以大剂补气药配以少量活血通络之品（黄芪3倍于行血药之总量），使气旺血行以治本，祛瘀通络以治标，标本兼顾，且补气而不壅滞，活血而不伤正，合而用之，则气旺、血行、瘀消、络通，诸症向愈。

少腹逐瘀汤（新增）

少腹逐瘀芎炮姜，元胡灵脂芍茴香，

蒲黄官桂当没药，调经止痛是良方。

【来源】《医林改错》。

【药物】小茴香（炒）七粒　干姜（炒）二分　元胡一钱　没药（研）二钱　当归三钱　川芎二钱　官桂一钱　赤芍二钱　蒲黄（生）三钱　五灵脂（炒）二钱。

【用法】水煎，每日一剂，分两三次饭后30分钟温服。

【功效】活血祛瘀，散寒止痛，调经种子。

【适应证】瘀血积于少腹，硬积疼痛，或有积块不疼痛，或疼痛而无积块，或少腹胀满，或经血见时先腰酸、腹胀，或经血一月见三五次，其色或暗、或黑，或块、或崩漏，兼少腹疼痛，或粉红兼白带，或久婚不孕，或无故小产，常有连伤数胎，属宫寒血瘀者。

【方义】本方为活血化瘀、温经散寒的代表方剂。方取《金匮》温经汤之意合失笑散化裁而成。方中小茴香、干姜、官桂温经散寒，通达下焦；元胡、没药利气散瘀，消肿定痛；蒲黄、灵脂活血祛瘀，散结止痛，其中蒲黄生用，重在活血祛瘀，灵脂用炒，重在止痛而不损胃气；当归、川芎乃阴中之阳药，血中之气药，配合赤芍用以活血行气，散滞调经。全方能温经散寒、活血祛瘀、通络止痛。

复元活血汤

复元活血用柴胡，花粉桃红山甲俱，

归草大黄加酒煮，损伤瘀血此方图。

【来源】《医学发明》。

【药物】柴胡五钱（二钱）　当归　瓜蒌根各三钱　炮穿山甲　甘草　红花各二钱　桃仁五十枚（四钱）　大黄一两（四钱）。

【用法】用水、酒各半煎取药汁，分两次服。

【功效】活血祛瘀，疏肝通络。

【适应证】跌仆损伤，症见胸胁痛胀，大便困难者。

【方义】方名复元活血，顾名思义，是专为跌仆损伤血瘀而设。所以方用当归、穿山甲、红花、桃仁等血分药，相得益彰，活血祛瘀，穿山甲尤能通经活络。大黄一药，不但能够荡涤凝瘀败血，增强前四药的活血祛瘀的作用，并能宽中降气，通便行滞，以使上下通畅，有利于瘀血解除。至于柴胡，主要是取其疏肝通络，以治胸胁痛胀。瓜蒌根润燥散血，甘草缓急，调和诸药。各药配合，使血活瘀去，上下通畅，则胸胁痛胀诸症悉除。不过由于"气行血亦行，血瘀气亦滞"的缘故，在临床应用时，宜于方中酌加行气活血两顾之药，如乳香、没药（二者并都有定痛作用）之类，这样取效便可更好。

桃仁承气汤

桃仁承气五般奇，甘草硝黄并桂枝，

热结膀胱小腹胀，如狂蓄血最相宜。

【来源】《伤寒论》。

【药物】大黄四两（三钱）　桃仁（去皮尖）五十个（三钱）桂枝（去皮）二两（一钱半）　炙甘草二两（一钱半）　芒硝二两（二钱）（冲化）。

【用法】水煎，分两次服。

【功效】破血下瘀，通便去实。

【适应证】身热多日不解，夜晚较高，烦躁不安（甚至如狂），大腹胀满，小腹急痛（下焦蓄血），大便秘结或呈黑色，小便自利，脉象沉实；头昏脑涨，面红目赤，呕吐紫血（夹有紫块），或躁扰不安，胸闷塞，气上逆，形体较强，脉大有力；血瘀经闭及恶露不下而小腹胀满疼痛；跌打损伤，瘀血停滞作痛，或二便闭涩者。

【方义】本方用调胃承气汤润燥软坚，荡涤肠胃；用桃仁、桂枝通血脉，破瘀血。两药在大黄的配合之下，具有较强的破血下瘀的功能。因为大黄生用，既能泄热实，又可下瘀血。综合起来，本方具有通便泻实，破除蓄瘀的作用。不但下焦蓄血，小腹胀痛的病证需要用它治疗，即是血瘀上逆（呕吐紫血），上部瘀血（面红目赤）的病证，也常用它。后者用它，不但取其破瘀，而更借其泻下之功，引导身半以上的瘀血下行，以平降上逆的血瘀。

七厘散（新增）

七厘散是治伤方，活血行瘀定痛良，

乳没花茶冰麝竭，朱砂共末密收藏。

【来源】《良方集腋》。

【药物】血竭一两　乳香　没药　红花各一钱五分　麝香　冰片各一分二厘　朱砂一钱二分　儿茶二钱四分。

【用法】上药共研极细末，瓷瓶收贮，勿令泄气。一般每服七厘，但伤重而体气壮实者，可增至二三分，用酒或童便送下。并可用烧酒调敷伤处。

【功效】活血散瘀，止血定痛，接续筋骨，消肿愈伤。

【适应证】跌打损伤，骨折筋断，伤部肿胀，血瘀作痛；金刃重伤，血流不止。除内服外，并宜急用此药干擦伤处。一切无名肿毒，金银花露调涂。

【禁忌】孕妇不宜内服，只可外敷。

【方义】本方一般只用七厘，所以叫作"七厘散"。它是一张流传极广、群众熟用的伤科方子。方中血竭、红花、乳香、没药，都有活血行气、散瘀消肿、定痛愈伤的作用，是本方中的主要药物。儿茶苦涩微寒，涩能收敛止血，寒能清热凉血，是凉血止血的要药。朱砂安神、定惊、解毒；麝香、冰片辛香走窜，活血消肿止痛。本方不但对于外伤瘀血作痛，确有良效，而用于内伤血瘀胸痛、吐血等症，也有较好的疗效。

本方能够治疗筋伤断裂。而"中毒性心肌炎"的致死之因，主要是心肌受损，根据这种病理变化与伤筋断裂的共同点，南通市中医院内科联想到使用七厘散试治。经临床应用，取得了较好的效果。此外，肝炎胁痛较剧者，投用本方，每服二分，一日两次，也有一定的效果。

犀角地黄汤

犀角地黄芍药丹，血升胃热火邪干，

斑黄阳毒皆堪治，或益柴芩总伐肝。

【来源】《千金要方》。

【药物】犀角一两（八分至钱半）（磨汁另冲） 生地黄八钱（四至六钱） 牡丹皮一两（三钱） 芍药七钱（三至四钱）。

【用法】清水煎，去滓，入犀角汁，热服。

【功效】凉血滋阴，清热解毒。

【适应证】①伤寒、温病，热伤血分，迫血妄行，以致吐血、衄血、溺血、妇女倒经、崩血，或周身透发斑疹，色呈紫褐，热势较重，或甚则呈现躁狂谵语。②小儿痘疮、麻疹以及喉痧重症，痧透喉烂，热毒入营动血。③极度愤怒、焦虑，以致心火过旺，灼损肺金而突然吐血，血色鲜红，心烦咳逆，舌质红，脉洪数。

【禁忌】阳虚及无大热的，应忌用。

【方义】本方是清热解毒，凉血止血的一张名方。热病期中，热邪深犯营血，迫血妄行，或吐血衄血，或身发斑疹，或妇女崩血，或甚则见有躁烦不安、神志错乱等症，都常用它治疗。方中犀角（现用水牛角代）清热凉血止血，化斑解毒。生地黄不但能协同犀角解除血分热毒，加强止血作用，而且可以滋阴养液，补救由于高热所耗伤的阴液，从而增强抗病能力。白芍和营敛血，止血妄行，丹皮清热凉血，散瘀疗斑，二药增强犀、地的作用。古人认为，治疗犀角地黄汤证，不清其热，则血不宁；不滋其阴，则火不熄；不祛其瘀，则新血不得复生。此方面面俱顾，确是本证的治疗良方。不过，在临床运用上，多将白芍改为赤芍，因为赤芍功能清营凉血，活血去瘀，治疗热病出血、发斑的作用，较白芍为优。另外，如果兼怒而致吐血的，可加柴胡、黄芩，以清肝解郁；热邪炽盛的，可加黄连、黑山栀，以增强泄热的作用；斑疹较重的，可加连翘、金银花、牛蒡子、生甘草，以增强解毒化斑疹的作用。

本方还可用于急性白血病导致的高热、出血，以及慢性肾炎合并尿中毒而呈现伏热内燔，邪入心包，神志不清等症。因为本方咸寒入营，凉血苦降，能使热挫、血止、神清、阴复，用之常能脱险入夷。

此外，犀角地黄汤证，方歌说它是由于"胃热"所致，但一般都认为它是由于"热邪深犯营血"，究以何者为是？《灵枢·九针论》篇说："阳明多血多气。"火逆于中，血随火上，便可出现高热甚或神昏、吐血、衄血等症。这就是说它属于"胃热"的根据。至于说它是"热邪深犯营血"，一因热性病的吐血、衄血，是热邪迫血妄行的表现，二因热病的躁狂神昏等症，是营热侵犯心包的结果（心主营、主神明）。正因存在着这两种不同的解释，有的医家认为本方主治"胃火热甚"，有的医家则说它专"解心经之络热"。其实，营热，胃必亦热，所以二说所指的病证，并无差异，仅仅是解释病机的角度不同而已（习惯上多主张热犯营血之说）。

咳血方

咳血方中诃子收，瓜蒌海石山栀投，

青黛蜜丸口噙化，咳嗽痰血服之瘳①。

【来源】《丹溪心法》。

【词解】①瘳：音抽，痊愈之意。

【药物】青黛　瓜蒌仁　海石　黑山栀　诃子肉各等分。

【用法】上药研为细末，蜜丸，噙化。

【功效】清热化痰，敛肺止咳、止血。

【适应证】咳嗽日久，痰中带血，心烦口渴，舌苔黄，脉弦数。

【方义】本方所治的咳血，是由于咳嗽日久，肝火上逆灼肺伤络，即所谓"木火刑金"所致。因此方中不用止血药，而只用泻肝清肺的青黛、山栀为主药，配用瓜蒌仁润燥豁痰，海石软坚痰、止咳嗽，诃子敛肺镇咳。使火退嗽除，痰中带血自止，这是一种治本的方法。根据临床所见，此种久咳，阴分多伤，若于方中酌加天冬、沙参等清养肺阴之品，则疗效更佳。

四生丸

四生丸用三般叶，侧柏艾荷生地协，

等分生捣如泥煎，血热妄行止衄慊①。

【来源】《济生方》。

【词解】①慊：音颊，满意之意。

【药物】生荷叶　生艾叶　生侧柏叶　生地黄各等分。

【用法】上药生捣如泥，制丸如鸡子大（三钱），每次用一丸，水煎服。

【功效】清热，凉血，止血。

【适应证】吐血、衄血，血色鲜红，口干咽燥，唇赤舌绛，脉象弦数。

【方义】本方是治疗热入血分，迫血妄行而致吐血、衄血的便用良方。生侧柏叶凉血清热、止血，为君药；生地黄凉血清热，养阴生津，为臣药；荷叶轻清，专清上焦热邪，艾叶和血去瘀、止血，二者为佐使。四药生用，寒凉之性俱全，清热止血的作用较强。如非十分必要，不可妄投，以免寒凉滞瘀，造成不良的后果。

秘红丹（新增）

秘红丹擅疗肝郁，吐衄顽疴赖此方，

肉桂大黄等分末，赭汤送服即安康。

【来源】《医学衷中参西录》。

【药物】川大黄（细末）一钱　油肉桂（细末）一钱　生赭石（细末）六钱

【用法】将大黄、油肉桂末和匀，用赭石末煎汤送下。

【功效】伐肝和胃，降逆止血。

【适应证】肝郁多怒，胃郁气逆，以致吐血、衄血，以及吐衄并作之症，屡服他药不效者。

【方义】方中肉桂甘辛大热，《名医别录》说它能下行，"利肝肺气"，李时珍说它能治"阴盛失血"；大黄大苦、大寒，《名医别录》说它能"平胃下气"，治"诸老血留结"。可见这二药有降逆解郁、破结止血的作用。所以，张锡纯说，平肝之药，以桂为最要；降胃止血之药，以大黄为最要。二药一热一寒，单用则性偏，同用则寒热相济，性归和平，而降胃平肝兼顾，使胃气和降，则血不复逆行。再配以重镇降逆的赭石，则力专下行，取效更捷。对于肝胃气逆的吐血、衄血，"无论因凉或因热，服之皆有捷效"（张锡纯）。

秦艽白术丸

（附方：秦艽苍术汤、秦艽防风汤）

秦艽白术是丸方，归尾桃仁枳实襄，

泽泻地榆皂角子，便难血痔用之良。

另有苍术防风剂，燥湿疏风仔细详。

【来源】李东垣。

【药物】秦艽　白术　归尾　桃仁　地榆各一两　炒枳实　皂角子（烧存性）　泽泻各五钱。

【用法】上药研细末，糊丸，每服三至四钱，一日二次，温开水运下。

【功效】润燥通便，消疮肿，止痔血。

【适应证】痔疮、痔漏，时下脓血，大便燥结，疼痛难忍。

【方义】本方秦艽、皂角子，润燥软便，归尾、桃仁，和血去瘀；四药相协，具有治疗疮肿的作用。地榆既能制止出血，又可助上药消疮肿。枳实通便破结，白术燥湿健脾；二者一泻一补，相反相成。由于痔、漏多兼湿热为患，所以加一味泽泻清利湿热。如果在痔漏急性发作期间，患者体气壮实，脉数，舌苔黄，可于本方中酌加大黄、黄连，以泄热去壅。综合本方作用，虽能治疗痔漏肿胀疼痛，大便秘结，但究竟属于治标的方法，要取得彻底治愈，还须借重手术外治。

附方 秦艽苍术汤（李东垣）：是本方去白术、归尾、地榆，加苍术、黄柏、防风、大黄、槟榔组成。前三药泻湿热，后二药泄热实，宽中通便。用治痔漏湿热较重，大便燥结坚实，甚则发热，舌苔黄腻。

秦艽防风汤（李东垣）：是本方去枳实、皂角子、地榆，加防风、升麻、柴胡、陈皮、炙甘草、黄柏、大黄、红花等升举、泻湿清热、和血的药物组成。用治痔漏湿热较甚，中气极度下陷，以致患者便结，肛部下坠疼痛，甚或肛部肿胀之症。

槐花散

槐花散用治肠风[①]，侧柏黑荆枳壳充，

为末等分米饮下，宽肠凉血建殊功。

【来源】《本事方》。

【词解】①肠风：病名，出于《素问·风论》，是指大便飧泄下血，四射如溅，血清色鲜的病证。

【药物】炒槐花　侧柏叶　黑荆芥　炒枳壳各等分。

【用法】上药研成细末，每服三钱，米饮汤送下。

【功效】凉血散风，清肠止血。

【适应证】大便前后出血，或便中带血，血出四射如溅，肛门不肿不痛，即所谓肠风下血。

【方义】本方槐花专清肠热，凉血止血，侧柏叶清热止血，荆芥炭散风止血，枳壳宽肠利气，四者相协，以治肠热下血。本方功能制止便血，对于原因比较单纯的大肠下部机械损伤出血，确有疗效。但对于原因复杂，病久不愈的便血，本方只能治标，不能治本，而应当探查病源，寻求根治方法。

黄土汤

（附方：赤小豆当归散）

黄土汤将远血①医，胶芩地术附甘随。

更知赤豆当归散，近血②服之效亦奇。

【来源】《金匮要略》。

【词解】①②远血和近血是相对而言。先大便，后下血的叫远血，因出血处距肛门较远。先下血而后大便，出血处距肛门较近的，则叫近血。

【药物】甘草三两（钱半） 干地黄 白术各三两（各三钱） 附子三两（二钱） 阿胶三两（三钱） 黄芩三两（钱半） 灶中黄土半斤（一两）。

【用法】水煎去渣，将阿胶加入烊化后服用。

【功效】温中益脾，养阴止血。

【适应证】大便下血，血色黯淡，面黄无华，精神不振，舌质淡红，脉象细弱。

【方义】黄土温燥入脾，白术补中扶脾，附子温中助运，三药配合，具有温中益脾、增强胃肠机能的作用。脾胃健强，则脾能统血。阿胶、地黄，补血养阴、止血，改善因失血引起的血虚状况。同时反佐苦寒的黄芩，以防黄土、附子辛燥太过，损伤阴液。至于甘草，合白术可以健脾，合阿、地可以补血。全方配伍周到、阴阳皆备。临床上不但用它治疗"脾阳虚"而便血，还用它治疗脾阳虚引起的吐血、衄血以及妇女崩漏下血诸症。此外，"溃疡病"出血呈现虚寒症状的，用它常可收到良好的效果。

附方 赤小豆当归散：方用赤小豆、当归二味，功能解脏毒，消痈肿，适用于肛门附近出血或肛门周围痈肿。

黑地黄丸

黑地黄丸熟地黄，还同苍术味干姜，

多时便血脾虚陷，燥湿滋阴两擅长。

【来源】《素问病机气宜保命集》。

【药物】苍术　熟地黄各八两　五味子四两　干姜（夏秋三钱，春冬五钱）。

【用法】研为细末，枣肉和丸，如梧桐子大。每服一百丸（二至三钱），食前米饮或温酒送下。

【功效】燥湿健脾，养阴止血。

【适应证】久痔下血，脾胃虚弱，形体消瘦，神倦乏力，面色萎黄。

【禁忌】阴虚火旺或湿盛的，不宜用。

【方义】熟地黄益阴养血，配同五味子益肾，收涩止血。苍术燥湿健脾，配合干姜则更能温运中焦，健壮脾气。阴血得养，脾气得壮，则固摄有权，而痔血自愈。本方配伍最妙之处是在于地黄与姜、术同用，使姜、术不燥，地黄不滋，相反相成。可见本方药仅四味，配合精当，缺一不成。对于出血较多（不限于痔血），脾胃阴阳两虚而兼见肾虚者，用之可以收效。

小蓟饮子

小蓟饮子藕蒲黄，木通滑石生地裏，

归草黑栀淡竹叶，血淋热结服之良。

【来源】《济生方》。

【药物】生地黄四两（四钱）　小蓟　淡竹叶　炒蒲黄　黑山栀各五钱（各钱半至三钱）　滑石　当归　藕节各五钱（各二至四钱）

通草　炙甘草各五钱（各八分至钱半）。

【用法】水煎，分头二煎两次服。

【功效】清热凉血，利尿通淋。

【适应证】下焦结热，血淋尿血，小便频数，涩少不畅，尿时尿道作痛。

【方义】本方是由导赤散（生地黄、木通、甘草、淡竹叶）加味组成。导赤散原能凉血清心，泻下焦小肠之火，具有利尿通淋的作用，现加小蓟、藕节、蒲黄、当归，功在凉血散瘀，和血养阴、止血，是专为尿血而设，加滑石是增强泄热，利尿的作用，加山栀是增强清热泻火的功能。热退血止，淋通尿畅，则自然痛止病除。根据临床经验，本方炙甘草宜改为甘草梢，因为草梢能通淋止茎中痛，对本症更为有利。如果血淋茎中疼痛剧烈，可加琥珀末五分，用药汤送下，以通淋化瘀止痛；火旺湿盛，宜加知母一钱，黄柏二钱，以增强清热化湿的功效。

当归四逆汤

（附方：当归四逆加吴茱萸生姜汤）

当归四逆桂枝芍，细辛甘草木通着，

再加大枣治阴厥，脉细阳虚由血弱。

内有久寒加姜茱，发表温中通脉络，

不用附子及干姜，助阳过剂阴反灼。

【来源】《伤寒论》。

【药物】当归三两（三钱）　桂枝　芍药各三两（各二钱）　细辛三两（《玉函》作一两）（五分至八分）　木通　炙甘草各二两（各一钱半）　大枣八枚。

【用法】水煎，分两次服。

【功效】活血通经，温经止痛。

【适应证】①阴厥，头痛，恶寒，四肢逆冷，肢体酸痛，腹中挛痛，口不渴，苔淡白，脉沉细，甚则细而欲绝。②妇女月经不调，经前腹中挛痛，腰背、四肢酸痛，手足不温，自觉腹中或腰背冷，苔淡白，脉弦细而迟。③血虚寒凝，四肢周身痹痛。④冻疮。

【方义】本方与四逆汤同样可治"四肢逆冷"，因此也以四逆为名。本方所治的四肢逆冷，是阴寒袭表，阳气不能外温四肢；脉细欲绝（脉滞涩），是阴血内弱，寒气外束，血脉运行不利。所以用细辛温经散寒，桂枝温筋通脉，以理阳气外虚；用当归益血活血，芍药养血舒挛，以调阴血内弱；用木通通其阴阳，枣、草和其营卫，以使内外血气调和。综合起来，既能温经通脉，活血、散寒，也就必然具有解除寒凝瘀滞作痛的作用。临床上用它治疗妇女经前腹痛、血虚寒凝痹痛以及冻疮肿痛，能够取效，道理就在此。

附方 当归四逆加吴茱萸生姜汤（张仲景）：是本方加吴茱萸二升（一钱半）、生姜半斤（四钱）组成（用清酒和煎）。加这两味，是增强祛寒的作用。适用于当归四逆汤证内有久寒，腹痛较剧，在妇女则带下清冷，经前腹痛难忍，经行困难。

癫狗咬毒汤

（附方：下瘀血汤）

癫狗咬毒无妙方，毒传迅速有难当，

桃仁地鳖大黄共，蜜酒浓煎连滓尝。

【来源】象山县验方。

【药物】生上锦纹三钱　桃仁七粒（去皮尖，打）　地鳖虫七只

（活去足，酒醉死）。

【用法】三味共研细末，加白蜜三钱，陈酒一碗，煎至七分，连滓服之。如不能饮酒者，用水兑和。小儿药量减半。孕妇不忌。

【功效】破血、功瘀、排毒。

【适应证】疯狗咬伤。

按：本方药味与《金匮要略》的"下瘀血汤"全同，而只是药量稍有变动。仲景原用它治疗"产妇腹痛"因于"腹中有干血"所致。所以方中药味都属破血攻瘀之品。此处所以称它"癫狗咬毒汤"，是因为浙江象山县用它治疗癫狗咬伤取得了效果。据严苍山氏介绍，运用本方治疗癫狗咬伤，乃"悟仲景有言，其人如狂者，血证谛也""被癫狗咬而狂者，亦瘀血为患也，故用仲景此方试之"。在运用时，"空心服此药后别设粪桶一只，以验大小便，大便必有恶物如鱼肠猪肝色者，小便如苏木汁者，如此数次后，药力尽，大小便如常。不拘剂数，要大小便无恶物为度，不可中止，恐留余毒为患，以至复发。如服药后而大小便无恶物者，非癫狗咬也。愈后并不禁忌。"并说疗效"百发百中"。况且癫狗咬伤，向无良方，故节录以供读者参考。

三、小结

本章共介绍了理血剂16首，附方4首。其内容包括祛瘀、凉血、止血等三类方剂。

祛瘀方面，有少腹逐瘀汤、复元活血汤、桃仁承气汤和下瘀血汤。首方是活血化瘀、温经散寒的代表方，凡瘀血积于少腹，硬结疼痛，均可用之，妇科尤多运用。前二方活血行瘀，疏肝通络，适用于跌仆损伤，症状主要表现在胸胁部，呈现胸胁痛胀，大便困难。第三方破血下瘀，通便去实，专治下焦蓄血，小腹急痛以及血瘀经闭、呕吐紫血等症。第四方本章虽把它当作治疗狂犬病验方介绍，其实是攻下逐瘀剂，对于妇女腹中有瘀血，剧痛拒按，以及跌仆外伤内有瘀血，二便不通者，都可施用。至于补阳还五汤重在补气通络、活血化瘀，主要用治中风后遗症之气虚血瘀证，后世广泛应用于诸多慢性气虚络阻之病。此外，七厘散，活血散瘀，止血定痛，善治跌打损伤，血瘀作痛，或出血不止等症，既可内服，又可外敷。

凉血方面，犀角地黄汤具有清热解毒、凉血、化瘀的作用，适用于热性病高热神昏，邪陷血分，以致吐血、衄血，或周身发生斑疹等症。

止血方面，咳血方清热化痰，敛肺止咳、止血，适用于久嗽痰中带血，心烦口渴等症。四生丸清热凉血，适用于吐血、衄血，色鲜，口干咽燥等症。这二方都主上部出血，但一主久嗽痰中带血，血量少，而一主暴病吐血、衄血，血量多。秘红丹降逆止血，主治肝郁胃气上逆的吐血、衄血，与上二方有所区别。

秦艽白术丸，润燥通便，和血止痔血，适用于痔漏有脓血，大便燥结疼痛难忍。槐花散，凉血散风，清肠止血；适用于脏毒肠风下血，血出四射如溅，肛门无肿无痛。黄土汤，温中益脾、止血，适用于虚寒性的大便下血，面色无华等症。黑地黄丸，燥湿健脾，助阴止血，适用于久痔下血，脾胃虚弱，面色萎黄。这四方都适用于大便出血，前二方性偏凉，后二方性偏温。小蓟饮子，清热凉血，利尿通淋，适用于血淋尿血，尿道作痛。

此外，当归四逆汤，活血通络，温经止痛，适用于四肢厥逆，脉细欲绝，以及妇女月经不调、腹中挛痛等症。

第十一章　祛风之剂

一、概说

祛风剂，就是功能解除风邪所致病证的一类方剂。所谓风，有外风和内风的区别。在治疗原则上，外风宜散，内风宜息。所以祛风剂分为疏散外风和平息内风两大类。

疏散外风的方剂，是为外界的虚邪贼风——外风侵袭人体所引起的疾病而设。外风侵害人体所导致的病证，一般可分为四种：一是伤风感冒，二是真中风，三是头风，四是痹证。这四种病证的治疗方法，各有不同。伤风感冒治宜发表，已在"解表剂"中谈过，这里不再重复。真中风又叫外中风，是因为风邪暴袭机体，临床极为少见。它的见症常有突然昏倒，不省人事，口眼㖞斜，或四肢抽搐，并有寒热等表证，即所谓"六经形症"。其治疗通常以散风为主，随症配合他种治法。小续命汤就是这一方面的代表方剂。至于头风证，有急性和慢性之风。急性的是由于风邪上壅头目，头痛多兼寒热征象；慢性的是因为风邪留恋于头部不解，以至正、偏头痛，日久不愈，常常因为受风而复发加重。二者的治疗都以散风清头目，常用川芎茶调散和菊花茶调散之类。关于痹证，单纯以风邪所致的极少，大多因为风湿或夹杂寒邪中入人体，留着经络关节之间不去，而成为慢性的肢体、关节疼痛，或肌肤麻木不仁。在治疗上除了着重运用祛风胜湿或兼用祛寒的药物外，往往配用活血通络的药品，使气血流畅，风湿不

复留滞，即所谓"治风先活血，血行风自灭"之义。三痹汤和独活
寄生汤，都是这一方面的常用方剂。

平息内风的方剂，实用于内风所引起的疾患。所谓"内风"疾
患，实际上是指内在器官的某些病证而言。因为它们所表现的症状与
外风尤其是外中风相似，所以说它们的致病因素是"内风"，即古人
所谓"风从内生"。内风病证所包者广，主要的是内中风和肝风。内
中风多是突然发病，而见昏倒、不省人事，口眼㖞斜、半身不遂等症
状。它与真中风的临床区别：一是没有六经形症，二是症情严重。至
于它的病变本质，一方面真阳衰微，虚火上越，火助风威，于是风火
相煽暴病。所以其治疗，有时需要滋肾壮水、温肾益元等固本的方
法，来达到息风的目的。不过在暴中之际，多以治标为急，或者标本
同治。什么是其治标呢？由于内中的主要因素——内风，往往与
"火""痰""气"三者互为因果，密切关联，即所谓风动则火生，火
盛则风动，风火相助则熏灼津液为痰而上壅，痰壅则窍闭气滞，而产
生种种标症。因此，镇潜、降火、豁痰开窍、宣壅理气等都是其治标
的方法。在暴中之时，往往非速用这些治标的方法，不能平息内风猖
獗之势。如用苏合香丸（见理气剂）开窍宣壅、理气降痰，以治疗
中风气壅、痰厥之证，即是其例。不过标症不过急的，多宜标本兼
治，方剂如镇肝息风汤加减。

肝风的主症是眩晕，头昏头痛，眉、眼、唇、颊抽搐颤动，
肢麻，亦可有四肢搐搦的现象。这些症状多属慢性。类中病人在
中风之前大都可能出现此类的症状。因此，可以说肝风是内中的
先期表现，二者密切关联。肝风的治疗原则主要有二：一是凉肝
息风，二是镇潜息风，也即平肝潜阳。前者可以凉肝息风的清空
膏加桑、菊、蒺藜、天麻等味；后者宜用磁石、石决明、珍珠母

和天麻、芍药等药组成方剂，如镇肝息风汤之类。此外，滋液息风也是常用的一种方法，方剂如羚羊钩藤汤之类。

在运用祛风剂时，必须注意以下几点：

第一，祛风剂适应的主要对象是中风。而中风又分真中和类中，真中少见，类中多见，二者的成因截然不同，所以治法各异。前者以解散风邪、活血通络为主，处方多属温燥；后者息风豁痰、降火通窍、滋养肾肝为主，处方多属凉降。因此，处方不可互相误用，如小续命汤等散风剂只适用于真中，而绝不可用于类中。

第二，类中风有闭证和脱证的区别，一虚一实，处方不可混同。闭证治宜开窍豁痰宣壅，处方常用羚羊角、石菖蒲、生枳实、天竺黄、川贝母、竹沥、荆沥，并宜先急服至宝丹（见泻火剂）以芳香开窍。假使气闭无热象者，则可先服苏合香丸（见理气剂）以理气开窍。同时，可用通关散（见涌吐剂）吹鼻以助开窍。反之，脱证治宜固脱摄纳，急煎大剂独参汤服用，续用参、附、阿胶、鸡子黄、龙、牡、龟甲、鳖甲等合成方剂来治疗。

第三，外风还常可引起颜面肌肤麻痹，口眼㖞斜。其治疗宜于搜风，方如牵正散（白附子、白僵蚕、全蝎）治疗。

总之，风证的证候多种多样，必须辨清寒、热、虚、实，随证施方，方不致误。

二、方剂

小续命汤

小续命汤桂附芎，麻黄参芍杏防风，

黄芩防己兼甘草，六经风中此方通。

【来源】《千金要方》。

【药物】防风一钱二分　桂枝　麻黄　杏仁（去皮尖，炒研）川芎（酒洗）　白芍（酒炒）　人参　甘草（炙）　黄芩（酒炒）　防己各八分　附子四分。

【用法】加生姜三片，大枣二枚，水煎，分两次服。

【功效】祛风解表，温经散寒，扶助正气。

【适应证】①真中，突然不省人事，神气昏愦，筋脉拘急，口眼㖞斜，语言謇涩，或有头痛项强，身热骨节痛，恶寒无汗。②风寒湿证，发热无汗，骨节、肢体疼痛，肌肉拘急。

【禁忌】类中脱证，绝对忌用。

【方义】古人说本方通治六经风中。这里所谓"六经"，是"表证"的代词。因为六经与脏腑相对，前者属表，后者属里。所以本方是主治贼风中表的方剂。方中桂、芍、麻、杏、姜、枣、草，是桂枝、麻黄二汤合用，功能祛风散寒，发汗解表。附子合姜、草，为四逆汤方干姜易生姜，温中固本，助阳胜寒。人参合甘草，补中益气；川芎配白芍，养血行气（血行风自灭）。防风驱周身之风，防己散风祛表湿。黄芩散"风动火升"之热，并缓麻、桂、附子之辛燥。总观本方是一首多方混合的大复方。其主要功用祛风散寒，发汗解表，温补扶正，使邪去而正不伤，为治疗正气内虚，风邪外袭，呈现表实证的真中风的主方。同时，还可用它治疗感受风寒湿邪，周身骨节疼痛之症。但由于其药味较多，在临床运用时，随症加减，方不致误。

大秦艽汤

大秦艽汤羌独防，芎芷辛芩二地黄，
石膏归芍苓甘术，风邪散见可通尝。

【来源】《素问病机气宜保命集》。

【药物】秦艽　石膏各二钱（各三钱）　当归（酒洗）　白芍（酒洗）　川芎　生地黄（酒洗）　熟地黄　白术（土炒）　茯苓　甘草（炙）　黄芩（酒炒）　防风　羌活　独活　白芷各一两（各钱半）　细辛五钱（五分）。

【用法】水煎，分两次服。雨湿之际加生姜；春夏加知母；心下痞加枳壳。

【功效】养血疏风、降火，祛湿镇痛。

【适应证】①真中风，手足不能运转，舌强不能言语，身热，遍体百节疼痛，风邪散见不拘一经。②外感恶寒发热，口干咽燥，肢体疼痛。

【方义】本方是治疗真中或外感，体虚风湿袭表、表里皆热的一张方剂。方中秦艽散风热，合归、芎、白芍活血荣经，使血行风自灭。防风、羌活、独活、白芷、细辛辛温发表，祛风逐湿、镇痛。石膏、黄芩清表里之热，生地黄清热凉血，三者可使诸风药改变燥性，成为凉解之剂。地、芍、归、芎、术、草、苓配合，是八珍去参，功能双补气血，补正祛邪。诸药合为辛凉解表，扶正之剂。

上中下通用痛风方

　　黄柏苍术天南星，桂枝防己及威灵，
　　桃仁红花龙胆草，羌芷川芎神曲停，
　　痛风湿热与痰血，上中下通用之听。

【来源】朱丹溪。

【药物】黄柏（酒炒）　苍术（泔洗）　南星（姜制）各二两　神曲（炒）　川芎　桃仁（去皮尖，捣）　龙胆草　防己　白芷各一两　羌活　威灵仙　桂枝各三钱　红花二钱。

【用法】上药共研成粉末，面糊为丸，每服三至四钱，温开水送下。

【功效】清热燥湿，活血祛风，镇痛。

【适应证】痛风，因于寒、湿、热、痰错杂及血瘀，以致全身关节疼痛，或顽麻，或发热等症。

【方义】黄柏、龙胆草，清热除湿；南星、苍术，燥湿祛痰；羌活、白芷、川芎、桂枝、威灵仙、防己，祛风除湿，温经镇痛；桃仁、红花，活血祛瘀，得芎、桂配合，则活血的作用更强；神曲健胃助消化，得苍术配合，则健胃的作用可以更好。诸药相协，是治疗风寒湿热侵袭人体，痰血郁滞，身体上、中、下各处痹痛的通剂。全方药分数路，既有清湿热的，又有燥湿化痰的，既有祛风寒的，又有逐血行瘀的。临床运用时必须对病情加以选择，万不可全盘照搬。例如，无湿热者，去黄柏、龙胆草；无瘀血者，去桃仁、红花等。

独活寄生汤

（附方：三痹汤）

独活寄生艽防辛，芎归地芍桂苓均，

杜仲牛膝人参草，治风顽痹屈能伸。

若去寄生加芪续，汤名三痹①古方珍。

【来源】《千金要方》。

【词解】①三痹：指痛痹、行痹、着痹，是风、寒、湿三气侵袭所致。三痹汤就是因其能治三痹而得名。

【药物】独活三两（二钱）　桑寄生　秦艽（各三钱）　防风（钱半）　细辛（五分）　当归　芍药（各二钱）　川芎（一钱）　熟地黄　杜仲　牛膝（各二至三钱）　人参（钱半）　茯苓（二钱）　甘

草（八分） 桂心（六分）各二两。

【用法】水煎，分两次服。

【功效】补气血，益肝肾，除风湿，解痹痛。

【适应证】肝肾不足，风、寒、湿侵袭成为冷痹，呈现腰膝疼痛，下肢软弱无力，常有冷感，或屈伸不便。

【方义】本方是八珍汤（去白术）加入补肝肾、祛风湿的药物所组成。八珍汤双补气血，且其中四物汤又能活血，具有治风先治血，血行风自灭的意义。熟地黄、牛膝、杜仲、桑寄生，补肝肾，强腰膝，健筋骨，它们在祛风胜湿诸药的配合之下，善治腰膝顽麻作痛。独活、细辛、防风、秦艽、桂心，周行全身，搜风胜湿，温经祛寒，具有解除冷疼的作用。从各药配合来看，本方扶正祛邪两顾，对于体虚感受风寒湿邪，腰膝顽麻冷痛，即所谓冷痹，用之最合适。

附方 三痹汤（喻嘉言）：是独活寄生汤去桑寄生，加黄芪（三钱）、续断（三钱）而成。加这两味药，是在于增强补气固表、强筋健骨的功用。可见其所治与独活寄生汤相同，只是体气较虚而已。

小活络丹

（附方：大活络丹）

小活络丹用二乌，地龙乳没胆星俱，

中风手足皆麻木，痰湿留连一服驱。

大活络丹多味益，恶风大症次方需。

【来源】《太平惠民和剂局方》。

【药物】川乌（炮，去皮脐） 草乌（炮，去皮脐） 地龙（去土） 天南星（炮）各六两 乳香（另研） 没药（另研）各二两二钱。

【用法】研细末，入另研药和匀，酒煮面糊为丸，如弹子大（重一钱），外用蜡护。用时去蜡壳。每服半丸或一丸，空心陈酒送下，一日两次。

【功效】搜风豁痰，温通活络，逐寒祛痰。

【适应证】①中风手足不仁，日久不愈，经络中有湿痰死血，腿或臂见有一二点作痛。②风寒湿邪侵袭人体，留滞经络，四肢筋骨疼痛，或痛处走注不定。

【禁忌】阴虚、血瘀的患者忌用。

【方义】本方是治疗风寒湿邪兼有瘀血痰滞，以致肢节、筋骨疼痛的常用良方。方中川乌、草乌通经络，散风邪，逐寒湿；胆星燥湿豁痰，散风破结；乳、没行气通络，活血祛瘀；蚯蚓（地龙）引导诸药直达经络。除了胆星、蚯蚓，其余四药都有镇痛的作用。本方用之得当，虽可获得良效，但因其辛烈有毒，使用不宜过量。

本方《太平惠民和剂局方》原名"活络丹"，因《圣惠方》有一首"大活络丹"，故大家叫它"小活络丹"。大活络丹是于小活络丹中加入祛风、活血、散寒、清热等药物四十四种所组成（药铺有成品出售，这里不将药味一一列出）。徐灵胎认为："顽痰恶风，热毒瘀血，入于经络，非此方不能透达。"

消风散

消风散内羌防荆，芎朴参苓陈草并，

僵蚕蝉蜕藿香入，为末茶调或酒行，

头痛目昏项背急，顽麻瘾疹服之清。

【来源】《太平惠民和剂局方》。

【药物】荆芥　甘草（炙）各一钱　人参　白僵蚕（炒）　白茯

苓 川芎 防风 藿香叶 羌活 蝉蜕各五分 陈皮 厚朴（姜制）各三分。

【用法】上药共研细末，每服二三钱，茶汤或薄荷汤调下；或加细茶叶二分，清水煎服。

【功效】消风发表，调中补气。

【适应证】①风邪袭表，头目昏痛，鼻塞身重，恶寒重，发热轻，项背拘急，目眩肢痛。②风热、皮肤顽麻、湿疹、风疹瘙痒、恶寒发热、脘腹闷胀。

【方义】本方是消风发表、调中补气剂，对于体虚感冒头痛以及风疹、湿疹，都可应用。方中荆、防、蚕、蝉蜕，专于走一身之表，驱风散热；川芎活血，祛血中之风；参、苓、草，补中益气；厚朴、藿香、陈皮，宽中除湿，调气醒脾。

川芎茶调散

（附方：菊花茶调散）

川芎茶调散荆防，辛芷薄荷甘草羌，

目昏鼻塞风攻上，正偏头痛悉平康。

方内若加僵蚕菊，菊花茶调用亦臧。

【来源】《太平惠民和剂局方》。

【药物】薄荷三钱 川芎 荆芥各四钱 防风钱半 细辛一钱 羌活 白芷 炙甘草各一钱。

【用法】上药共研细末，每服三钱，茶调服。

【功效】祛风散热，发表镇痛。

【适应证】①偏正头疼，头昏目胀，或有寒热。②感冒风寒，头目昏沉，鼻塞声重，发热恶寒，肢体酸痛。

【方义】本方羌活治太阳头痛，白芷治阳明头痛，川芎治少阳头痛，细辛治少阴头痛；四药合荆、防、更能相辅相成，增强效能，以解表散寒，治疗头痛、体痛；薄荷、细茶清利头目，炙甘草调和诸药。综合起来，是一首驱风发表、镇痛剂，尤能治疗头痛。一般说它善治正偏头痛的头风。其实对于感冒风寒，头痛目胀，肢体疼痛，恶寒发热，用之无不适合。

附方 菊花茶调散（《丹溪心法》）：是川芎茶调散加入凉肝息风、清利头目的僵蚕、菊花组成。治上述病证风热较盛。

根据临床经验，风药多能镇痛，这二方用治单独头痛的头风，主要是取其疏缓镇痛。不过风药性偏辛燥，肝阳亢旺的头痛，不宜应用。

镇肝息风汤（新增）

> 张氏镇肝息风汤，龙牡龟牛制亢阳，
> 代赭天冬元芍草，茵陈川楝麦芽襄。
> 痰多加用胆星好，尺脉虚浮萸地匡；
> 浮纳赤脂热纳石，肠虚龟赭去之良。

【来源】《医学衷中参西录》。

【药物】怀牛膝一两　生赭石（轧细）一两　生龙骨（捣碎）生牡蛎（捣碎）　生龟甲（捣碎）　生杭芍　元参　天冬各五钱　川楝子（捣碎）　生麦芽　茵陈各二钱　甘草一钱。

【加减】心中热甚者，加生石膏一两；痰多者，加胆星二钱；尺脉重按虚者，加熟地黄八钱，净萸肉五钱；大便不实者，去龟甲、赭石，加赤石脂一两。

【用法】水煎服。

【功效】镇肝息风。

【适应证】内中风证，其脉弦长有力，或下盛下虚，头目时常眩晕，或脑中时常作疼发热，或目胀耳鸣，或心中烦热，或时常噫气，或肢体渐觉不利，或口眼渐形㖞斜，或面色如醉，甚或眩晕而至跌仆，昏不知人，移时始醒，或醒后不能复原，或肢体痿废，或成偏枯。

【方义】镇肝息风汤是主治肝风内动，眩晕耳鸣，或突然仆倒，不省人事，半身不遂，口眼㖞斜，形同真中风而无六经形症的"类中"，相当于现代医学的高血压及脑出血症。这类病证，治疗必须镇肝潜阳、降逆息风，才能奏效。所以方用大剂的牛膝、赭石，引血下行，镇纳降逆；龙、牡、龟、芍，潜阳摄阴，镇肝息风；元参、麦冬，滋润清肺，以使肺行清肃之令，镇制肝阳上亢；至于茵陈、麦芽、川楝，主要是用它们疏肝解郁，以使肝木条达，有利于肝阳平降。在随症加减方面，张氏原书所提出的几点，都是切实可用的。

编者在临床之际，凡见烦热较甚者，加苦丁茶二钱，玳瑁四钱；头痛目眩甚者，加夏枯草四钱；脉弦硬而且血压持续不降者，加生石蟹六钱（打，先煎），川石斛三钱，收效更好。

羚羊钩藤汤（新增）

俞氏羚羊钩藤汤，桑叶菊花鲜地黄，

芍草茯神川贝茹，凉肝增液定风方。

【来源】《通俗伤寒论》。

【药物】羚羊角（先煎）一钱五分　霜桑叶二钱　京川贝（去心）四钱　鲜生地黄五钱　钩藤（后下）三钱　滁菊花三钱　茯神三钱　生白芍三钱　生甘草八分　淡竹茹五钱（鲜刮，与羚羊先煎代水）。

【用法】水煎服。

【功效】凉肝息风,增液舒筋。

【适应证】阴虚阳亢,肝风内动,头晕目眩,耳鸣心悸,胸胁胀痛,烦闷躁扰,甚则手足瘛疭,狂乱痉厥,舌焦起刺,舌质红绛,脉弦而劲。

【禁忌】痰浊内蒙或热滞互结,上扰清窍而致痉厥者忌用。

【方义】本方所治的痉厥,是由于津液耗竭,肝经失养,肝经阳亢动风,或热病邪热传入厥阴,热盛风动所致。所以用羚、钩、桑、菊,凉肝清热,息风平肝;用贝母、茯神,化痰宁神,以利平肝;用白芍、甘草、生地,养阴凉血,滋液舒筋,并佐竹茹清胃止呕,除烦通络。各药配合起来,使阴液得复,肝风得平,其痉厥、躁扰诸症也就可以自平了。在临床上,痉厥、瘛疭,不论见于杂病、妊娠子痫、产后,或见于热病期中,只要舌质红绛,脉弦而劲,呈现阴虚阳亢(或热盛),肝风内动征象的,都可用本方治疗。如果痉厥由于痰浊内蒙所致,那么当投入至宝丹、苏合香丸、安宫牛黄之类豁痰开窍;阴伤较甚而动风的,又当用定风珠、三甲复脉之类,大力"滋肾养肝",这都不是本方适应的范围,临床时必须详加审辨,方不致误。

地黄饮子

地黄饮子山茱斛,麦味菖蒲远志茯,

苁蓉桂附巴戟天,少入薄荷姜枣服。

喑厥风痱[1]能治之,火归水中水生木。

【来源】《黄帝素问宣明论方》。

【词解】①喑厥风痱:"喑"读"音",是指失音不能言语;"厥",指气厥不知人;"风痱",病名,指身无痛处,但如瘫痪,四肢不用，尤其下肢不能自用。《金匮要略》：中风喑痱，身体不能自收持，口不能言，冒昧不知痛处，或拘急不能转侧。

【药物】熟地黄　巴戟（去心）（各三钱）　山茱萸　肉苁蓉（酒浸）（各二钱）　附子（炮）（一钱）　官桂（八分）　石斛（三至四钱）　茯苓（三钱）　远志（钱半）　石菖蒲　麦冬（各二钱）　五味子（一钱）各等分。

【用法】加入薄荷少许（四五分），生姜三片，红枣四枚，水煎服。

【功效】补肾温阳，宣窍化痰。

【适应证】喑痱，肾虚弱，厥逆，语声不出，但如瘫痪，下肢不能运转，或手足都不能运用，冒昧不知痛处，脉象微弱。

【方义】本方所治的喑痱病，是由于肾水虚衰，真阳失守，孤阳发越，心火暴甚所致，所以用熟地黄、山茱萸补益肾阴，以壮水济火；用巴戟、苁蓉、桂、附温养肾阳，且桂、附更能引火归原。真阴下虚，虚火上越，心火暴动，故用石斛、麦冬滋水清火；真阳失守，火动生痰，堵塞窍道，故用菖蒲、远志宣窍化痰，并配合茯苓以渗之。此外，佐用五味子收敛真气，姜、枣调和营卫，薄荷搜余邪。综合本方，既能滋阴益肾，壮水济火，又能温补肾阳，引火归原，于是水火相济，虚阳得摄，心火得平，精气渐旺，所以喑痱可愈。

河间说本方所治的"语声不出，足废不用，中风瘫痪，非为肝木之风实甚，亦非外中于风，良由将息失宜，心火暴甚，肾水虚衰，不能制之，则阴虚阳实所致"。于此可见，本方所治的所谓"中风"，虽可隶属于内风病证的范畴，但纯属虚极之证，而绝对不是肝阳亢极导致的类中风（所谓脑出血），更不是具有六经形症的真中风。对此我们必须有所了解，应用本方时方不致误。

三生饮

（附方：星香散）

三生饮用乌附星，三皆生用木香听，

加参对半扶元气，卒中痰迷服之灵。

星香散亦治卒中，体肥不渴邪在经。

【来源】《太平惠民和剂局方》。

【药物】生南星一两（钱半） 生川乌（去皮）五钱（六分）生附子（去皮）五钱（一钱） 木香二钱。

【用法】加生姜十五片（八钱），水煎，分两次服。（《医方集解》有"每服一两，加人参一两煎"两句）

【功效】祛风化痰，温经逐寒，理气。

【适应证】中风猝然昏愦，不省人事，痰涎壅塞，咽喉作声，语言謇涩，四肢厥逆。

【方义】方中南星、川乌、附子都是辛温大热剧毒药，生用则毒性更剧，非万不得已而不用。所以古人说本方是"斩关擒王"之剂。南星化痰祛风，川乌、附子温中逐寒、驱风，三药并有通行经络，无所不至的共性；木香理气，以除壅塞；生姜一味虽为引药，但其作用实大，不仅可以助南星散痰，更重要的是可以制乌、附、南星之毒性，使其毒性降低。故方中生姜用量特别大，一服即用到十五片之多。总的来说，本方燥热温中助阳，通经逐寒，理气化痰，效力至刚至猛，在驱邪之际不免伤害正气。薛立斋倡导使用本方宜重加人参扶助正气，以收万全之效，即歌中所谓"加参对半扶正气"，这是值得效法的。

本方与小续命汤所治证候，虽同样都有"卒中昏愦，不省人事"等症，但前者主治外风袭入的真中风，本方主治形盛气衰，内风暴动的类中风。所以前者所治有六经形症，本方则无。这是二者的显著区别，同时不可混同。此外，本方所治证候，是类中风偏于"阳虚、气虚"的一种类型，若属于实证，则非本方所宜。

附方 星香散（《明医指掌》）：是三生饮去川乌、附子，生南星改为胆南星而成。胆星已经胆汁炮制，其燥性、毒性大大得到了缓和。故星香散适用于轻型中风，痰壅气阻。歌中所谓"邪在经"，实即是轻型之意。因为"中脏中腑者重，中经者稍轻"。

资寿解语汤

资寿解语汤用羌，专需竹沥佐生姜，

防风桂附羚羊角，酸枣麻甘十味详。

【来源】《沈氏尊生书》。

【药物】羌活五分 防风 附子 羚羊角 枣仁 天麻各一钱 肉桂八分 甘草（炙）五分。

【用法】水煎去渣，加入竹沥五钱，生姜汁二钱，和服。

【功效】息风降痰，引火归原。

【适应证】中风，舌强不语，或四肢挛搐。

【方义】方名"解语"，顾名思义，其功能治疗中风舌强不语，言语謇涩。此种不语是由于中风风痰干扰所致。所以用羌活、防风祛外风，羚羊角、天麻息内风，竹沥、生姜化痰，附子、肉桂温经，引火归原，枣仁宁心，甘草和中。风息痰降，则言语自可逐渐恢复。

清空膏

清空芎草柴芩连，羌防升之入顶颠，

为末茶调如膏服，正偏头痛一时蠲[①]。

【来源】《兰室秘藏》。

【词解】①𤵐：读绢，除去的意思。

【药物】黄芩（酒炒） 黄连（酒炒） 羌活 防风各一两 柴胡七钱 川芎五钱 炙甘草一两半。

【用法】上药研末。每服三钱，茶汤调如膏，少用白汤送下。

【功效】凉肝息风，清热疏表。

【适应证】①正偏头痛，累年不愈，脉弦，口干。②时感，热重寒轻，口渴，头痛目眩，脉数，苔微黄而质红赤。

【方义】头是人体最高之处，属于清空之位。本方专治头痛，所以叫作"清空膏"。对于肝火上升，湿热上壅的正偏头痛，以及时感头痛，表不解而有热者，用之可以收效。方中黄芩、黄连苦寒泄热，既可合柴胡入肝之品，以清肝解郁，又能配羌、防升散祛风胜湿之属，以去头部湿热，并佐川芎和血理气，甘草缓急，调和诸药。

顺风匀气散

顺风匀气术乌沉，白芷天麻苏叶参，

木瓜甘草青皮合，㖞僻偏枯①口舌喑。

【来源】《苏沈良方》。

【词解】①偏枯：又名偏风，症见半身不遂。

【药物】白术二钱 乌药钱半 人参 天麻各五分 白芷 苏叶 木瓜 青皮 甘草（炙） 沉香（磨）各三分。

【用法】加生姜两片，水煎，分两次服。

【功效】调气驱风，扶正。

【适应证】中风半身不遂，口眼㖞斜，舌喑不语。

【方义】天麻、苏叶、白芷疏风气；乌药、青皮、沉香行滞气；

参、术、甘草补正气。疏之、行之、补之，则气调而风去。用木瓜者，取其调营卫以缓筋脉。综合本方，功能治疗中风后遗半身不遂、口眼㖞斜、语言謇涩之症。

独活汤

> 独活汤中羌独防，芎归辛桂参夏菖，
>
> 茯神远志白薇草，瘈疭昏愦力能匡。

【来源】朱丹溪。

【药物】独活　羌活　防风　细辛　桂心　白薇　当归　川芎　半夏　人参　茯神　远志　菖蒲各五钱　甘草（炙）二钱半。

【用法】上药用量平均减至三分之一，加生姜两片，红枣三枚，水煎，分两次服。

【功效】助阳扶正，祛风化痰，开窍宁神。

【适应证】瘈疭，神志昏愦不清，或有恶寒发热。

【方义】本方主治"瘈疭"。瘈疭是手足搐搦不已。其原因很多，临床以阴虚和热盛动风的为最多见。本方证是属于阳虚内有虚风、外感表邪所致。所以用独活、羌活、防风、细辛、桂心，驱风温经以逐邪；人参、甘草、当归、川芎，温养气血而扶正。风动必见神乱而痰升，故佐用茯神、半夏、远志、菖蒲化痰开心窍以安神。此外，用白薇清热，姜、枣调和营卫，以配合二活、防、辛兼除表邪。

本方药味较杂，况且属于阳虚的瘈疭极为少见，故运用时不可轻投，尤其对阴虚动风的瘈疭，万不可误用。

人参荆芥散

> 人参荆芥散熟地，防风柴枳芎归比，

酸枣鳖羚桂术甘，血风劳^①作风虚治。

【来源】《妇人大全良方》。

【词解】①血风劳：病由妇人气血虚弱，月经不调，外伤风邪，血风相搏，以至经络闭涩，腹中坚痛，四肢酸痛，月经或断、或来，面色萎黄、羸瘦。

【药物】人参　荆芥　熟地黄　柴胡　枳壳　枣仁泥　鳖甲（童便炙）　羚羊角　白术各五分　防风　甘草（炙）　当归　川芎　桂心各三分。

【用法】加生姜三片，水煎，分两次服。

【功效】祛风平肝，滋阴温阳，补气健脾。

【适应证】妇人血风劳，发热身痛，头昏目涩，心烦体倦，精神不爽，寒热盗汗，颊赤口干，痰嗽胸满，或经水不调，脐腹绞痛。

【方义】本方荆、防、柴、羚疏风、凉肝、息风，除寒热身痛；地黄、鳖甲滋水益阴，治虚热心烦；芎、归、桂、枳通行气血，止痛调经；参、术、甘草、枣仁补气健脾，敛汗宁心，增进饮食，合为治疗气阴两虚的方剂。如果痰嗽一症较著，可加入贝母钱半，紫菀二钱，以化痰止嗽。

马膏生桑桂酒方

马膏生桑桂酒方，马项油脂白酒裹，
再以桑灰桂枝和，歪斜口眼中风良。

【来源】《黄帝内经》。

【药物】马项鬣上脂（马膏）　生桑枝（炒灰）　桂枝　白酒。

【用法】用生桑枝灰填急颊边的坎陷中，然后用马膏放灰上熨之，使桑性入络，马膏舒筋润痹；缓颊边用桑钩钩之，外用桂枝研末，白酒调散，和其荣卫，通其血络；日饮美酒，助胃气上升于络。

本方是热熨和敷药相结合，一方面借热能，一方面借药能，以温通活络，使血液流畅，促进局部组织中的络脉病变逐渐恢复。方中马膏一药，主要取其润燥、保护皮肤，使热熨不伤皮肤。此是固脂类，如猪膏、羊膏、石蜡等都具有此种功能，故用时可就便任取一种膏脂，不限马膏。

【适应证】本方适用于风中络脉，口眼㖞斜，颜面（尤其颊部）麻痹，即《金匮要略》所谓"邪在于络，肌肤不仁"。中于左颊，则筋纵口歪于右，左颊筋缓，右颊筋急；中于右颊，则筋纵口歪于左，右颊筋缓，左颊筋急。

此外，颜面神经麻痹，口眼㖞斜，用针灸治疗，效果很好。严苍山氏谓此方治验三人均有效，故介绍以资参考使用。

三、小结

本章共计介绍了方剂 17 首，附方 4 首。其内容主要包括疏散外风和平息内风两类方剂。

疏散外风方面，小续命汤，祛风解表，温经通络，扶助正气，适用于真中不省人事，神昏，并有表证（六经形症）；大秦艽汤，养血疏风，降火，祛湿镇痛，适用于真中手足不能运转，舌强不能言语，身热体痛，风邪散见不拘一经。上中下通用痛风方和独活寄生汤都是治疗痹证的方剂。前者功能清热燥湿，活血祛风、镇痛，适用于上中下全身性痛痹；后者功能补气血，益肝肾，除风湿，适宜于腰以下足腿软弱的痹证。小活络丹搜风豁痰，温通经络，逐寒祛瘀，适用于风寒血瘀所致的四肢经络痹痛证。消风散和川芎茶调散，一是散中兼补，攻达全身，适用于虚性感冒以及风疹、湿疹；一是有散无补，主治头目，适用于风邪攻上头痛目胀，并治感冒。这是两者的不同。

平息内风方面，镇肝息风汤，镇肝息风，适用于类中风证，突然仆倒，昏不知人，或时常眩晕，目胀、耳鸣等中风的前期证候。羚羊钩藤汤，凉肝息风，增液舒筋，适用于阴虚阳亢（或热盛），肝风内动的痉厥、瘛疭之证。地黄饮子，补肾温阳，宣窍化痰，它所主治的语声不出、足废不用等症，虽属内风病证的范畴，但与类中风不同。三生饮，祛风化痰，温经逐寒、理气，适用于类中阳虚，痰气壅塞。资寿解语汤，息风降痰，引火归原，适用于元阳浮越，风痰上壅所致的中风不语。清空膏，清肝息风，适用于肝经风热所致的正偏头痛。顺风匀气散，调气驱风、扶正，适用于偏枯体虚，半身不遂，口眼㖞斜。

此外，独活汤，助阳扶正，祛风化痰，适用于阳虚瘛疭的证候。人参荆芥散，祛风平肝，滋阴温阳，适用于血风劳证。马膏生桑桂酒方，是治疗外风中络而致口眼歪斜的一张外用方。

第十二章　祛寒之剂

一、概说

祛寒剂，就是用辛温或辛热的药物组成，能够补阳益火，振奋血行，解除那些由于所谓"寒邪"引起的病证的方剂。所谓"寒"，有外寒和里寒之分。外寒袭表，则能引起表证病变。解除外寒表证的方剂已于解表剂中谈过，这里专论解除里寒证候的方剂及其应用。什么叫"里寒证"呢？大体说来，所谓"里寒"病证，多属三阴的寒证病变。三阴的寒证病变，有的是由于外寒直中引起，有的却是由于人体阳虚阴盛所致。阳虚则气不足以煦，阴盛则血泣而行不畅①。其见症在方书中多责诸寒气内留所致。临床根据里寒证情轻重缓急的不同，尤其是阳虚程度的不同，治疗方剂分为助阳祛寒和回阳救逆两类。

助阳祛寒的方剂，使用于里寒比较轻缓的证候。这类证候，阳虚的程度比较轻微，病变多表现于某一部位或某一内脏，而很少有全身性的阳虚危急征象。在治疗上，应根据其所表现的证候不同，选用适当的方剂。一般太阴脾土虚寒，呈现胸满呕吐、大便溏薄、脘腹胀痛、四肢不温、纳谷不香、口不渴、脉沉迟、舌苔淡白等中焦虚寒征象的，治宜温脾阳，健中焦，祛寒邪，理中汤就是这一方面的代表方

---

① 《素问·举痛论》：经脉流行不止，环周不休，寒气入经而稽迟，泣而不行。

剂。厥阴虚寒，肝经寒气上逆，出现脘腹作痛、食后欲吐或干呕、吐涎沫等症的，治宜吴茱萸汤温中祛寒，降逆止呕；若见少腹疝痛等症的，可用天台乌药散之类以温散肝经寒气。少阴肾经虚寒，见有身半以下怯冷、腰膝软弱、尺脉沉小等症的，可用金液丹、肾气丸（见补养剂）之类温壮肾阳。如果脾肾虚寒，出现五更泄泻、腹痛肢冷、食少不化、舌淡苔薄等症，那又应该温肾益脾两顾，方剂如四神丸之类。这都是临床应用助阳祛寒剂的举例。

回阳救逆的方剂，主治阴寒内盛，阳气虚微，甚或阳气衰竭欲脱之证。这种病证，一般比较严重、危急，多出现全身性的阳气衰微征象，治疗非用大剂温热回阳或温补固脱的方药，难以奏效。如手少阴虚寒，见有厥逆、汗出、脉搏沉微诸症，使用四逆汤和回阳救急汤之类回阳救急，就是一个最典型的例子。又如，足少阴真阳衰惫，虚阳上越，肾不纳气，见有气促痰喘，四肢厥逆，自汗如油等症，急用人参煎汤送服黑锡丹，以回阳固脱，镇纳逆气，也是其例。

此外，在应用祛寒剂时，还必须明确和注意以下几点：

第一，阴寒内盛，必然会引起阳气虚微，甚则导致阳气衰竭，所以祛寒剂具有助阳或回阳的作用。阴盛而阳气衰竭欲脱的病证，每需于祛寒剂中加用人参之类，以加强固护阳气的作用，才能获取良效。

第二，阴寒内盛，每每导致血行不畅，气滞不通[1]，而祛寒剂辛温走散，能宣散阴凝，则可起到振奋血行和理气的作用。如果里寒而气滞较甚者，每需酌情于祛寒剂中加用青皮、木香、茴香之类的辛温行气药，以增强行气的作用。

第三，祛寒剂性属温热，应用过量则能耗伤阴液。热证和阴虚

---

[1] 《素问·举痛论》：寒气"客于脉中，则气不通"。

者，都必须禁用。

第四，必须辨清内真热，假外寒的热厥证，以免误用祛寒剂。

二、方剂

理中汤（丸）

（附方：附子理中汤）

理中汤主振脾阳，甘草人参术黑姜；

呕利肠鸣兼腹痛，或加附子回阳良。

【来源】《伤寒论》。

【药物】人参一两（钱半）　干姜（炮）（二钱）　甘草（炙）（一钱）　白术（土炒）（三钱）各三两。

【用法】水煎，分两次服。如作丸剂，四药研末，蜜和丸，每服三至五钱，温开水送下。

【功效】补气益脾，温中祛寒。

【适应证】素来脾胃阳虚，外感寒邪，胸满呕吐，下利便溏，腹痛作胀，饮食不香，手足不温，舌苔淡白，脉沉迟或细。

【禁忌】胃热实证忌用。

【方义】本方在《伤寒论》中名为理中丸（汤），《金匮要略》中名为"人参汤"。因为它能振奋脾阳，治理中焦脾胃阳虚寒盛，所以叫作理中汤，为温中祛寒之代表方。本方所适应的主要症状是呕吐、下利、腹痛、胀满。其成因是中焦虚寒。虚寒者治宜温补，所以用人参补中益气，合白术更能健脾益胃；干姜温中散寒，得白术则能除满止呕；甘草和中，并可助参、术补气健脾。脾阳得振，健运复常，则呕利、腹痛诸症就自然消除了。

附方　附子理中汤（丸）（《太平惠民和剂局方》）：是理中汤

加附子组成。附子回阳的力量本很强盛，得干姜辛温之助，便成为回阳救逆的要药。凡是理中汤证阳虚较甚，下利不止、脉微、厥逆者，用此方可奏捷效。

如理中汤腹痛较重，可加木香以行气止痛；呕吐较甚，可减少白术用量，加入姜汁、半夏以止呕；兼有表证而恶寒发热的，可加桂枝（桂枝人参汤）以顾表。

厚朴温中汤

厚朴温中陈草苓，干姜草蔻木香停；

煎服加姜治腹痛，虚寒胀满用皆灵。

【来源】《沈氏尊生书》。

【药物】厚朴　陈皮各一钱　甘草　茯苓　草豆蔻　木香各五分　干姜三分。

【用法】加生姜三片，大枣二枚，清水煎服。

【功效】温中祛寒，除满定痛。

【适应证】脾胃虚寒，脘腹疼痛胀满，喜得温暖，纳谷不香，大便溏薄，舌质淡，舌苔白，脉沉细。

【禁忌】脾胃湿热者忌用。

【方义】厚朴温中燥湿，下气散满；木香、陈皮理气醒脾；干姜、草豆蔻温脾散寒；茯苓、甘草健脾和中。各药配合起来，使脾胃健运，寒去湿除，则脘腹胀痛诸症自除。倘见胃热口干而苦，吞酸嘈杂，虽有脘腹胀痛，亦不宜施用本方。这必须加以注意。

大建中汤（新增）

大建中汤参与姜，蜀椒煎好入饴糖，

胸中寒气冲皮起，呕吐频仍痛莫当。

【来源】《金匮要略》。

【药物】蜀椒二合（二钱） 干姜四两（四钱） 人参二两（太子参四钱） 饴糖一升（二两）。

【用法】水煎，温服，一二小时后食粥少许，温覆避寒。

【功效】温中祛寒，补虚益胃，杀虫止痛。

【适应证】胸中大寒痛，呕不能食，腹中寒，蛔动上冲皮起，上下痛而不可触近，口不渴，怯冷，苔白腻，质淡或紫黯，脉弦迟或沉细。

【禁忌】胸腹作痛非真虚寒者，不宜应用。

【方义】本方是温中止痛、扶正祛邪的一张名方，凡因中阳不振、脾肾阳虚、阴寒内盛，而致脘腹绞痛，攻筑上下，手不可触近，呕逆清水，不能进食，或因脾胃虚寒，而蛔动不安，少腹剧痛等症，服之即能寒散痛定。方中蜀椒、干姜温中散寒，以除腹痛；人参、饴糖扶正安中，以培正元。

吴茱萸汤

吴茱萸汤人参枣，重用生姜温胃好，

　　阳明寒呕少阴利[①]，厥阴头痛皆能保。

【来源】《伤寒论》。

【词解】①少阴利：少阴病下利，症见脉细沉，但欲寐，腹鸣泄泻，澄澈清冷，甚至完谷不化。这属于虚寒性泄泻。

【药物】吴茱萸（洗）一升（钱半） 人参三两（二钱） 生姜（切）六两（四钱） 大枣（擘）十二枚（六枚）。

【用法】水煎，分两次服。

【功效】温中散寒，补中健脾，降逆止痛。

【适应证】①厥阴寒气上逆，脾胃虚寒，心下痞满，醋心吞酸，脘腹作痛，食后欲呕，或干呕，吐涎沫，头痛，手足不温，舌质淡，苔滑白，脉象沉迟。②少阴伤寒，呕吐下利，手足不温，烦躁不安。

【禁忌】郁热胃痛者忌用。

【方义】本方为仲景之名方，专治脾胃虚寒兼夹水饮内停，胃脘疼痛、呃逆、吞酸或少阴下利等症。方中用吴茱萸，是取其入厥阴肝经，温中散寒，降逆止呕、止痛；用人参是取其补益脾胃，增强胃肠功能；用生姜有二义：一是协吴茱萸以止呕吐，一是温散水饮；用大枣是在于助人参以益脾生津。

按：本方只适用于虚寒性的干呕、吐涎沫及呃逆之症。假若中有寒湿，呕吐较甚，舌苔白腻者，以去人参，加入半夏、陈皮，燥湿理气、止呕为是。

天台乌药散

天台乌药木茴香，川楝槟榔巴豆姜，

再用青皮为细末，一钱酒下痛疝尝。

【来源】李东垣。

【药物】天台乌药　木香　茴香（炒）　青皮（去白）　良姜（炒）各半两　槟榔（锉）二个　川楝子十个　巴豆七十个。

【用法】先将巴豆打破，同川楝子用麸炒，候黑色，去麸和巴豆不用，余药研成细末。每服一至二钱，温酒调下。

【功效】温通破结，行气止痛。

【适应证】小肠疝气，牵引脐腹疼痛，或疝瘕攻痛（疝：肚脐两旁有筋突起疼痛，状如弓弦；瘕：气聚而成，时聚时散）。

【禁忌】肝经湿热之疝气者忌用。

【方义】本方是温通厥少二阴的行气、破积、止痛剂。乌药、木香、青皮、茴香、良姜，相须相伍，功能行气破结，温通散寒，于是通则不痛。槟榔本能下气破积，现配合以上行气温通诸药，相得益彰，则破积的效果大大增强。川楝子用巴豆同炒，得巴豆辛热之性，则失去苦寒之性，成为去寒积、破结气而不峻猛的良药。由于疝气、疝瘕，多由肝肾受寒、气结所致，方中乌药、川楝、茴香等能入肝肾，温散寒气，所以古人说本方能温通厥少二阴，治疝气。

四神丸

四神骨脂吴茱萸，肉蔻五味四般须，

大枣百枚姜八两，五更肾泻火衰扶。

【来源】《证治准绳》。

【药物】补骨脂四两（酒浸一宿，炒）　五味子三两　肉豆蔻二两（面裹煨）　吴茱萸一两（盐汤炒）。

【用法】上药研末，用大枣百枚，生姜八两同煮，待枣烂时，去姜取枣肉捣丸。每服二至四钱，临睡时盐汤送下。

【功效】温补脾肾，固涩止泻。

【适应证】脾肾虚寒，常用于五更泄泻，泻时腹但不适而不痛（或只微痛），日久不愈，腰酸，精神疲乏，食欲减退。

【禁忌】湿热盛之泄泻忌用。

【方义】四神丸是由《本事方》的二神丸（补骨脂、肉豆蔻、姜、枣）与五味子散（五味子、吴茱萸）所合成。四神丸证的成因有二：或起病即由肾火虚衰，不能上温脾土，以致腐熟水谷的功能减弱，而久泻不止，尤以五更为甚；或因急性泻痢失治，以致脾肾虚衰，久泄不止。虚泻宜补、宜涩，寒泻宜温、宜摄，所以用二神丸温补脾肾，健运利水，以增强消化吸收的功能；用五味子散收涩固摄，除湿燥脾，以制止虚性泄泻。如果泄泻属于湿盛热盛者，绝对不可应用本方；倘若误用，便有关门留邪，延长病程的流弊。这是值得注意的。

四逆汤

四逆汤中姜附草，三阴厥逆太阳沉[①]，

或益姜葱参芍桔，通阳复脉力能任 。

【来源】《伤寒论》。

【词解】①太阳沉：指太阳病初即现沉脉。

【药物】附子一枚（生用，去皮，破八片）（宜用制附子二至三钱） 干姜一两（一钱至钱半） 甘草（炙）二两（一钱至钱半）。

【用法】水煎，分两次服。

【功效】温中逐寒，回阳救逆。

【适应证】①热病病入三阴，身体疼痛，腹痛，下利清谷，口中不渴，四肢厥冷，或汗出不止，脉沉而迟。②外感初起，身疼，恶寒甚，不发热，四肢逆冷，脉沉细弱，即所谓"太阳脉沉"。③下利清谷，久久不止，或急性霍乱吐泻，下利不止，失水过多，而见四肢发冷，脉微细弱，舌苔白滑者。

【禁忌】热厥证者禁用。

【方义】四逆汤是回阳急救名方，主治阳气式微而致四肢厥逆的要方。其适应证有的出现在热性病后期的三阴阶段，因为病势严重，正不胜邪所致；有的出现在误治以后，因为大吐、大下或大汗导致阳气大虚而成；有的出现在外感初起，由于患者阳气素虚，一经病邪的侵袭，阳气即不能敌邪而消沉（歌中太阳沉即指此）；有的出现在霍乱大吐、大泻之后，由于阴液丧失过多，阳无以附，以致阳气式微而起。但其病机总不外阴盛阳微，或阳气欲脱。阳微者，治宜回阳救急。所以方用附子、干姜相辅相成，回阳救逆。不过附子着重振奋周身之阳，主治恶寒，四肢厥冷，汗出不止，脉沉细微；干姜着重温中逐寒，主治胃肠虚寒，呕吐下利；甘草一药，不但能够缓和姜、附之烈性，而且具有滋补之功，以协姜、附回阳固脱。假使上述证候并见面赤格阳于上者，可加葱白（即白通汤加甘草），以驱阴通阳；腹痛甚者，可加芍药，以和阴止痛，并缓姜、附之辛燥；利止而脉沉微不显著，可加人参（即四逆加人参汤），以补气复脉；呕吐重者，可加生姜，以散逆止呕；咽痛者，可加桔梗，以清利咽喉。总之，在临床之际，必须洞察病情，随症应变，才能收到良好的效果。

回阳救急汤

回阳救急用六君，桂附干姜五味群，

加麝三厘或胆汁，三阴寒厥见奇功。

【来源】《伤寒六书》。

【药物】熟附子　干姜　肉桂　人参各五分　白术　茯苓各一钱
半夏　陈皮各七分　甘草二分　五味子九粒。

【用法】水二盅，加姜三片，煎取汁，入麝香三厘调服。无脉者
加猪胆汁一匙。

【功效】益气回阳，固脱生脉。

【适应证】寒邪直中三阴，恶寒战栗，四肢厥冷，蜷卧沉重，欲
得厚衣，腹痛吐泻，口中不渴，或指甲与口唇发青，吐涎沫，无脉，
或脉沉迟无力。

【禁忌】内真热、外假寒之热厥证忌用。

【方义】本方是由四逆汤、六君子汤及生脉散去麦冬加麝香、肉桂所组成的一首复方。用四逆、肉桂是取其回阳救逆、温中逐寒，以治恶寒战栗，四肢厥冷，引衣自盖，蜷卧沉重。用六君是取其补益中气，调整胃肠，以治腹痛吐泻，口中不渴而吐涎沫。用五味是取其合六君固脱生脉。而且四逆得六君，则温热而不致大伤阴液；六君得四逆，则更温补中焦，振奋胃肠，制止吐泻、腹痛。方中麝香一味，用之很有深意，最主要的是因其辛温香窜，通络开窍，有启复神明之功，可使参、附、姜、桂更能迅速地回阳救逆，以免阳亡神衰、昏厥不回之危。至于无脉者加猪胆汁，意在取其苦寒缓和附、桂之过分辛热，以不致损耗阴液。不过，若单纯为了保护阴液，最好酌加麦冬，因麦冬不但能保护阴液，还能配合参、味增强复脉的作用。

总的说来，本方既能扶正固脱，又能逐寒回阳；既能通窍生脉，又能调整胃肠。所以它不仅适用于上述体虚寒邪直中三阴之证，而且对于霍乱及误用涌吐、攻下而暴发吐泻不止以致阴盛阳微者，用之也很适合。

参附汤

(附方：芪附汤、术附汤)

参附汤疗汗自流，肾阳脱汗此方求。

卫阳不固需芪附，郁遏脾阳术附投。

【来源】《妇人大全良方》。

【药物】人参一两　附子(炮)五钱。

【用法】加姜三片，枣五枚，水煎，徐徐服。

【功效】大补大温，回阳固脱。

【适应证】阳气虚惫，自汗淋漓，上气喘急，四肢不温，气短头晕，面色苍白。

【禁忌】本方为大温、大补之剂，不宜久服。

【方义】人参为补气的主药，附子是回阳的要品，二药同用，大补大温，具有回阳固脱的作用。同时，大枣合人参，又能生津益阴以配阳；生姜配附子，更加增强回阳的作用。凡是元气暴虚，阳气欲脱，肢冷自汗，气促喘息，头晕欲厥，危在顷刻的病证，非速投本方，难以挽救。此外，大手术之后，体气亏虚，心力不支者，也很适用。

> 附方　芪附汤（《魏氏家藏方》）：是参附汤去人参，加黄芪一两而成。功能助阳固表，治疗阳虚自汗不止。

术附汤（《近效方》）：是参附汤去人参，加白术一两（三至四钱）组成。具有健脾燥湿的作用，可治寒湿内阻，脾阳郁遏，腹胀、溏泄或风虚头重而眩之症。（按：《金匮要略》有白术附子汤，比此方多甘草、姜、枣三味）

白通加人尿猪胆汁汤

（附方：白通汤）

白通加尿猪胆汁①，干姜附子兼葱白，

　　热因寒用②妙义深，阴盛格阳厥无脉。

【来源】《伤寒论》。

【词解】①白通加人尿猪胆汁汤：《伤寒论》原称"白通加猪胆汁汤"。②热因寒用：是《内经》提出的一种治疗法则，即给寒证用热药。还有一种解释是：对于阴寒内盛的患者，若纯用热药，则阴寒格拒不能取效，必须用寒药作引，才能入阴，起到逐寒回阳的作用。

【药物】附子一枚（二钱）　干姜一两（钱半）　葱白四茎　猪胆汁一合（一个）　人尿五合（一小杯）。

【用法】前三味用水煎成后，去渣，加入胆汁、人尿，温服。

【功效】通阳救逆。

【适应证】四肢厥冷，腹痛下利，面赤，干呕呃逆，胸痞，烦躁不安。

【禁忌】热厥证者忌用。

【方义】姜、附、葱白为白通汤。姜、附回阳救逆，葱白通阳。主治阴盛于内，阳越于外，腹痛下利，脉微厥冷，面赤烦躁，即所谓阴盛格阳之证。假如白通汤证症情较重，而且兼见干呕、呃逆、胸痞等症时，那就需要用白通加人尿猪胆汁。因为猪胆汁苦寒降逆，人尿滋阴降火，二药相协，可治干呕、烦躁、胸痞诸症。总的说来，本方是以温热回阳为主，苦寒降逆为辅；用人尿、猪胆汁配姜、附，正是要阳与阴合，达到阴平阳秘的目的。

益元汤

益元艾附与干姜，麦味知连参草将，

姜枣葱煎入童便，内寒外热名戴阳。

【来源】《张氏医通》。

【药物】附子　干姜　艾叶　黄连　知母　人参　麦冬　五味子　甘草各五分　葱白四茎　生姜五片　大枣四枚。

【用法】药煎成后加入童便半盏，冷服。

【功效】温补回阳，救逆固脱，

【适应证】内真寒外假热，面赤身热，燥烦闷乱不安，饮水不入，脉虚大无根。

【禁忌】真热证忌用。

【方义】本方适用于戴阳证。所谓"戴阳"，是指虚阳浮越于上，面现赤色而言。这是由于体虚阴寒内盛，虚阳被格拒于上所致。这种证候若不急救回阳，顷刻之间便有阳脱之危。所以本方用四逆加人参汤为主，以收摄无根之火而回阳，用生脉散，以生脉益气而固脱。黄连、知母二味，是为假热而设，即所谓"热因寒用"反佐之意。葱白、童便通阳滋阴，可协助四逆收摄外越之虚阳，以根于阴，用姜、枣为引，意亦取其调和阴阳。

在临床使用本方时，辨清假热和真热，实为重要。如果把本方误用于真热证，便有药入即毙之虞。本方症之"面赤身热，躁烦闷乱不安"等现象，都是貌似热证，而实际上是属于无根之虚火。其辨别的要点：真热脉大有力，假热脉大无根；真热烦躁、口渴须饮冷水，假热躁烦则饮水不入；并且前者多出现在热病峰极期，而后者多出现在大病晚期。只要掌握了这些主要特点，辨证清楚，就可保万无一失了。

真武汤

真武汤壮肾中阳，茯苓术芍附生姜，

少阴腹痛有水气，悸眩瞤[①]惕保安康。

【来源】《伤寒论》。

【词解】①瞤：读作顺，动貌。这里用它形容肌肉掣动。

【药物】附子（炮，去皮，破）一枚（二钱）　白术二两（三钱）　茯苓三两（三钱）　芍药三两（三钱）　生姜三两（三钱）。

【用法】水煎，分两次服。

【功效】温肾扶脾，利水镇痛。

【适应证】①少阴阳虚，水气内停，腹痛下利，四肢沉重疼痛，小便不利，或咳，或喘，或肢体浮肿，舌苔白滑，脉象沉细。②误服发汗剂，汗出过多，阳气耗损，脾失健运，水湿泛溢妄行，心悸，头眩，身体瞤动，摇摇欲倒，舌苔白滑，脉细而弱。

【禁忌】肾阴虚夹湿热者忌用。

【方义】本方为仲景温阳利水之名方。乃为治疗少阴寒化之阳虚水泛证而设。方中用附子回阳益卫，壮火逐寒，配合白术健脾渗湿，主治恶寒体痛，四肢沉重，身体瞤动，摇摇欲倒。茯苓淡渗利水，协同白术健脾运湿，主治头眩心悸，小便不利，下利浮肿。生姜温散水气，止呕吐。至于芍药有两种作用：一是和营止腹痛，一是酸收敛阴，使阳气归根于阴，并可缓解附、姜辛热而伤阴。总的说来，本方具有回阳固卫、温肾逐寒、扶脾利水的作用，对于肾阳虚乏、下焦有寒以及表虚卫阳欲脱、脾阳虚微、水湿泛滥的证候，用之最为适合。此外，若咳者，加五味子、细辛、干姜；小便利者，去茯苓；下利者，去芍药，加干姜；呕者，去附子，加生姜。

黑锡丹

黑锡丹能镇肾寒，硫黄入锡结成团，

胡芦故纸茴沉木，桂附金铃肉阳丸。

【来源】《太平惠民和剂局方》。

【药物】黑锡（去滓净称）　硫黄（透明者）各二两　金铃子　胡芦巴（酒炒）　木香　附子（炮）　肉豆蔻（煨）　破故纸（酒炒）　阳起石（酒煮一日，焙干研）　沉香　茴香各一两　肉桂半两。

【用法】先将黑锡、硫黄熔化，使其结成砂子，置地上出火毒，研成极细末；余药也研成细末。然后一起和匀，再研至黑光色为度，酒糊丸，如梧桐子大，阴干，入布袋内，擦令光莹。每服三四十丸，空腹时淡盐汤或姜汤、大枣汤送下。

【功效】壮元阳，镇逆气；暖下焦，止冷痛。

【适应证】①元阳衰惫，上实下虚，胸中痰壅，上气喘逆，四肢逆冷，冷汗如油。②奔豚气上冲胸腹，连及两胁膨胀，刺痛不可忍。③脐腹冷痛、虚鸣，大便久滑（即久泻稀便），脉沉迟，苔白质淡。④男子精冷滑泄、阳痿，脚膝酸软，行步乏力，或女子血海虚乏，白带自下。

【禁忌】孕妇禁用。方中含铅，有毒，不可多服、久服。

【方义】本方所治，是由于元阳亏虚，冲气上逆，或作喘逆，或作奔豚而心腹疼痛诸症。所以方用黑锡降逆气，坠痰涎，硫黄补元阳，消沉寒，二者合为镇摄虚阳、温降逆气的要药。胡芦巴、破故纸、阳起石、桂、附，都具有壮阳、温补命门真火的作用，尤其桂、附更能引火归原，协助铅、硫平降逆气。气逆不顺，必有气滞不舒，所以用沉香、木香行气降逆，舒调气机，以利平喘。同时阳虚不振，必有寒气内生，所以用茴香、豆蔻，温脾肾，逐寒邪，至于用一味苦寒的川楝子，是反佐之意，一则取其监制诸药之香燥，一则取其疏通滞气。

黑锡丹是具有温镇作用的名方。许多医家多盛赞其效。如喻嘉言氏说："凡遇引火上冲，真阳暴脱，气喘痰鸣之急症，舍此丹别无方法，即痘疹各种坏症，服之亦无不回生。"其特别提出："予每用小囊，佩戴随身，恐遇急症，不及取药。"徐灵胎也说："黑锡丹镇纳元气，为治喘必备之药，须当蓄在平时，非一时所能骤合。"从这里可以看出，黑锡丹是受医界前辈很大重视的。通过临床实践，用之对证，确有良效。由于它是辛温回阳、镇纳止痛的方剂，因此它的适应证虽多，但都必须是由于下元虚冷、脾肾亏弱而引起的阳虚寒凝、痰水停阻、阴寒腹痛以及肾不摄纳、上实下虚的气喘痰鸣等证，用之始称合拍。编者用本方治疗以下几种证候，每多奏效：①阴寒内凝，脘腹疼痛，时作时辍，多以受寒或辛劳而引发，发作时或仅脘痛，或脘腹掣引而痛，或环脐攻痛，或有冷气上冲，不能平卧，其症多伴见面色青白，辗转不宁，四肢厥冷，自汗淋漓，脉沉弦或沉迟，苔白腻质淡或衬紫者。②下元虚冷，肾不纳气，气促痰喘，自汗如油，苔白质淡，脉沉细而促者。如属阴虚火旺，脉洪而大者，切勿施用，孕妇亦忌。每服四五十粒，每日一次；阳虚欲脱者，用人参三四钱煎汤送服。但本方一般只能连服二至三次，不能持续久服，因为方中有黑锡（铅），多服、久服有铅中毒的危险（黑锡如法制炼，可降低毒性），这是必须加以注意的。

半硫丸

（附方：金液丹）

半硫半夏与硫黄，虚冷下元便秘尝。

金液丹中硫一味，沉寒厥逆亦兴阳。

【来源】《太平惠民和剂局方》。

【药物】硫黄（明净好者）　半夏等分。

【用法】研极细末，以生姜自然汁同熬，和干蒸饼末搅匀，入白内杵百下，做丸子如梧桐子大，每服十五丸至二三十丸（三至四钱），用温酒或生姜汤送下。

【功效】温运散寒，通利虚秘。

【适应证】老年下元虚寒，便秘，或腹痛泄泻，脉沉迟者。

【禁忌】老年血少津亏而便秘者禁用。

【方义】硫黄大热，温补命门真火，去冷积；半夏、姜汁温中散寒，和胃健脾。脾胃虚寒性的便秘或泄泻、腹痛，得本方温运散寒，每可获效。

【附方】 金液丹（《太平惠民和剂局方》）：只用硫黄（舶上）五两。其制法：将硫黄研细水飞，置瓦罐中，铁盏盖定，铁线缠口，再用赤石脂水调封口，盐泥固济，俟干，以三足钉钉于地，将罐置于钉上，慢火炼七日夜，俟冷取出，用柳木槌于乳钵中研细，每末一两，用蒸饼一两，打糊为丸，如梧子大。每服二三十丸，姜汤或米饮送下。本丹具有祛寒壮阳作用，能治真阳衰惫，或下利，或便秘，或吐利并作，四肢厥冷，或阳虚自汗，四肢不温，小溲不禁等症。

来复丹

来复丹用玄精石，硝石硫黄橘红着，

青皮灵脂复元阳，上盛下虚可镇宅。

【来源】《太平惠民和剂局方》。

【药物】玄精石　硝石　硫黄各一两　五灵脂　青皮　陈皮各二两。

【用法】研末，醋煮米糊为丸，如梧桐子大，每服三十丸，空腹时米汤送下。

【功效】祛寒壮阳，破结降逆。

【适应证】①上盛下虚，痰壅气闭，心下胀满结硬，或心腹冷痛，四肢逆冷。②暑天伤于寒冷，痰食结滞，脘腹绞痛，霍乱吐泻，肢冷脉伏。

【禁忌】真阳欲脱，内无积滞禁用。

【方义】本方又名"正一丹"，方中硫黄辛热，硝石苦寒，二药同用，阴阳互济，具有温运通闭、破坚去积的作用。玄精石泄热滋阴，既能缓解硫黄之燥热，又能主治"心下胀满结硬"（寇宗奭）。
青皮、陈皮、五灵脂，前二者理气，后者化瘀，合用能"破食积痰血
之滞"（《中国医学大辞典》），且灵脂还能治疗"心腹冷气"作痛
（《开宝本草》）。诸药配合，破结降逆，"大理肠胃，不碍乎阳虚"
（《中国医学大辞典》）。所以对于上盛下虚，痰壅气闭和肠胃积滞，
心腹绞痛，霍乱吐泻，都可用作挽救危急。不过，真阳欲脱，内无积
滞者，本方必须禁用，而当以独参、参附汤之类为治。

三、小结

本章共计介绍了方剂15首，附方5首。

理中汤补气益脾，温中祛寒，适用于脾胃阳虚，感受寒邪，胸
满呕吐，下利便溏，腹痛作胀，饮食不香，手足不温，舌淡苔白等
症。厚朴温中汤温中祛寒，除满定痛，适用于脾胃虚寒，脘腹痛胀，
喜得温暖，纳谷不香，大便溏薄，舌淡苔白，脉沉细等症。大建中
汤温中祛寒，补虚益胃，杀虫止痛，适用于中焦虚寒，脘腹作痛，
手不可近，呕不能食等症。以上三方，一是补气温中以祛寒，一是
温中下气以祛寒，一是建中祛寒兼能杀虫，这是它们的区别。吴茱
萸汤和天台乌药散都能温散肝经寒气。但前者主治肝经寒气上逆，
心下痞满，脘腹作痛，食后欲呕，或干呕、吐涎沫、头痛等症，功
在温中散寒，补中健脾，降逆止痛；后者主治肝经受寒而气结，以
致疝气牵引脐腹作痛，功在温通破结，行气止痛。此外，四神丸温
补脾肾，固涩止泻，主治五更泄泻，泻时腹但不适而不痛（或只微
痛），腰酸神疲，食欲减退等症。

四逆汤、回阳救急汤和参附汤，都能回阳救逆，治疗三阴寒厥之
证。其所不同者，四逆汤证阳虚阴寒内盛，气虚征象未显；回阳救急

汤证阳虚阴盛兼见气虚，病情较四逆汤证为重；而参附汤证，则为阳气衰竭欲脱之证，症情比前二者更为危急。

白通加人尿猪胆汁汤和益元汤，都能治疗阴盛格阳之证。不过前者主治阴盛格阳于外，症见四肢厥冷，腹痛下利，面赤，干呕，呃逆，胸痞烦躁不安；后者主治阴盛格阳于上，呈现面赤身热，烦躁闷乱不安，饮水不入，脉虚大无根等外假热征象。

真武汤温肾扶脾，利水镇痛，主治少阴虚寒，水气内停，腹痛下利，四肢沉重疼痛，或身体瞤动，摇摇欲倒等症。黑锡丹壮元阳，镇逆气，主治元阳衰惫，肾不纳气，痰壅气喘，四肢逆冷，汗出如油等症。

半硫丸温运散寒，通利虚秘，主治老年下元虚寒，便秘或腹痛泄泻等症。

来复丹祛寒壮阳，破结降逆，是一张急救的方子，主治痰壅气闭，心下胀满结硬，心腹冷痛，四肢厥冷，或暑天伤于寒冷，痰食结滞，腹脘绞痛，吐泻，肢冷脉伏等症。

第十三章　祛暑之剂

一、概说

祛暑剂，就是具有清解暑热功效，治疗暑病的一类方剂。所谓"暑"，是属于阳邪①，它所引起的病证，是属于热病的范畴。中医习惯上称作"阳暑证"。假使夏令由于贪凉过度、外感表邪，或过食生冷、内伤水湿等原因引起的疾患，虽不是暑邪直接引起的病证，但习惯上也说它是"伤暑"，而叫它"阴暑证"。因此，祛暑剂又可分为清祛阳暑和解除阴暑两类。

清祛阳暑的方剂，主治"阳暑证"。阳暑证按其轻重程度不同，又有中暑和伤暑的分别。所谓"中暑"又叫"中暍"，是由于在烈日下旅行或高温中作业过久，暑热侵袭机体，以致产生内热，不能放散所致。其见症有头昏、头痛，恶心呕吐，心悸、烦渴，脑部高热或身热，脉细数或洪大，甚至影响神明，突然昏倒，不知人事。此时宜速用芳香开窍剂，促其回苏。卫生防疫宝丹就是这一方面的常用方剂。如果见有汗多、烦渴等症，可用竹叶石膏汤和白虎加人参汤（以上两方见泻火剂）之类，以清暑解热。如果中暑渐解或只是一般伤于暑热，但见汗多、短气、烦渴、脉软弱而数等症者，那是气阴两伤，宜用新订清暑益气汤之类治疗。倘若出现小便不利、烦渴、手足抽搐等

---

① 《黄帝内经》说："在天为热，在地为火……其性为暑。"这说明火、热、暑三者是异名同体。

症，治宜清暑生津、利导湿热，方剂如桂苓甘露饮（见泻火剂）、五苓散（见利湿剂）和六一散之类。

解除阴暑的方剂，适用于阴暑证。所谓"阴暑证"，实际上是夏令的感冒和某些肠胃病。因为夏令炎热，每每恣意当风，夜露乘凉，过食生冷，或贪游泳取凉（或淋阵雨），所以易于感冒寒凉，出现头痛，无汗，形寒，身热，肢体困楚，或兼见腹痛吐泻等症。发汗解表、除湿和中的香薷饮，就是为此而设。因为暑令多湿，体虚者不但易于感受暑邪，同时也易于感受湿邪，出现形寒身热，头痛，倦怠，胸腹痞胀，便溏溲赤，口渴自汗，苔腻脉虚数等症。这就适用清暑益气汤来治疗。如果体实者，也可投以藿薷汤之类。假使素体阳虚，由于摄取生冷或纳凉过当，出现吐泻交作、四肢厥逆、脉沉迟等症，应与寒邪直中三阴同治，可用四逆汤（见祛寒剂）、大顺散之类。这些病都不是暑邪所引起，与真正暑邪所致的"阳暑证"，治疗显然不同，临床必须分别对待。

其次，在应用祛暑剂时，必须注意以下几点：

第一，长夏是湿土司令，一般暑病多夹湿邪，所以，其治疗每需在祛暑剂中加入渗湿或宣化之品，如六一散、茯苓、薏苡仁、杏仁、蔻仁之类。

第二，阳暑证是暑邪所引起，属于热病的范畴。其治疗较为复杂，远不是本章的方剂所能应付，必须从泻火、利湿等剂中随证选用。

第三，阴暑证实不是暑邪所致，仅因为暑令多见，所以古方书多责诸暑邪为患，因此也就把香薷饮等散寒祛湿的方剂，视为治暑病的要方。我们对此必须有正确的认识，绝不可把香薷饮之类的方剂误用于真正的暑病——阳暑证。因为暑病属热，香薷饮之类性属辛温，热病用温药，则会造成大错。

二、方剂

六一散

（附方：益元散、碧玉散、鸡苏散）

六一滑石同甘草，解肌行水兼清燥，

统治表里及三焦，热渴暑烦泻痢保。

益元碧玉与鸡苏，砂黛薄荷加之好。

【来源】刘河间。

【药物】滑石六两　甘草一两。

【用法】共研细末，每服钱半至三钱，用蜜少许和温水调下，或用冷开水、灯心汤送下。

【功效】清暑利水，泄热止渴，和胃制泻。

【适应证】感受暑湿，发热烦渴，小便不利，或呕吐泄泻，或下利赤白，或小便赤涩、癃闭刺痛等症。

【禁忌】阴虚内无湿热或小便清长者忌服。

【方义】本方是一张治疗暑病最常用的方子，因为暑多兼湿，而滑石具有清暑、渗湿、利水的作用，在清热解毒、调和中气的甘草配合之下，可使湿热从下渗泄，于是烦热、口渴、泄泻诸症自除。但如内无湿热，或兼见阴虚者，不宜服用，因为利水渗湿的药物，最易耗伤津液。

附方　益元散（《医宗金鉴》）：是六一散加入镇心安神的朱砂一味，用治上述证候兼见心烦不安之症。

碧玉散（刘河间）：是六一散加入清热解毒的青黛一味，用治上述证候兼见肝火，或因有热而见口舌生疮之症。

鸡苏散（刘河间）：是六一散加入发散风热的薄荷一味，用治表证而兼夹湿邪的证候。

以上四方在临床应用上，多把它们分别当作一组药，与有关药物组成方剂。同时它们的适应范围，不仅限于暑湿为患，冬春季的外感热病早期兼湿者，也常用到它们。

卫生防疫宝丹（新增）

卫生防疫丹如宝，甘草细辛薄荷脑，

白芷冰片加朱衣，一切痧证服之好。

【来源】《医学衷中参西录》。

【药物】粉甘草（细末）十两　细辛（细末）一两半　香白芷（细末）一两　薄荷冰（细末）四钱　冰片（细末）二钱（用樟冰）朱砂（细末）三两。

【用法】先将前五味和匀，用水为丸，如梧桐子大，晾干（不宜日晒），再用朱砂为衣，勿令余剩，装以布袋，杂以琉珠，来往撞荡，务令光滑坚实。如放置日久，不可令其走气。若治霍乱证，宜服八十丸，开水送服，余症宜服四五十丸。服后均宜温覆取微汗。若平素含化以防疫疠，用一丸至四五丸皆可。

【功效】辟秽解毒，回生安中。

【适应证】霍乱吐泻转筋；下痢腹痛；暴病而头目眩晕、咽喉肿痛者；诸般头痛、牙痛（含化）；心下、胁下及周身关节经络作痛，气郁、痰郁、食郁、呃逆呕哕；醒脑养神，在上能清，在下能温，种种利益，不能悉数；平素口含化服，能防一切疠疫传染。

【禁忌】阴虚阳亢，舌红脉弦数以及温邪高热、血热妄行者忌用。

【方义】本方是一张辟秽解毒，回生安中的有效方剂，在临床上应用极为广泛。方中甘草不但善于解毒，调和中宫，制止吐泻，并能缓和冰片、薄荷冰的辛辣气味，使人服之不至过分苛辣。冰片在本方中宜用樟脑炼成者，因樟脑善于振兴心阳，通活周身血脉，尤善解毒，并上升至脑，而清脑中之毒。薄荷冰辛烈香窜，无窍不通，无微不至，周身之病邪，皆能扫除；与冰片合用，更具表散之性，服之能透微汗，使内蕴之邪，由汗透出。这二药都是性热用凉，无论证之因凉、因热，投之咸宜。细辛、白芷性均辛温；细辛能宣散风寒，温行水气，白芷辛能散风，温可除湿，为疗风止痛的妙品，二者并有开窍作用。朱砂色赤入心，能解心中窜入之毒，且又重坠，善止呕吐。综合诸药于一炉，用之对证，无往而不利。在临床应用上，极为广泛，除阴虚阳亢、温邪高热、血热妄行者外，凡诸种不适、多种疼痛、瘟疫急痧、呕泻腹痛等症，都可施用。编者曾配合此丸施用，多奏良效；若干急症、异病，皆赖以救治。曾有一中年王姓理发师，以暴怒而致气闭不语，懊恼莫可言喻，诸医束手，嗣邀编者诊治，投以本丸三十粒，十五分钟后即神清气爽，言语如常，调理而安。特别是本方在夏季经常含服，能辟疫防病，对加强预防，有一定作用，值得推广应用。

三物香薷饮

（附方：黄连香薷饮、五物香薷饮、六味香薷饮、十味香薷饮、
二香散、藿薷汤、香葛汤）

三物香薷豆朴先，若云热盛加黄连，

或加苓草名五物[①]，利湿祛暑木瓜宣[②]。

再加参芪与陈术，兼治内伤十味全[③]。

二香[④]合入香苏饮，仍有藿薷[⑤]香葛[⑥]传。

【来源】《太平惠民和剂局方》。

【词解】①五物：就是"五物香薷饮"。②木瓜宣：五物香薷饮加木瓜名为"六味香薷饮"，有宣泄暑湿、舒筋和络的作用。③十味全：就是"十味香薷饮"。④二香：就是"二香散"。⑤藿薷：是指三物香薷饮配合藿香正气散而成的"藿薷汤"。⑥香葛：三物香薷饮加葛根名为"香葛汤"。

【药物】香薷一两（一至二钱） 厚朴（姜汁炒）（八分至钱半） 扁豆（炒）（三至五钱）各五钱。

【用法】水煎服。

【功效】发汗解表，除湿和中。

【适应证】夏季外感寒湿，内伤生冷，恶寒发热，头痛肢楚，烦躁无汗，或腹满而痛，呕逆泄泻，苔白腻，脉浮紧。

【禁忌】无外感寒湿或表虚、气虚者禁用。

【方义】本方是发汗解表、除湿和中的著名方剂，适用于夏季纳凉受寒，或过食生冷瓜果，阳气为阴邪所遏的所谓"阴暑证"。方中香薷辛温香窜，能彻上彻下，发越阳气而驱阴邪，外可达表发汗散寒，内能利水渗湿止呕，是夏季解表的要药，所以古人称它为"夏令的麻黄"。厚朴苦辛而温，温中下气，燥湿散满，能通气行滞，平呕止泻，定痛散满。扁豆甘淡，和中化湿，消暑解毒。

这里所谓"阴暑证"，实际上是暑天的感冒表实兼夹里湿之证，它与暑（热）邪引起的"暑病"截然不同。因此，凡是伤于暑热，而发热汗出、烦渴不安的证候，切不可误用本方。这在临证之际，不可不辨。

附方 黄连香薷饮（《增订叶评伤暑全书》）：也叫四物香薷饮，是三物香薷饮加入清暑泻火的黄连（八分）一味。适用于上述证候兼有口渴、心烦之症。

五物香薷饮（《仁斋直指方》）：是三物香薷饮加入利水渗湿、清热解毒的茯苓（四钱）、甘草（八分）组成。用治三物香薷饮证里湿较盛，兼见腹膨、泄泻之症。《太平惠民和剂局方》有一张"香薷汤"，药味与此相同，只是以茯苓易茯神，用治四时伤寒头痛，脾胃不和，胸脘痞滞或惊忧恚怒之证，可以互参。

六味香薷饮（《医方集解》）：是五物香薷饮加入化湿舒筋的木瓜（二钱）一味。用治五物香薷饮证兼见两腿转筋。

十味香薷饮（《百一选方》）：是六味香薷饮加人参（五分至一钱），黄芪（一钱五分至三钱），陈皮（一钱五分），白术（一钱五分至三钱）组成。这四药相配，功能补气健脾，适用于夏令感受寒湿，中气虚怯，头重困倦，身热不甚，吐利腹胀，小便短涩之症。

二香散（《世医得效方》）：是五味香薷饮合香苏饮（见表里剂）组成。功能清暑渗湿，理气发汗，适用于外感风寒、暑湿内蕴、气滞，以致恶寒发热、头痛无汗、噫气不畅、脘闷纳呆、腹膨便泄、苔白腻、脉濡数的证候。

藿薷汤（《医学入门》）：是三物香薷饮合藿香正气散所组成。具有清暑化湿、宣中和胃的作用，适用于暑湿互蕴，以致胸闷泛呕、腹胀肠鸣、泄泻、苔垢腻、脉濡等症。

香葛汤（《医级》）：是三物香薷饮加葛根（二钱）一味。适用于暑天外感寒邪，内有湿蕴，发热头痛，项背拘强，腹胀泄泻等症。

清暑益气汤

（新增附方：新订清暑益气汤）

清暑益气参草芪，当归麦味青陈皮，

曲柏葛根苍白术，升麻泽泻枣姜宜。

新订清暑洋参草，石斛黄连竹叶施，

麦冬荷叶西瓜翠，粳米煎汤暑病医。

【来源】李东垣。

【药物】黄芪（酒炒，一作蜜炙，汗少减五分） 苍术（泔浸，去皮，麻油炒）各一钱五分 升麻（醋洗，一作醋炒，或炙用）一钱 人参（去芦） 白术（姜炒） 陈皮（炒） 神曲（炒） 泽泻各五分 甘草（炙） 黄柏（盐酒浸炒） 干葛（酒煨） 青皮（去瓤，麸炒） 当归身（酒炒） 麦冬（去心）各三分 五味子（杵）九粒。

【用法】加生姜三片，大枣二枚，清水两大杯，煎至一杯，去滓，食后稍热服。

【功效】清暑益气，保肺生津，健脾燥湿。

【适应证】体质虚弱，感受暑湿，头痛身热，微感形寒，口渴自汗，四肢困倦，纳呆腹胀，呼吸气短声微，小溲黄赤，大便溏薄，脉虚数，苔薄腻。

【禁忌】伤暑而无气虚者不宜用。

【方义】本方是治疗体质素弱，感受暑热，气分受伤的一张有名的方子。因为暑伤于气，气虚则表不固，故用参、芪、甘草益气固表，扶正敛汗。由于暑多夹湿，湿伤脾，脾伤则腹胀泄泻，故以苍、白术燥湿健脾，合泽泻利水渗湿，解除腹胀便泄。因暑热盛则熏烁肺金，金伤即不能生水，故以麦冬、五味保肺生津，用黄柏泻火滋水，水充即能济火，并用养血和阴的当归从而助之。此外，升、葛能发散表热，升举下陷之气，以解除身热、呼吸气短；青陈皮理气和中，合神曲则能健胃消食，并止泛逆。从各药配伍看来，本方既能益气生津，健脾消食，又能燥湿泄热，解肌散邪，合为扶正祛邪之剂。但由于本方用药繁复，在临证时不能拘泥不变，必须因证制宜，随症加减才是。

附方 新订清暑益气汤（王孟英）：多用药轻灵，奏效良好，是夏令或高温作业车间常用以预防中暑的一张处方。主治夏令暑热气津两伤，症见身热自汗，口渴心烦，小溲赤涩，脉虚大而数。方用西洋参三钱（此药价昂，可以太子参三钱或珠儿参一钱代），麦冬三钱，川水连六分，鲜石斛四钱，知母一钱五分，甘草八分，竹叶三钱，荷叶五钱，西瓜翠衣五钱，粳米一两。水煎服。症情重剧者，可一日服两帖。

缩脾饮

（附方：大顺散）

缩脾饮用清暑气，砂仁草果乌梅暨，

甘草葛根扁豆加，吐泻烦渴温脾胃。

古人治暑多用温，暑为阴证此所谓。

大顺杏仁姜桂甘，散寒燥湿斯为贵。

【来源】《太平惠民和剂局方》。

【药物】缩砂仁　乌梅肉　草果（煨去皮）　甘草（炙）各四两（各一钱）　干葛（锉）　白扁豆（去皮，炒）各二两（各二钱）。

【用法】水煎，频频冷服。

【功效】温脾和中，渗湿止泻。

【适应证】暑月感受寒湿，头重肢困，身热胸痞，烦渴呕吐，腹胀肠鸣，泄泻如水，苔白腻，脉濡细。

【禁忌】呕吐、泄泻，内无寒湿，苔不白腻、脉不濡细者，应该慎用。

【方义】砂仁能温中理气，和胃醒脾，草果善于燥湿祛寒，二药可治寒湿气滞，脘腹作胀、呕吐。葛根、乌梅生津止渴，具有制止泄泻的作用，且葛根更能解肌发表，除热解烦。扁豆清暑化湿，配合甘草，和中益脾。湿去寒除，脾胃健运，则呕吐、泄泻诸症自愈。

其次，本方在临床应用时，必须抓住苔白腻、脉濡的特征。因为这是中有寒湿的表现。倘若症见苔薄质绛、脉搏洪大而数、汗多、烦渴引饮、呕泄热秽等症，便是暑热之征，绝对不可使用本方。这必须严格注意。

附方 大顺散（《太平惠民和剂局方》）：方用甘草三十斤（一作五钱），干姜（一作五钱），杏仁（去皮尖，炒，一作三钱），肉桂（去粗皮，一作三钱）各四斤，共研成细末。每服二三钱，用温开水调服。适用于素体阳虚，暑月饮水过多，或伤于生冷，以致脾胃受湿，运化不良，水谷不分，突然呕吐、泄泻等症。吴鹤皋说："此非治暑，乃治暑月饮冷受伤之脾胃耳。"这真是道地的经验之谈。

三、小结

本章共计介绍了方剂5首，附方12首。

六一散，清暑利水，泄热止渴，适用于暑热兼湿之证。卫生防疫宝丹，辟秽解毒，回生安中，是夏季应用较广的一首方剂，用于中暑昏迷不醒之症，可促其回苏。这是因为它具有芳香开窍的作用。新订清暑益气汤，功能益气生津，清暑解热，适用于暑热气津两伤，而见身热自汗，口渴心烦，小溲赤涩，脉虚大而数等症。

三物香薷饮，发汗解表，除湿和中，主治夏令感冒表证兼见内湿而吐泻之症。清暑益气汤，清暑益气，保肺生津，健脾燥湿，主治体虚感受湿邪，形寒身热，头痛，倦怠，胸腹痞胀，便溏溲赤，口渴自汗，苔腻脉虚数等症。缩脾饮，温脾和中，渗湿止泻，主治感受寒湿，头重肢困，身热胸痞，烦渴呕吐，腹胀肠鸣，泄泻如水，苔白腻，脉濡细之症。

第十四章　利湿之剂

一、概说

利湿剂，又叫祛湿剂，就是具有疏表祛湿、渗湿利湿以及健运化湿等作用的一类方剂。所谓湿，有外湿和内湿之分。外湿多因久居卑湿之处，或经常在水中作业，或冒雨而身裹冷湿之衣，以致体表感受湿邪所引起。内湿多因长期嗜酒好茶，或喜多食生冷黏腻之物，以致脾失健运，水湿不化而潴留，或因内脏、组织间有湿热性的病变，因而产生了病理的液体郁蓄体内所致。大致说来，外湿多引起肌表经络的病变，内湿多为内脏器官的病变。临床根据湿邪病变的部位、症状以及兼夹因素的不同，利湿剂分为疏表祛湿、利水除湿、泻下逐水、健运化湿、清利湿热等几类。下面分别来讨论。

疏表祛湿的方剂，主治湿邪在表的病证。所谓湿邪在表有两种含义：一是外感湿邪，一是内在水湿泛滥外涉肌表。外感湿邪常有恶寒发热、无汗、头痛重胀如裹，肢体疼痛沉重、口中不渴、苔白而腻、脉浮等症。这种病证的治疗，不宜大发其汗，只宜用疏表祛湿的方法，也即小发其汗以解除寒湿表证，方剂如羌活胜湿汤之类。如果寒湿稽留肌表经络，引起慢性肌肉或筋骨疼痛者，那应当按照寒湿痹证治疗，方剂如独活寄生汤之类（见祛风剂）。至于内在水湿泛滥外涉肌表，则出现肢体肿胀等症状，治宜"开鬼门"发汗，使水湿从汗而出。临床可根据实际病情于发表剂中选用适当的发汗剂。

利水除湿的方剂，主要适用于内有水湿潴留的病证。什么叫内有水湿潴留的病证呢？简要地说，就是水湿停蓄在机体的脏器之内或组织之间，见有小便不利、淋涩不通，或水肿兼见小便不利等现象的病证。这类病证的治疗，总宜"洁净府"（净府即膀胱）而利尿，以排除停蓄的水湿，方中所谓水湿在里以利小便为第一要义，也就是这个意思。利水通尿的五苓散就是这一方面的代表方剂。

泻下逐水的方剂，是为水湿蕴积、壅盛的病证而设。水湿壅盛，每多出现水肿、气粗喘息、腹胀坚硬、大便秘结、脉实有力等症状。这在治疗上非用泻下逐水的方法，壅盛的水湿不能排除，《黄帝内经》所谓"去菀陈莝"①，就是这个意思。逐水消肿的舟车丸和以泻下逐水为主的疏凿饮子，都是这一方面的常用方剂。

健运化湿的方剂，适用于脾土虚弱、中阳失运的水肿病证。脾土虚弱，中阳不振，运化水湿的功能减弱，往往是导致水湿潴留、引起水肿的根本原因，所以健运脾土、振奋中阳，实是治本而消除水肿的一种重要方法。方书提出的治水以健运脾土为正治（崇土制水），殆即此意。实脾健运、温阳利水的实脾饮就是这一类的常用方剂。

清利湿热的方剂，适用于湿热相杂所引起的一些病证，临床根据湿热病变的类型不同，选用不同的方剂。一般说来，湿温初起或暑温夹湿，出现胸闷不饥、身重困倦、发热午后增高、口渴、苔腻等湿热互蕴症状的，治宜宣化清利湿热，方剂如三仁汤之类。黄疸病，湿热阻遏中焦或滞于肝胆，呈现身热发黄、口渴、二便不利等症象的，治宜通利二便，泄利湿热，方剂如茵陈蒿汤、栀子柏皮汤之类。湿热流注于下引起淋病或下肢痿痹、湿疹等病证的，治宜清利下焦湿热。前

---

① 去菀陈莝：意即用逐水泻下剂以祛除蕴积、陈滞的水液。

者应用八正散、寒通汤之类利湿热，通淋闭；后者当用二妙丸之类清热燥湿，以疗痿痹和湿疹。

总的说来，由于水湿的成因不同，病变的部位差异，以及兼夹因素、体气强弱的分别，其所引起的病证包括较广。因此，在应用祛湿剂时，应特别注意以下几点：

第一，水湿在上、在表治宜微发其汗，在内、在下治宜渗泄利水，水湿壅盛实证治宜泻下逐水，脾虚失运治宜健脾化湿，湿热相杂治宜清利湿热。这是治疗水湿病证的一般原则，也是临床选用祛湿剂的标准。

第二，祛湿剂所包者广，在临床上不要受本章的内容所限，如水湿肿胀、脾肾阳虚者，即应于祛寒剂和补养剂中选用附子理中汤、肾气丸之类，温健脾肾，壮阳益火，以达到温化水湿的目的。

第三，利湿剂多易损伤阴分，凡是见有口渴、舌红、脉虚数等阴伤现象的患者，必须慎重。

二、方剂

羌活胜湿汤

（附方：羌活除湿汤）

羌活胜湿羌独芎，甘蔓藁本与防风，

湿气在表头腰重，发汗开阳有异功；

风能胜湿升能降，不与行水渗湿同。

若除独活芎蔓草，除湿升麻苍术充。

【来源】《太平惠民和剂局方》。

【药物】羌活　独活各一钱　藁本　防风　炙甘草　川芎各五分　蔓荆子三分。

【用法】水煎，温服。

【功效】发汗解肌，祛湿通络。

【适应证】外感湿邪，恶寒无汗，头痛重胀，周身疼痛、沉重，舌苔薄腻，脉浮等症。

【方义】羌活、独活、防风、藁本都是疏肌表、祛风湿之品，具有发汗镇痛的作用。川芎既能活血搜风，又可配合清利头目的蔓荆子制止头痛。上药配合起来，本来发汗的作用较强，但有了一味甘草缓和其辛散之性，便能使湿着之邪得微汗而解。凡是风湿在表，恶寒无汗，一身疼痛者，用之最为合适。如果身重而尤以腰部沉重较甚者，是寒湿较重的征象，可加防己二钱，附子八分（重者加制川乌）。

附方 羌活除湿汤（《医方集解》）：是羌活胜湿汤去独活、川芎、甘草，加升麻（六分）、苍术（八分）组成。适用于上证表证较轻，兼见胸脘满闷之症。

肾着汤

（附方：防己黄芪汤）

肾着汤内用干姜，茯苓甘草白术襄，

伤湿身痛与腰冷，亦名甘姜苓术汤。

黄芪防己除姜茯，术甘姜枣共煎尝，

此治风水与诸湿，身重汗出服之良。

【来源】张仲景。

【药物】干姜四两（三钱） 白术二两（二钱） 茯苓四两（三钱） 甘草二两（二钱）。

【用法】水煎服。

【功用】健脾助运，散寒祛湿。

【适应证】伤于寒湿，身体沉重，腰冷如坐水中，腰以下常有冷痛。并有腹部重坠感，饮食如常，口不渴，小便自利。

【方义】本方主治寒湿凝滞于腰部以下，以致腰部冷痛的肾着病。这种病证不是肾脏本身的病，只因腰为肾府，寒湿侵袭腰部，留着不去，所以叫作"肾着病"。其身重、腰冷疼痛，都是寒湿所伤的表现；而饮食如常，口不渴，小便自利，则说明病不在肾和肠胃。方中干姜温中散寒，苓、术、甘草健脾祛湿，脾土得以温健，则寒湿可除。在临床上用本方治疗腰部沉重、冷痛的病证，确有疗效。如寒湿较甚，可酌加附子，以加强散寒祛湿的功能。

附方　防己黄芪汤（张仲景）：是肾着汤去干姜、茯苓，加防己（三钱）、黄芪（三钱）、生姜四片、大枣一枚组成。防己、白术祛湿扶脾，消水肿；黄芪、甘草补气固表，振奋卫阳；生姜、大枣调和营卫。配合起来，具有补气扶脾、祛湿消水肿的功效。临床用治"风水"，身体沉重，略有浮肿，汗出恶风，小便不利，脉滑，苔白者，效果很好。此外，并可用治体虚"风湿相搏，客于皮肤，一身尽重，四肢少力，关节疼痛，时自汗出，不欲去衣"（《太平惠民和剂局方》）。

当归拈痛汤

当归拈痛羌防升，猪泽茵陈芩葛朋，

二术苦参知母草，疮疡湿热服皆应。

【来源】李东垣。

【药物】当归二钱（酒洗）　羌活　甘草　黄芩　茵陈蒿各一钱　人参　苦参　升麻　葛根　苍术各六分　白术（土炒）　泽泻　猪苓　防风　知母各八分（一方无人参）。

【用法】水煎服。

【功效】祛风燥湿，和血止痛，泄热利水。

【适应证】①湿热相搏，以致遍身骨节疼痛、肩背沉重等症。②湿热下注，脚气肿痛或腿脚生疮，赤肿作痛，脓水较多。

【方义】羌活、防风发散风湿。升麻、葛根升发清阳，既可协助羌、防透发肌表之风湿，又能升发脾胃之气，配合白术、苍术燥湿，健脾益胃。苦参、黄芩、知母、茵陈清泄湿热。这四味药本较苦寒，但现与羌、防、苍术等辛温燥湿之药相配，则不致过于苦寒而伤胃。当归和血行血，不但有助祛风药止痛，并能配合补气的人参、甘草，补益气血，扶正祛邪。此外，"治湿不利小便，非其治"，所以又配泽泻、猪苓，清湿热，利小便。

本方药味较杂，临床运用时须随症化裁。

五苓散

（附方：四苓散、猪苓汤。新增：加味五苓散、
茵陈五苓散、春泽汤）

> 五苓散里茯苓施，白术猪苓与桂枝，
> 更加泽泻清湿热，通利小便多用之。
> 去桂名为四苓散，利尿之功亦可资。
> 猪苓汤除桂与术，加滑加胶血淋医，
> 阴亏内热溲涩痛，下利虚烦用皆宜。
> 加羌去湿除身痛，益以茵陈黄病治。
> 加参一味名春泽，尿秘气虚此方司。

【来源】《伤寒论》。

【药物】泽泻二两（三钱）　茯苓　猪苓　白术各一两五钱（各

三钱） 桂枝一两（一钱五分）。

【用法】上药共研细末，每服二钱，用白米饮汤或温开水调服，一日三次，服后多饮温开水。或作汤剂服用。

【功效】健脾渗湿，化气利水。

【适应证】①小便不利，渴欲饮水，水入即吐，头痛发热，舌苔白润，脉浮。②水肿，小便不利，面白身重，或微有恶寒。③霍乱吐泻，头痛发热，身体微寒，或水泻、小便不利。④腹中有水气，脐下动悸，吐涎沫而头眩。

【禁忌】津液损伤，阴血亏损，口渴而小便不利者，忌用本方。

【方义】本方主治水湿内停，膀胱气化功能减弱，以致口渴水入即吐，小便不利，并有表证未解而头痛发热诸症，所以方用泽泻、猪苓、茯苓，通调水道，泻湿利水，用白术健运脾土，燥湿利水。四药同用，具有祛湿利尿的作用。桂枝在本方中，一是取其温通阳气，增强膀胱气化功能，使小便通利，一是取其解除头痛、发热等表证。如外无表证，则应将桂枝改为肉桂，因肉桂化气利尿的作用更强。总的说来，本方一方面增强气化功能，一方面利导水湿，所以凡是因水湿内停所引起的小便不利、水肿、水泻以及脐下动悸诸症，用本方多能收效，尤其是小便不利者，用之无不奏效。

附方 四苓散：即五苓散去桂枝，其适应证与五苓散相仿。但由于其所治的小便不利、水肿、水泻诸症，是水湿内潴所致，而气化功能尚好，同时没有头痛、寒热等表证，所以不用桂枝，而只用二苓、白术、泽泻，泻湿利水。正因不用有助气化利尿的桂枝，所以其通利小便的功用较五苓散为差。

猪苓汤（《伤寒论》）：是五苓散去白术、桂枝，加滑石（三钱）；阿胶（四钱）组成。五苓散证以膀胱气化不宣为主，猪苓汤证却属于热胜阴伤，二者的病机实不相同。因此，猪苓汤用阿胶滋阴、退热，滑石清热泻火、利湿行水，更佐用猪苓、茯苓、泽泻配同滑石清泻湿热，行水利尿。总的说来，本方功能清热滋阴，渗湿利水，可使小便通利，阴液不伤。适用于发热津伤，渴欲饮水，小便不利；下利六七日，内热阴亏，咳而呕渴，心烦不得眠；湿热黄疸，口渴，溺赤涩痛；淋病，小便涩痛带血，舌红而光。

加味五苓散（《医学正传》）：是五苓散加入祛湿镇痛的羌活一味，主治五苓散兼见寒湿身痛的证候。

茵陈五苓散（张仲景）：是五苓散加入利尿燥湿、清热除黄的茵陈蒿五钱。主治湿热蕴遏发黄、小便不利之证。

春泽汤（《医宗金鉴》）：是五苓散加人参（或用党参四钱煎汤送服五苓散）而成。加人参的目的是助气化、生津液。适用于中气虚弱、小便不利或水肿之证。

五皮饮

五皮饮用五般皮，陈茯姜桑大腹奇，

或用五加易桑白，脾虚肤胀[1]此方司。

【来源】《中藏经》。

【词解】[1]肤胀：是水肿的证候之一，《内经》说："肤胀者……腹大，身尽肿，皮厚，按其腹，窅而不起（即凹而不起），腹色不变，此其候也。"

【药物】五加皮　大腹皮各三钱　陈皮二钱　生姜皮一钱　茯苓皮四钱（一方有桑白皮三钱，无五加皮）。

【用法】水煎服。

【功效】利湿行水。

【适应证】①水肿，面目虚浮，四肢皮肤肿胀，脘腹胀满，或上气喘息，小便不利。②妇女妊娠，下肢水肿。

【禁忌】药后忌食生冷油腻硬物。

【方义】五加皮祛风胜湿，生姜皮辛散助阳，陈皮、大腹皮下气行水，茯苓皮渗湿健脾。五药合为利水消肿的轻剂，于散泻之中，略寓调补之意。在临床上应用很广，一般皮肤肿胀，特别是肾炎浮肿，用之对症，确有疗效。如果水肿兼见上气喘息者，应加入桑白皮，以泻肺利水，平喘降逆。此外，方中加入白术，用治妊娠足肿；加入姜黄、木瓜，用治水肿而伴有四肢重痛之症，都有疗效。我们切不可因其用药平淡，而忽视了它的作用。

疏凿饮子

疏凿槟榔及商陆，苓皮大腹同椒目，

赤豆艽羌泻木通，煎益姜皮阳水服。

【来源】《济生方》。

【药物】羌活　秦艽　槟榔　大腹皮　茯苓皮　川椒目　木通　泽泻　商陆　赤小豆各等分。

【用法】上药研成细末，每服四钱，加姜皮，水煎服。

【功效】通利二便，发汗行水。

【适应证】阳水，遍身水肿，胸满腹胀，呼吸喘促，口渴，大便秘结，小便不利，脉实有力。

【禁忌】水肿属虚者忌用。

【方义】本方是发表、泻下、利尿等药复合组成的方剂。它是根据《黄帝内经》"平治权衡，去菀陈莝""开鬼门，洁净府"的理论创制而成。方中用羌活、秦艽发汗解表，以开鬼门（汗孔），使水从汗而出；用腹皮、姜皮、苓皮辛散淡渗，消散皮肤之水；用商陆、槟榔破结攻积，以去菀陈莝，使水从大便排出；更用椒目、赤豆、木通、泽泻利水道以洁净府，使水从小便而出。其泄水之功，有如疏江凿河，分减泛滥之水势，所以叫作疏凿饮子。可见本方是为阳水实证而设。如属阴水虚证，那应该采取温肾化气、健运脾土以利水湿的方法，切不可误投本方，造成虚虚之过。

实脾饮

实脾苓术与木瓜，甘草木香大腹加，

草蔻附姜兼厚朴，虚寒阴水效堪夸。

【来源】《济生方》。

【药物】白术　白茯苓（去皮）　厚朴（姜汁炒）　大腹皮　草豆蔻　木香　木瓜　附子（炮）　干姜（炮）各一两　甘草（炙）五钱。

【用法】上药共捣粗末，每取四钱，加生姜五片，大枣一枚，水煎温服。药后如无效，可酌情加大剂量。

【功效】温脾燥湿，健运利水。

【适应证】阴水，肢体浮肿，身半以下更甚，胸腹胀满，倦怠懒言，口中不渴，大便溏薄，小溲少而色清，舌苔腻润，脉象沉迟。

【禁忌】阳证水肿忌用。

【方义】本方方名"实脾"，是因其专为脾土虚寒的水肿而设。脾土虚寒，中阳不运，运化转输水液的功能失职，必然导致水液潴留，发生肿胀。这种病证，非用实脾之法以治其本不可。但仅用实脾，水湿不易速去，所以又必须配合利湿行水之法以治其标。古人所谓治水肿胀满，以健运分消为正治，即是此意。方中白术、甘草、姜、枣健脾扶土，干姜、附子、草豆蔻温脾健运，都是为实脾治本而设。大腹皮、茯苓、木瓜利湿行水，厚朴、木香理气宽中，都是为消肿治标而设。至于治水佐用理气之品，殆因水留则气滞，行气则有助于利水。古人在利水剂中常配用行气的药物，就是这个缘故。如果体气较虚者，可酌加补气扶正的人参。

小半夏加茯苓汤

（附方：茯苓甘草汤）

小半夏加茯苓汤，行水散痞有生姜。

加桂除夏治悸厥，茯苓甘草汤名彰。

【来源】《金匮要略》。

【药物】半夏一升（二钱半）　茯苓三两（三钱）　生姜半斤（四钱）。

【用法】水煎服。

【功效】行水利湿，降逆止呕，定眩平悸。

【适应证】膈间有水，以致呕吐，心下痞满，或头眩，心下悸动，口不渴者。

【禁忌】胃热呕吐者不宜用。

【方义】半夏、生姜合用为小半夏汤，功能温散水饮，为温胃降逆、止呕消痞的有效方剂。增加茯苓渗湿利水，引导水饮从小便而出，不但能增强止呕的作用，更能解除头眩、心下悸动（水气上蔽清阳故头眩，水气凌心故心下动悸。茯苓能利水，故可定眩平悸）。凡是水饮内停引起的呕吐、心下痞满以及头眩、心下动悸，应用本方最为适宜，但是胃热津伤所致的呕吐，必须禁用。二者的主要区别在于：前者呕而口不渴，苔多白腻；后者呕必兼口渴，舌必红而少苔。

这是应用本方时必须掌握的辨证要点。

如果中焦虚寒，而见干呕、吐涎沫等症时，可用本方去生姜加干姜，以增强温中散寒的作用。

附方 茯苓甘草汤（张仲景）：是小半夏加茯苓汤去半夏，加桂枝（二钱）、甘草（一钱）组成。主治寒厥而心下悸。此所谓寒厥，即指四肢逆冷，是由于阳气内伏，不足外温四肢所致。正因阳气内伏不能行使正常功能，所以又导致水气内停而发生心下动悸。因此，用桂枝、甘草通阳外达、平冲定悸；用生姜、茯苓温散水气，以助平悸。假使水渍入胃，引起下利，也可应用本方治疗。

三仁汤

三仁杏蔻薏苡仁，朴夏白通滑竹伦。

水用甘澜扬百遍，湿温初起法堪遵。

【来源】《温病条辨》。

【药物】杏仁五钱　飞滑石六钱　白通草二钱　竹叶二钱　厚朴二钱　生薏苡仁六钱　半夏五钱　白蔻仁二钱

【用法】甘澜水八碗，煮取三碗，每服一碗，日三服。

【功效】宣化淡渗，清利湿热。

【适应证】①湿温初起，邪在气分，发热，汗出，胸痞，口渴不多饮，舌苔白滑，脉象濡缓，或呕逆时作，饮水即吐。②暑温夹湿，面色淡黄，头痛身重，胸闷不饥，午后身热，舌苔白而不干，脉弦细而濡。

【禁忌】温病内无湿邪，而见发热、口渴喜饮、脉数舌红者不宜用。

【方义】本方是治疗湿温初起的一张有效方剂。方用苦温肃肺的杏仁开上宣肺，用芳香苦辛的白蔻仁宣中利气，用甘淡渗泄的滑石、竹叶、通草、薏苡仁渗下利湿、泄热，更用厚朴、半夏燥湿降逆。诸药合为芳香化浊，淡渗利湿剂，用于湿温初起或暑温兼湿，症见湿重热轻者，必获良效。但在临床运用时，要善于化裁，如热重者可加青蒿珠、黄芩、焦山栀、活水芦根，湿重者可加茅术、陈皮、茯苓等，都是常法。

甘露消毒丹

甘露消毒蔻藿香，茵陈滑石木通菖，

芩翘贝母射干薄，暑疫湿温为末尝。

【来源】叶天士。

【药物】飞滑石十五两　绵茵陈十一两　黄芩十两　石菖蒲六两　木通五两　川贝母五两　射干四两　连翘四两　薄荷四两　白蔻仁四两　杜藿香四两。

【用法】上药除绵茵陈外，其余生晒，各研细末，用绵茵陈煎汤泛丸，如绿豆大，或以神曲糊丸。每服三钱，开水调服；或用五钱至一两绢包煎服。

【功效】清热解毒，化浊利湿。

【适应证】湿温、时疫初起，邪在气分，症见发热肢酸，无汗神烦，或有汗而热不退，胸闷腹胀，溺赤便闭，或泻而不畅，粪便有热臭气，或湿热黄疸、瘟毒、颐肿等症，舌苔薄白，或垢腻，或干黄者，都可用之。

【禁忌】湿温、时疫，高热神昏谵语而舌绛者忌用。

【方义】本方是治疗湿温、时疫的常用方剂。方中藿香、蔻仁、菖蒲辟秽化浊；黄芩、连翘清热解毒；射干、贝母清肺化痰，且射干与连翘相配，更能消退咽肿；滑石、木通、茵陈清利湿热；更用一味薄荷轻疏表邪。这样，可使湿热之邪，既从表而散，又从中而化，更从下由小便而出。对于湿温、时疫初起，或湿热黄疸、瘟毒轻者，都可用之。

此外，近年来用本方预防传染性肝炎，每取三钱煎服，连服五日，有一定作用。

茵陈蒿汤

（附方：茵陈附子干姜汤、栀子柏皮汤）

茵陈蒿汤治疸黄，阴阳寒热细推详，

阳黄大黄栀子入，阴黄附子与干姜。

亦有不用茵陈者，仲景柏皮栀子汤。

【来源】《伤寒论》。

【药物】茵陈蒿六两（五钱）　栀子十四枚（三钱）　大黄二两（三钱）。

【用法】水煎服。

【功效】泄热，利湿，退黄。

【适应证】阳黄身热，面目、周身黄如橘色，小便黄赤短涩，大便不畅（或秘），腹微满，口渴胸闷，烦躁不安，或有但头汗出，别处无汗，苔黄腻，脉滑数。

【方义】本方是主治湿热发黄的一张卓效方剂。茵陈苦平微寒，寒能清热，苦能燥湿，既能发汗使湿热从汗而出，又能利水使湿热从小便而去，是治疗黄疸的要药。它与苦寒泻火、通利小便的栀子同用，则能直导肝胆湿热由小便外泄。大黄苦寒泄热，荡涤胃肠，不但能协助茵陈、山栀以泄郁热，并能通大便以泻结实。三药都是苦寒泄利之品，所以主治身热、便秘的阳黄热证。

附方 茵陈附子干姜汤：是茵陈蒿汤去山栀、大黄，加附子（一至二钱）、干姜（二钱）而成。它是主治阴黄的一张方剂。所谓阴黄，是指身目黄色如烟熏、身寒体重、胸痞腹胀、口淡便溏的证候。这种证候，多为脾土虚寒、中阳不运，它与阳黄胃肠热实者截然不同。所以其治疗只宜温脾运中，方中附子、干姜即是为此而设。茵陈虽微有苦寒，但得姜、附之温，则专治黄疸而无苦寒伤脾之弊。在临床上阴黄远比阳黄难治，如其日久不愈，则易引起大腹水肿，以致不治。这一点不可不知。

栀子柏皮汤（张仲景）：是由栀子、黄柏、甘草三味所组成。主治身黄发热、腹不胀满、二便自调的病证。方中不用大黄，是因其大便自调，而无里实可下。黄柏清利湿热的功能甚强，现与清热退黄的栀子同用，则相得益彰，利导湿热从小便而出。甘草一药，不但能解毒泻火，并有利于利小便。可见此方利小便的作用较茵陈蒿汤为强。

八正散

八正木通与车前，萹蓄大黄滑石研，

草梢瞿麦兼栀子，煎加灯草痛淋蠲。

【来源】《太平惠民和剂局方》。

【药物】车前子　木通　瞿麦　萹蓄　滑石　甘草梢　栀子仁　大黄（面裹煨）各等分。

【用法】上药共研为末，每服二至三钱，加灯心用清水煎服。

【功效】清热泻湿，利尿通淋。

【适应证】①热淋、血淋，小便涩痛、刺痛，淋沥不畅，或少腹胀急，癃闭不通，口渴心烦。②目赤睛痛，或口舌生疮，或咽喉肿痛，见有口渴欲饮，小便赤少，大便不畅，脉数，舌赤等症者。

【方义】瞿麦、萹蓄、木通、车前，泻湿热，通淋闭，具有较强的利尿作用。甘草梢不但能径达茎中，清热缓痛，并能协助利尿。山栀、大黄泄热通闭，配合利水通淋诸药泻火下行。至于用一味灯心作引，也不外引火下行，协助利尿。从各药配合看来，本方清泻湿热、利尿通淋的作用，至为强盛。凡是湿热蕴结膀胱的淋病，用它恒有著效。上部的热郁赤肿（如目赤肿、咽肿）诸症，得它引热下行，亦有良效。如果血淋长久不愈，屡发而毫无尿道刺痛和身热脉数现象者，则多属虚证，与湿热所致者不同，切不可误投本方，以免引起更严重的尿血。

此外，根据编者经验，本方用于儿童、青壮年的"急性肾炎"，证属实热，出现小便短赤、刺痛，大便秘结，发热口渴，微烦，浮肿而肤色鲜明红亮，苔黄，脉浮而数者，有显著的疗效。一般服用本方二三周，即可消肿痊愈，而复发者较少。这是值得推广应用的一张方子。但在临床应用时，还必须随症加减，如便溏者去大黄；血压高者，加杜仲三钱、桑寄生三钱、白芍三钱；浮肿消退较慢者，加连皮苓一两；气血虚弱者，去大黄，加当归二钱、川芎一钱五分、枸杞子三钱。

萆薢分清饮

（附方：缩泉丸）

萆薢分清石菖蒲，草梢乌药益智俱，

或益茯苓盐煎服，通心固肾浊精[①]驱。

缩泉益智同乌药，山药糊丸便数需。

【来源】《杨氏家藏方》。

【词解】①浊精：尿道中流出的浊液。

【药物】粉萆薢　石菖蒲　乌药　益智仁各等分　甘草梢减半。

【用法】研成粗末，每服三钱，入食盐少许，水煎服。或改用常量，径用饮片作煎剂。

【功效】清利湿热，固肾通淋。

【适应证】真元不固，小便频数，时下白浊，凝如膏糊。

【方义】萆薢清泄湿热，去浊分清，乌药疏气，逐寒温肾，益智温固肾气，石菖蒲化浊开窍，甘草梢下达茎中泄热。综合起来，使湿热去，气化行，则淋浊可止。

附方　缩泉丸（《集验方》）：乌药、益智仁各等分，共研细末，酒煮山药末糊为丸，如梧桐子大。每服二至三钱，米饮送下。主治虚寒性小便频数、失禁以及遗尿等症。

五淋散

五淋散用草栀仁，归芍茯苓亦共珍，

气化原有阴以育，调行水道妙通神。

【来源】《太平惠民和剂局方》。

【药物】赤苓三钱　赤芍　山栀各二钱　当归　甘草各一钱四分。

【用法】加灯心草，水煎服。

【功效】清热利湿。

【适应证】膀胱有热，水道不通，小便淋涩等症。

【方义】本方山栀泻火清热，兼利小便，赤苓清利湿热，二药清热利尿通淋；赤芍凉血散瘀，当归活血止痛，二药能治热淋郁结之尿血，并略有养阴的作用。甘草在本方中主要取其泻火解毒。从各药配合看，本方对于热淋小便赤涩、刺痛或尿中夹血者，可以取效。本方方名"五淋散"者，殆指以其化裁加减，可治五淋证。例如，加海金沙、滑石、石首鱼脑石等，可治小便窘迫、刺痛牵引少腹、尿出砂石的石淋；加生地黄、丹皮、牛膝等，可治溺痛带血的血淋；加乌药、升麻，可治膀胱气化不宣、胞中气胀、溺有余沥的气淋；加瞿麦、石韦等，可治尿浊如膏、小溲疼痛的膏淋等。不过这些仅是举例说明而已，在实际应用时，还须根据病情，通权达变。

寒通汤（新增）

寒通汤是锡纯方，滑柏芍知共为汤，

下焦湿热膀胱胀，小便难通总堪尝。

【来源】《医学衷中参西录》。

【药物】滑石一两　生杭芍一两　知母八钱　黄柏八钱。

【用法】水煎服，每日一剂。

【功效】清化湿热，利水通淋。

【适应证】①下焦实热，膀胱肿胀，溺管闭塞，小便滴淋不通。②膀胱结石症，呈现口干、口苦、少腹胀、小溲不利、刺痛淋沥、尿中带血、舌苔黄厚、脉沉有力等湿热郁结现象者。③老年前列腺肥大，以至小溲淋涩不利，疼痛难忍，偏于湿热者。

【方义】寒通汤既能清利下焦湿热，又可补益肾水不足，对于下焦湿热郁结引起的小便淋涩不利诸症，用之最为合拍。知母能泻膀胱、肾经之火，滋益肾水，利二便；黄柏能补肾水不足，清利下焦湿热，利下窍。二药同用，相得益彰，是治湿热郁结而小便淋涩作痛的要药。滑石不仅能利水渗湿，治溲赤淋沥、尿血茎痛，而且朱丹溪说它"偏主石淋为要药"。可见其对于膀胱结石可有疗效。杭白芍一药，敛阴"补肾气"（甄权），和血止痛，"利膀胱"（《名医别录》），与滑石配合，尤能增强止痛、利尿、治疗尿血的作用。总之，本方清利湿热、利尿的作用较强，它所治疗的小溲淋沥不通，必须是湿热郁结下焦，见有尿赤、口干、苔黄、脉沉有力等症者，方为对症。原方下注明，如果湿热盛者，宜加金银花三钱，净连翘三钱，炒牛子三钱，车前子三钱，芦根五钱。

根据张锡纯氏的经验，白芍一药，对于阴亏有热的小便不利，疗效很好（《本经》上也说它能"利小便"），但用量须大，才能见效，本方白芍用至一两，即是此意。

大橘皮汤

大橘皮汤治湿热，五苓六一二方缀[①]，

陈皮木香槟榔增，能消水肿及泄泻。

【来源】《黄帝素问宣明论方》。

【词解】①缀：原为相联之意，此处作同用解。

【药物】广陈皮一钱半　木香　槟榔各三分　茯苓四钱　泽泻白术各三钱　桂枝五分　滑石六钱　甘草一钱。

【用法】水煎温服。

【功效】利湿泄热，导气除胀。

【适应证】脘腹胀满，小便不利，大便溏泄不畅，腿足浮肿，舌苔白腻，脉象濡缓。

【禁忌】气阴两亏者忌用。

【方义】大橘皮汤证的脘腹胀满诸症，是由于中焦阳气不宣，湿浊凝滞而成。猪苓、茯苓、泽泻、滑石，泄热行水，利湿化浊；橘皮、桂枝、白术、木香、槟榔，宣发中阳，理气行滞。这样，使气行水行，湿去肿消，上述各症便可随之而解。凡是气滞湿停、痞满肿胀等症，服之可效。

二妙丸

（附方：三妙丸）

二妙丸中苍柏兼，若云三妙膝须添，

痿痹①足疾堪多服，湿热全除病自瘥。

【来源】《丹溪心法》。

【词解】①痿痹：痿是四肢痿弱无力，不能举动；痹，这里是指麻痹不仁之意。

【药物】苍术（米泔浸炒）六两　黄柏（酒炒）四两。

【用法】研成细末，而糊为丸，如梧桐子大，每服五六十丸，用姜汤或开水送下，一日二次。

【功效】燥湿清热。

【适应证】湿热流注，筋骨疼痛，或湿热注于下，而形成下肢痿弱、麻痹，或腿生湿水疮者。

【方义】本方《丹溪心法》原名二妙散，后世为了便于服用，故为丸剂，叫作"二妙丸"。方中苍术辛温，燥湿强脾，黄柏苦寒，清下焦湿热，合之功能燥湿清热，主治下肢痿痹或湿水疮等症。至于湿热流注引起的全身筋骨疼痛等症，本方虽可应用，但药力远远不及，尚须因症加味。

附方　三妙丸（《医学正传》）：是二妙丸加入牛膝一味。牛膝既能强筋骨，又能导湿热下行。因此，其除湿热的作用较二妙丸略强。

鸡鸣散

鸡鸣散是绝奇方，苏叶茱萸桔梗姜，

瓜橘槟榔煎冷服，肿浮脚气[①]效彰彰。

【来源】《类编朱氏集验方》。

【词解】①脚气：古称"壅疾"，有干、湿之别，脚肿者为湿脚气，不肿者为干脚气。

【药物】槟榔七枚　橘红　木瓜各一两　吴茱萸　苏叶各三钱　桔梗　生姜各半两。

【用法】研为粗末，分作八服，隔宿用水三大碗，慢火煎留碗半，去滓（按：应为过滤留滓），再入水二碗，煎取一大碗。二汁相和。次日五更分二三次冷服，冬日略温亦可。服后用饼饵压下，如服不尽，留次日渐渐吃亦可。服此药至天明，当下黑水粪，即肾家所感寒湿之毒气下来也，早饭前后痛住肿消；但只是放迟吃物，候药力过，并无所忌。

【功效】温宣降逆，开郁利湿。

【适应证】脚气，两膝以下肿胀、痹痛，足部尤甚，以指按之，窅而不起，脉迟而涩，或见濡软，甚则寒热，或饮食减少，腹痛下痢，或有胸闷泛恶者。

【方义】本方是治疗脚气的一张要方。方中吴茱萸散寒下气，能"治肾气脚气水肿"（《大明》）；木瓜舒筋化湿，善治"湿痹脚气"（《名医别录》）和"脚气冲心"（陈藏器）。《千金方》有张专治脚气入腹的吴茱萸汤，即是此二药组成。可见这二药对于湿性脚气而肿胀痹痛有殊效。至于紫苏、桔梗、陈皮三味，主要用作开肺利气，"气利则湿行"，因为脚气为壅疾，所以重用槟榔一药，下气降逆，以泻下泄壅，使湿气从大便而出，即所谓"当下黑水粪，即肾家所感寒湿之毒气"。此外，佐用生姜，也不外温散寒气，协助解除脚气。综合起来，本方对于湿性脚气有较好的疗效。假如症见肿势上犯入腹，湿气冲胸；呕恶腹胀，喘息抬肩，自汗淋漓，乍寒乍热，脉短促者，是"脚气冲心"的危险之症，必须加入温阳降逆的附子等品，始能挽救。

本方方名"鸡鸣散"，意在要求于五更鸡鸣时服药，这实际上是取空腹时药物吸收较易，尤其易于达到泻下除水湿的目的。因此，本方在清晨空腹时服用亦可。

三、小结

本章共计介绍了方剂 18 首，附方 12 首。

羌活胜湿汤，疏表祛湿，适用于外感湿邪，恶寒无汗，头痛重胀，周身疼痛、沉重，苔腻脉浮等症。肾着汤，散寒祛湿，适用于伤于寒湿，身体沉重，腰冷如坐水中，腰以下冷痛，腹部重坠，口不渴等症。当归拈痛汤，祛风燥湿，清热，和血止痛，适用于湿热相搏，遍身骨节疼痛、肩背沉重，以及湿热下注引起的脚气肿痛等症。这三张方子，一主风湿表证，一主寒湿腰痛，一主湿热身痛，这是它们的适应差别。

五苓散，利水除湿，主治小便不利、水肿、泄泻，苔白，脉浮或有恶寒微热等症。五皮饮，利湿行水，主治水肿，面目虚浮，四肢皮肤肿胀，小便不利以及妊娠下肢水肿等症。这两张方子比较，前者利水的功能较强，且略有解表的作用；后者利水的功能较弱，善治皮肤肿胀。

疏凿饮子，通利二便，发汗行水，主治阳水遍身水肿，胸满腹胀，二便不利等症。此方虽是发汗、泻下、利尿兼顾，但以泻下逐水为主。

实脾饮,温脾燥湿,健运利水,主治阴水肢体浮肿,胸腹胀满,倦怠懒言,口中不渴,大便溏薄,小便色清,舌苔腻润,脉沉迟等症。小半夏加茯苓汤,行水利湿,降逆止呕,定眩平悸,主治膈间有水,呕吐,心下痞满,或头眩心悸等症。这两张方子,一能实脾健运行水,主治脾土虚寒而水肿;一能行气略兼扶脾,主治胃中有水湿(膈间有水)而作呕。

三仁汤,宣化淡渗,清利湿热,适用于湿温初起以及暑温夹湿,发热汗出,胸闷不饥,午后发热加重,身重困倦,苔白脉濡缓或呕逆时作等症。甘露消毒丹,清热解毒,化浊利湿,适用于湿温、时疫初起,邪在气分,发热肢酸,无汗神烦,或有汗而热不退,胸闷腹胀,溺赤便闭,或泻而不畅,粪便有热臭气,或湿热发黄,苔白而腻等症。

八正散,清热泻湿,利尿通淋,主治热淋、血淋,小便涩痛,淋漓不畅,或少腹胀急,口渴心烦,以及上部热郁引起的目赤睛痛,或口舌生疮,或咽喉肿痛等症。萆薢分清饮,清利湿热,固肾通淋,主治小便频数、时下白浊的膏淋。五淋散,清热利湿,主治膀胱有热,水道不通,小便淋涩等症。寒通汤,清化湿热,利水通淋,主治下焦湿热,膀胱肿胀或结石,呈现小便不利、淋痛,尿内带血,少腹胀,口干口苦,舌苔黄厚,脉沉有力等症。大橘皮汤,利湿泄热,导气除胀,主治脘腹胀满,小便不利,大便溏泄不畅,腿足浮肿,舌苔白腻等症。二妙丸,清热燥湿,主治湿热引起的下肢痿痹以及湿水疮等症。

鸡鸣散,温宣降逆,开郁利湿,主治脚气,两膝以下肿胀、痹痛,甚则寒热,饮食减少,腹痛下利,或有胸闷泛恶等症。

第十五章　润燥之剂

一、概说

润燥剂，是指具有滋养阴液或略寓轻宣、清热等作用，能够润泽、解除外燥和内燥等病证的方剂。

所谓"外燥"，是指感受了秋天的燥气所发生的病证。这种病证又有凉燥和温燥的区分。一般说来，"秋深初凉，西风肃杀，感之者多病风燥，此属燥凉……若久晴无雨，秋阳以曝，感之者多病温燥，此属燥热。"（俞根初）因此，凉燥多属于寒，温燥多属于热。至于"内燥"，简要说来，久嗜浓酒厚味，或房劳太过，或热病后期津液受劫，或误服温燥、克伐的药剂等等，都能损伤阴液，引起内火，形成内燥的病证。正因燥有内外之别，所以润燥剂就可分为解除外燥和滋润内燥两类。

解除外燥的方剂，多由轻宣达表和清凉滋润的药物所组成。由于外燥病变多在肺金，所以这类方剂多能轻宣肃肺、清润肺经。临床根据凉燥和温燥的不同，选方有所区别。大致说来，凉燥多可见到恶寒身热、咳嗽、胸痛、头痛、鼻塞、唇燥咽干、苔薄白等症，治宜温散肺寒、清凉润燥，方剂如肘后葱豉汤合桑菊饮（见发表剂）之类。温燥所不同的是，起病恶寒较短，肺热伤津的情况较重，其见症多有身热心烦、口渴咽痛、咳嗽少痰、痰中带血、胸痛、头痛、舌尖边质红等现象，所以治宜清肺润燥，方剂如清燥救肺汤之类。

滋润内燥的方剂，多由滋阴增液、生津益血、养阴清热以及清火泄热等方面的药物所组成。这类方剂的适应范围较广，临床根据内燥病证的表现不同，选用不同的方剂。简要地说，阴亏肺燥，见有咳嗽、咽燥、口干少津，或有咳血、咯血，或外见皮肤干燥、筋脉失荣等症的，宜用琼玉膏、滋燥养荣汤之类，养阴润肺。火盛津枯，胃中干燥，症见噎膈反胃的，宜用五汁安中饮之类，清胃火，生胃津。血虚阴亏，大肠燥涩，见有大便秘结等症状的，宜用活血润燥生津散之类，滋阴润肠。此外，如内热消渴伤津，见有口干舌燥、渴饮善饥、饮一溲一等症的，宜用消渴方、白茯苓丸之类，随症加减，以清火生津、止渴。又如病后虚火伤津，见有心烦不安、下痢等症状的，宜用阿胶鸡子黄汤之类，滋阴清火除烦。上述这些，只是滋润内燥剂的应用举例，临床时尚须详细辨证，因证遣方，方不致误。

总的说来，在使用润燥剂时，必须注意以下几点：

第一，由于内燥和外燥的成因不同，治疗的方剂有所区别。本章所介绍的方剂，可说是详于内燥，略于外燥。外燥病证虽只是秋天的特有疾患，范围虽不如内燥病证那样广泛，但其起病较急、变化较多，因此，很好地掌握解除外燥的方剂，很为重要。解除外燥剂，在《通俗伤寒论》的秋燥伤寒部分论述较详，我们可以参阅。

第二，润燥剂多为滋腻的药品组成，易于泥滞中焦，影响脾胃运化，所以凡是湿痰阻滞中焦，或脾胃虚寒，见有胸闷、纳谷不香、消化不良等症的患者，不宜使用。

二、方剂

清燥救肺汤

清燥救肺参草杷，石膏胶杏麦胡麻，

经霜收下干桑叶，解郁滋干效可夸。

【来源】《医门法律》。

【药物】霜桑叶三钱　石膏二钱五分　人参七分　甘草一钱　胡麻仁（炒研）一钱　真阿胶八分　麦冬（去心）一钱二分　杏仁（去皮尖，炒）七分　枇杷叶（刷去毛，涂蜜炙黄）一片。

【用法】水一碗，煎六分，频频滚热服。痰多加贝母、瓜蒌；血枯加生地黄；热加犀角（代）、羚羊角，或加牛黄。

【功效】轻宣达表，清肺润燥。

【适应证】①温燥伤肺，头痛身热，干咳无痰，气喘胸胀（或痛），心烦口渴，舌苔薄白少津，尖边俱红者。②肺痿，咳吐涎沫，喘逆上气，咽喉干燥，口渴，舌光红，苔干剥，脉虚而数者。

【禁忌】肺胃虚寒者忌服。

【方义】方中人参、甘草、麦冬是《金匮》麦门冬汤中的主药，功能生津润肺，补益脾胃（培土生金），主治津液亏损，肺虚而燥的肺痿。现在再加胡麻滋补润燥，阿胶补肺养阴，杏仁宣肺化痰，桑叶、枇杷叶肃肺降气，清宣肺络，石膏直泻肺火，综合起来，便具有滋补润燥、清热祛邪两顾的作用。所以用它治疗肺燥津伤、邪热犯肺的温燥与肺痿，最为适合。

沙参麦冬饮

沙参麦冬饮豆桑，玉竹甘花共合方，

秋燥耗伤肺胃液，苔光干咳此堪尝。

【来源】吴鞠通。

【药物】沙参　麦冬各三钱　玉竹三钱　生甘草一钱　冬桑叶
生扁豆　天花粉各一钱半。

【用法】清水五杯，煮取二杯，日再服。久热、久咳者，加地骨
皮三钱。

【功效】清热生津，滋阴润肺、养胃。

【适应证】秋燥，干咳无痰，咽喉干燥，心烦口渴，舌苔薄白，
尖边俱红。（亦治肺痿、消渴）

【禁忌】外感咳嗽及脾胃虚寒者忌用。

【方义】本方是一首常用的甘寒清润、滋补剂，主治温燥热邪
袭入肺胃，以致阴虚、津液受伤的病证。麦冬、玉竹清热润燥，滋
养肺胃的阴液，能治肺胃有火、阴亏液枯的干咳咽燥、心烦口渴。
现在二药与清肺火、养肺阴的沙参配合，润肺止咳的作用便更强；
与清胃火、益胃津的天花粉、生扁豆同用，生津止渴的功能可倍增。
此外，更佐用桑叶清肃、宣通肺络，疏达皮毛，生甘草泻火和中。
由此看来，本方清热滋润、养阴生津的作用，比较显著，如果秋燥
或肺痿，仅见干咳咽燥而肺胃无火者，不宜应用。这一点必须加以
明确。

酥蜜膏酒

酥蜜膏酒用饴糖，二汁百部及生姜，

杏枣补脾兼润肺，声嘶气惫酒喝尝。

【来源】《千金要方》。

【药物】酥蜜　饴糖　枣肉　杏仁　百部汁　生姜汁。

【用法】上药各一升，共煎熬如膏，内服方寸匕（一钱），温酒细细咽下，一日三次。

【功效】温肺化饮，补脾润肺。

【适应证】肺气虚寒，咳喘上气，肺津不足，语声嘶塞，或寒郁热邪，声喑不出。

【方义】本方姜汁、杏仁、百部温肺化痰，下气止咳喘，且百部与酥蜜配合，并具有较好的润肺化痰作用。酥蜜配合饴糖、枣肉，功能补脾润肺，三药在宣行药势、温通气血的酒力协助之下，并能通行脾肺之津；津回燥润，则语声自复。从上药配合看来，本方是一首补脾润肺止咳剂，用于肺虚咳喘、咽喉欠润之证较为适合。但对外感实证的喘咳、声嘶，不宜服用。

琼玉膏

琼玉膏中生地黄，参苓白蜜炼膏尝，
肺枯①干咳虚劳证，金水相滋②效倍彰。

【来源】《卫生家宝方》。

【词解】①肺枯：即肺津枯竭，肺叶枯萎不荣。②金水相滋：滋肾水可以润肺金，益肺金又可生肾水，二法同用，便能金水相生。

【药物】生地黄四斤　白茯苓十二两　人参六两　白蜜二斤。

【用法】将生地黄捣汁，参、苓研细末，与蜜和匀，盛在瓷瓶或银器中，用棉纸十数层，加箬叶封瓶口，入砂锅内，用桑柴火煮三昼夜，取出换纸扎口，以蜡封固，悬井中一日取起，仍煮半日即成。每服二匙，温开水调服。

【功效】养阴润肺，填精补髓。

【适应证】虚劳干咳、咽燥，咳血或咯血者。

【禁忌】肺痨咳嗽，肺脾两虚，见有纳呆、便溏者，不宜用。

【方义】本方人参益气生津，白茯苓淡渗扶脾，二者相伍，补气益胃，培土生金。白蜜润肺生津，生地黄滋阴补肾，二药同用，金水相滋，清除虚火。四药甘寒滋润之中寓以茯苓之淡渗扶脾，便能滋而不滞。因此对于阴虚火旺而致干咳、咯血的肺痿，用之多效。但如咳血、咯血较重的，可加阿胶、白及、藕节以润肺止血。此外，张路玉的琼玉膏，即本方加入安神镇心、行气化痰的沉香、琥珀各五钱，用治上证有血瘀胸痛之症。

滋燥养荣汤

滋燥养荣两地黄，芩甘归芍及艽防，

爪枯肤燥兼风秘[①]，火燥金伤[②]血液亡。

【来源】《证治准绳》。

【词解】①风秘：风热内扰引起的大便秘结，叫作"风秘"。②金伤：金为肺的代名词。金伤，这里是指肺阴受到损伤的意思。

【药物】当归（酒洗）二钱　生地黄　熟地黄　炒白芍　酒炒黄芩　秦艽各一钱　防风　甘草各五分。

【用法】清水煎服。

【功效】滋阴养血，清肺润燥。

【适应证】燥热伤肺，阴虚血少，皮肤干燥，筋脉失养时作挛急，爪甲无华，或大便秘结。

【方义】生地黄、熟地黄滋补肾水而清肺金，黄芩清泻肺经燥热之气。肺主皮毛，肺金清润，皮肤就可以得到润泽。当归、芍药养血和血、润燥，既能配同二地补血，又能配合活血荣筋的秦艽，缓解筋脉挛急；血虚得补，筋脉荣和，皮肤、筋脉更可以得到滋润。此外，以甘草协调诸药。至于少佐防风，一方面取其在清热的黄芩配合之下，祛除肺经风热，一方面取其辛温宣散，使滋阴养血诸药能充分达表润燥，所以切庵说它在本方中是"血药之使"。可见本方清润肺金、润泽皮肤的功用，是比较可靠的。

活血润燥生津散

活血润燥生津散，二冬熟地兼瓜蒌，

桃仁红花及归芍，利便通幽①善泽枯。

【来源】朱丹溪。

【词解】①通幽：通利大便。

【药物】熟地黄　当归　白芍各一钱　天冬　麦冬　瓜蒌各八分　桃仁（研）　红花各五分。

【用法】研末为散，每服三钱，或作煎剂。

【功效】养阴生津，泽枯通幽。

【适应证】血枯内燥，潮热口干，大便秘结等症。

【方义】本方是养阴生津、活血通幽剂，对于血枯营阴亏损，而症见潮热口干、大便秘结、肌肤枯而不荣的患者，疗效很好。方中当归、熟地黄、白芍养血和血；二冬、瓜蒌养阴生津；桃仁、红花活血，使周身经络肌肤得以濡养，与当归、桃仁配伍，又有润肠通便的作用。

通幽汤

（附方：当归润肠汤）

通幽汤中二地俱，桃仁红花归草濡，

升麻升清以降浊，噎膈便秘此方需。

有加麻仁大黄者，当归润肠汤名殊。

【来源】李东垣。

【药物】桃仁　红花各一分　生地黄　熟地黄各五分　当归身　炙甘草　升麻各一钱。

【用法】水煎，食前服，或加槟榔末五分，用药汁调服。

【功效】滋阴养血，润燥通幽。

【适应证】阴虚血燥，噎膈、便秘者。

【方义】本方是治疗噎膈便秘的方剂。方用当归、二地、桃仁、红花，活血润燥，滋阴养血；升麻、槟榔，一升一降、升清降浊。

附方　当归润肠丸：是通幽汤加入润燥通便的大黄、麻仁组成。主治与通幽汤相同，而润下之力较强。

润肠丸

润肠丸用归尾羌，桃仁麻仁及大黄，

或加芜防皂角子，风秘血秘①善通肠。

【来源】李东垣。

【词解】①血秘：即因血虚所引起的大便秘结。

【药物】大黄　当归尾　羌活各五钱　桃仁　大麻仁各一两。

【用法】先将桃仁、麻仁另研成泥，其余三药共研成细末，炼蜜或猪胆汁为丸。如梧桐子大，每服三五十丸，食前热汤或温酒送下。

【功效】润肠通便，疏风活血。

【适应证】风热肠燥及血虚有火的大便秘结之症。

【方义】本方是润肠、疏风、活血的缓泻剂。方中当归、桃仁、麻仁活血润滑，利窍通便；大黄推陈荡涤，破结通便；羌活散风，或更加秦艽、防风、皂角子以治疗风热便秘。这样配合起来，就成为通、润并用之剂，而与单纯润滑软便剂不同。所以，对于津伤血少、肠热燥结的血秘、风秘，最为合用。如果单纯属于阴虚或津液不足的便秘，本方应该慎用。

搜风顺气丸

搜风顺气大黄蒸，郁李麻仁山药增，

防独车前及槟枳，菟丝牛膝山茱仍，

中风风秘及气秘①，肠风下血总堪凭。

【来源】《太平圣惠方》。

【词解】①气秘：指气失升降，谷气不行而引起的大便秘结。

【药物】大黄（九蒸九晒）五两　大麻仁　郁李仁（去皮）　山药（酒蒸）　车前子　牛膝（酒蒸）　山茱萸各三两　菟丝子（酒浸）　防风　独活　槟榔　枳壳（麸炒）各一两。

【用法】研细末，蜜丸备用，每服三十丸，温酒或米汤送下。

【功效】补益肝肾，润燥通便，搜风顺气。

【适应证】风秘、肠风以及上热下冷，虚劳无力等症。

【方义】大黄与大麻仁、郁李仁滑利，润燥通幽；槟榔、枳壳顺气、破滞宽肠；防风、独活搜风；车前子下行利水；山药、牛膝、山茱萸、菟丝子补益肝肾，固本益阳。

增液汤

增液汤中参地冬，润肠通便有奇功；

若入首乌同煮服，滋阴增液力更雄。

【来源】《温病条辨》。

【药物】京玄参一两　麦冬（连心）　细生地黄各八钱。

【用法】水八杯，煮取三杯，口干则与饮，令尽；不便，再作服。或更加鲜首乌一两。

【功效】甘寒养阴，润肠通便。

【适应证】阳明温病，阴亏液涸，大便不通。

【禁忌】阳明热实引起的便闭应禁用。

【方义】温病期中的大便秘结，不外热结、液干两种因素，热结宜用攻下通便，液干宜乎增液润肠。本方就是专为体虚液干的便秘而设。方中元参苦咸微寒，壮水制火，通利二便，麦冬甘寒微苦，滋养胃液，二药能补、能润、能通，再配入补血滋液的细生地，就能起到"增水行舟"，润下通便的作用。如加入鲜首乌，效果更好。

本方以补药之体，作泻药之用，既可通便结，又可治体虚，是治疗温病后期体质虚弱、津液耗伤而致大便不通的常用方剂。本方加入大黄三钱，芒硝一钱五分，名增液承气汤，吴氏用于服增液汤而大便仍不行，体气尚可的患者。

韭汁牛乳饮

（附方：五汁安中饮）

韭汁牛乳反胃滋，养营散瘀润肠奇。

五汁安中姜梨藕，三般加入用随宜。

【来源】朱丹溪。

【药物】牛乳半斤　韭汁少许。

【用法】滚汤顿服。

【功效】止呕逆，补虚损。

【适应证】反胃噎膈，大便燥结。

【方义】牛乳甘而微寒，甘能补，寒能润，所以"能治反胃热哕，补益劳损，润大肠"（《本草纲目》）；韭汁辛酸而温，辛能散，温能行，所以能行肠胃滞气，治疗胃气失降的呕逆。二者合用，具有补虚损、止呕逆，润大便的作用，可以用治体虚、液枯，便秘的噎膈反胃。

附方　五汁安中饮：是本方加藕汁、姜汁、梨汁而成。藕汁能消瘀益胃，姜汁能温胃散寒，梨汁能消痰降火。用治噎膈火盛血枯或瘀血寒痰阻滞胃口所引起的呕逆症。

消渴方

消渴方中花粉连，藕汁地汁牛乳研，

或加姜蜜为膏服，泻火生津益血痊。

【来源】朱丹溪。

【药物】黄连　天花粉　生地黄汁　藕汁　牛乳。

【用法】上五味，黄连、天花粉为末，诸汁调服。或加生姜汁、白蜜熬膏噙化。

【功效】生津止渴，滋润降火。

【适应证】胃热，口渴善饮，心中疼热，体力日衰者。

【方义】本方是养阴润燥、清凉止渴剂，适用于口干、舌燥、口渴多饮的胃热消渴症。黄连、天花粉，清热、止渴生津，是治疗消渴症的要药。生地黄、藕汁滋润降火，牛乳养血滋润，三药都能生津益胃，协同前二者治疗胃热消渴。

白茯苓丸

白茯苓丸治肾消，花粉黄连草薢调，

二参熟地覆盆子，石斛蛇床肫胵①要。

【来源】《证治准绳》。

【词解】①肫胵：鸡内金的别名。

【药物】白茯苓　覆盆子　黄连　瓜蒌根　萆薢　人参　熟地黄　玄参各一两　石斛（去根）　蛇床子各七钱五分　鸡肫胵三十具（微炒）。

【用法】研极细末，炼蜜和丸，如梧桐子大，每服三十丸，食前磁石汤送下。

【功效】益肾生津，清利湿热。

【适应证】渴欲饮水，小便频数，尿混浊而有脂似麸片，味甘，脚肿形羸，耳轮焦干，两腿渐细，腿脚乏力。

【方义】黄连燥湿凉血，降心火；石斛养阴生津，平胃热；熟地黄、玄参滋阴清热，益肾水；覆盆子、蛇床子强阳，益肾固精；人参补气；花粉生津；茯苓、萆薢清利湿热而化浊；肫胵治膈消；磁石色黑而重坠，引诸药入肾。所以能治下消证。

猪肾荠苨汤

猪肾荠苨①参茯神，知苓葛草石膏因，

磁石天花同黑豆，强中②消渴此方珍。

【来源】《千金要方》。

【词解】①荠苨：出《名医别录》，又名土桔梗、空沙参。为桔梗科植物荠苨的根。甘、寒。入肺、脾经。清肺化痰，生津养胃，解毒。治肺热咳嗽，消渴，咽喉炎。煎服，3~9克。②强中：下消证，阴茎挺举，不交精出，叫作"强中"。

【药物】猪肾一具　黑大豆一升　荠苨　人参　石膏各三两　磁

石（棉裹）　茯神　知母　黄芩　葛根　甘草　花粉各二两。

【用法】先煮黑大豆，猪肾，取汁去滓，然后如诸药同煎，分三服。

【功效】补肾固气，泻火解毒，生津止渴。

【适应证】消渴强中，孤阳无阴，症见强阳不痿，不交精出，小便无度，唇口干焦或发痈疽等症。

【方义】消渴强中一证，多因恣意色欲，或者久服壮阳药，以致肾阴耗润，虚阳独发，精无所养而见强阳不痿，不交而精自出，小溲无度，口渴唇焦。这种孤阳无阴的证候，最为难治。本方殆即为此而设。知母、黄芩、石膏泻火清热；人参、茯神、甘草扶正固气；葛根、花粉生津止渴；荠苨、黑豆滋补益肾；磁石、猪肾既能补肾，又能引诸药入肾。各药配合，具有补肾固气、泻火、生津止渴的功效，所以可治强中消渴。

地黄饮子

地黄饮子参芪草，二地二冬枇斛晓，

泽泻枳实疏二府①，专治消渴兼烦躁。

【来源】《易简方》。

【词解】①二府：指传导之府的大肠和州都之官的膀胱。

【药物】人参　黄芪（蜜炙）　甘草　生地黄　熟地黄　天冬　麦冬　枇杷叶（蜜炙）　石斛　泽泻　枳实（麸炒）各等分（各三钱）。

【用法】水煎服。

【功效】补气养血，润燥生津。

【适应证】血分燥热，而见消渴烦躁，咽干面赤，或气怯神疲者。

【方义】本方参、芪补气，二地、二冬生精补血，润燥止渴，石斛平胃热，养胃阴，泽泻利水，泻膀胱之火，枳实宣大肠之滞，枇杷叶清肺热，宣肺气。这样配合起来，能够补气养血，润燥生津，滋阴降火，就可以使血枯得泽，燥热得平，烦渴自解了。

玉液汤（新增）

玉液消渴效能彰，黄芪山药葛根将，

鸡金知母花粉味，止渴升元意义长。

【来源】《医学衷中参西录》。

【药物】生山药一两　生黄芪五钱　知母六钱　生鸡内金（捣细）二钱　葛根一钱半　五味子三钱　天花粉三钱。

【用法】煎服，每日 1 剂。

【功效】升气止渴。

【适应证】消渴。

【方义】消渴一证，类似近世的"糖尿病"，有上、中、下三消之别。张锡纯氏认为，上消者，口干舌燥，饮水不能解渴，是心移热于肺或肺体本热之故，治宜人参白虎汤；中消者，喜多饮食，犹觉善饥，是脾胃蕴热之咎，治宜调胃承气汤；下消者，饮一溲一，是相火虚衰，肾关不固所致，治宜八味肾气丸。

本方亦治消渴证。方中以黄芪为君，得葛根能升元气，佐以山药、知母、花粉滋阴，使之阳升而阴应，生鸡内金运脾消食，化饮食中之糖质为津液，以五味子之性酸，温固肾精以止滑，不使水饮急于下趋。所以本方有升元气以止渴的功效，适用于元气下陷的消渴证。凡是糖尿病体气较虚，烦渴尿多的，都可应用。

黄连阿胶汤

（附方：驻车丸）

黄连阿胶鸡子黄，芍药黄芩合自良。

更有驻车归醋用，连胶姜炭痢阴伤。

【来源】《伤寒论》。

【药物】陈阿胶三两（烊冲）　生白芍二两　黄连四两　鸡子黄二枚　黄芩二两。

【用法】先煎黄芩、黄连、白芍三味，去滓，再加阿胶烊化，冲入鸡子黄，搅匀，温服。

【功效】滋阴清热，除烦安神。

【适应证】①阴液亏损，胸中有热烦而不眠，肠胃有热，久痢不止。②热病后期，阴液受劫，心下痞，虚烦不得卧者。

【禁忌】阴虚无内热以及痢疾初起者忌用。

【方义】方中黄连、黄芩为诸泻心汤中的主药，能治心下痞、烦热、下痢，而黄芩与芍药同用，又是善治热痢的黄芩汤中的主药。可见这三味药，不但能清热除烦，而且善治热痢。鸡子黄、阿胶两药，都能养阴，除虚烦，止久痢。这样，就成为热病后期或初愈时，用以清虚热，除虚烦，止下痢的要方了。

附方　驻车丸（《千金要方》）：以黄连六两，当归、阿胶各三两，干姜二两，共为细末；醋煮，阿胶烊化，入药末为丸，如梧桐子大小。每服三十丸，日三次，米饮下。方用当归、阿胶滋阴养血，干姜温中和血，以使阳气得化，阴血不致妄行下走。并用黄连苦寒泄热而坚肠，米醋收敛固涩。这对于久痢伤阴的证候，是很合用的。

清燥汤

清燥二术与黄芪，参苓连柏草陈皮，

猪泽升柴五味曲，麦冬归地痿方宜。

【来源】李东垣。

【药物】黄芪（炒）一钱五分　黄连一分　苍术（炒）一分　白术（炒）　陈皮　泽泻各五分　人参　茯苓　升麻各三分　当归（酒洗）　生地黄　麦冬　甘草（炙）　神曲（炒）　黄柏（酒炒）　猪苓各二分　柴胡一分　五味子九粒。

【用法】捣碎，每用五钱，水煎服，小儿加生姜一片。

【功效】滋润清燥，泄热利湿。

【适应证】湿热熏蒸伤肺，以致形成痿躄，腰以下软弱不能活动，头眩体重，气短喘促，口干、溲赤等症。

【禁忌】体气极虚，内无湿热的痿躄患者，不宜用。

【方义】湿热郁蒸成火，上刑肺金，而肺金受伤不能生水，就会导致肾水枯涸，不能濡润筋骨，发生痿证。《内经》所说的"肺热叶焦……著则生痿躄"①，就是指的这种证候。对于痿证的治疗，古人论述极详，立法甚繁。而本方是治痿的一种方法。方中参、芪、苓、术、陈、草补益脾胃，以生肺金；麦冬、五味子保养肺金，以生肾水；当归、生地黄滋阴泻火；黄柏、苍术（即二妙丸），清利湿热；猪、泽、升、柴升清降浊。这样，湿热清除，燥金得以清肃，肾水自可渐复，于是湿热痿躄就可以向愈了。

本方的治疗重点不在滋润，而是通过补土生金，升清降浊的调

---

① 《黄帝内经》"病机十九条"又有"诸痿喘呕，皆属于肺"的记载。所以后世认为痿证多与肺脏密切关联；立方治疗，也多从这个理论出发。

整，以达到中土运，湿热化，肺燥润，肾水生，从而痿躄渐愈的目的。不过，由于本方用药较为繁复，在临床应用时，还须随症加减。

滋肾通关丸

（附方：大补阴丸）

滋肾通关桂柏知，溺癃①不渴下焦医。

大补阴丸除肉桂，地龟猪髓合之宜。

【来源】李东垣。

【词解】①溺癃：溺指小便，癃指癃闭；溺癃即小便不通。

【药物】黄柏（酒炒）一两　知母（酒炒）一两　上肉桂一钱。

【用法】为末，蜜丸，如梧桐子大，每服三钱，温开水送下。

【功效】清利湿热，通利膀胱。

【适应证】小便点滴不通，午后发热，口不渴，脉象浮大者。

【禁忌】小便不通由于肾气内虚者，不宜用。

【方义】癃闭一证，多由于湿热蕴结，膀胱气化不利所致。《难经》"关格论"说"关则不得小便，口不渴"，因此方歌中特别提出，小便不利、不渴，是下焦疾患，当治下焦。这里所指的下焦，殆包括肾与膀胱而言。正因肾与膀胱阴虚、湿热蕴结阻碍膀胱气化，以致小便不通，所以方用苦寒的黄柏、知母，清湿热、滋阴水，同时少佐肉桂，寒因热用，俾助命门之火，增强膀胱的气化、蒸发作用。湿热清除，气化得司，则小便自然可通。

附方　大补阴丸（朱丹溪）：是滋肾通关丸去肉桂，加熟地黄、败龟甲、猪脊髓（酒蒸），打烂为丸。用治肾水亏虚，虚火上炎，咳嗽出血，肺痿骨蒸，盗汗潮热诸症。大补阴丸具有养阴清热、潜阳的作用，其骤补真阴，承制相火，较之六味地黄丸，功效尤捷。方中以黄柏苦寒坚肾，且制龙雷之火，继以知母苦寒保肺，以全破伤之金（金生水）；恐苦寒伤阴，复以熟地黄、龟甲滋阴潜阳，培其本而润其燥。阴阳并济，则诸恙自瘥。但脾虚者不宜用。

三、小结

本章共计介绍了方剂 19 首，附方 4 首。

清燥救肺汤，轻宣达表，清肺润燥，主治头痛身热、干咳无痰、气喘胸痛、心烦口渴的温燥证，并可用治阴虚肺燥、咳嗽咽干、舌光而红的肺痿证。沙参麦冬饮，清热生津、滋阴润肺、养胃，主治温燥肺胃阴伤，干咳无痰、咽喉干燥、心烦口渴、舌尖边俱红等症，并可用治肺痿、消渴。这二方所不同的：前者以轻宣、清润并施，后者以养阴生津为主，并兼清胃火。

酥蜜膏酒，温肺化痰，补脾润肺，主治肺气虚寒的咳喘、声嘶症。琼玉膏，养阴润肺，主治虚劳干咳、咽燥、咳血或咯血之症。以上二方，一主肺气虚寒，一主阴虚肺热，应加以区别。

滋燥养荣汤，滋阴养血，清肺润燥，主治燥热伤肺，阴虚血少，以致皮肤干燥、筋脉挛急等症。

活血润燥生津散、通幽汤、润肠丸、搜风顺气丸四方，都能润肠通便。前二方以活血养血、滋润并施，后二方以通下、润肠合用，并略能疏风，这是它们的区别。增液汤，清热、养阴润肠，主治温病阴亏液涸所引起的大便秘结，它与前三方又有所不同。

韭菜牛乳饮，止呕逆，补虚损，主治反胃噎膈，大便秘结。

消渴方和白茯苓丸、猪肾荠苨汤，都能治消渴，但前一方主治口渴善饥的胃热中消之证；后二方主治小便频数的肾热下消之证，且猪肾荠苨汤更能治阳强不痿，不交精出。地黄饮子和玉液汤，一主气阴两虚的消渴证，一主气虚下陷的消渴证，这又是它们和上三方的不同之处。

黄连阿胶鸡子黄汤，滋阴清热，主治热病后期的虚烦不安或肠热久痢不止之证。

清燥汤，滋润清燥，泄热利湿，主治湿热伤肺，以致腰以下软弱不能活动的痿躄证。

滋肾通关丸，清利湿热，通利膀胱，主治小便癃闭不通，午后发热之证。

第十六章　泻火之剂

一、概说

泻火剂，又叫清热剂，就是具有清泄邪热、凉血解毒，以及降火制亢等作用的方剂。

所谓"火"，有外火与内火的区分。二者所引起的病变，在论治上是不尽相同的。因此，要了解、掌握泻火剂的运用，首先必须明确什么叫外火和内火。一般说来，外致之火，除灼伤、烫伤是由火热直接所伤外，大多是因外感风热、疫毒等四时不正之气，传里化热、化火，煎迫气血所致。这种火隶属于外感六淫的范畴。至于内火的涵义，有生理和病理的不同。生理的火，《内经》上叫作"少火"，也就是真阳，它是维持人体正常生理活动的动力，不但腐熟五谷要靠它，就是精气神的化生，也少它不得①。古人认为，人身的火，统属于君相二火，君火属于心，相火附于肝肾。"相火之下，水气承之；君火之下，阴精承之"。假使水火不能既济，水不制火、火失其正，偏亢为害，便为邪热，不但能消灼真阴，且能大伤元气。这便成为"食气""散气"的"壮火"了②。李东垣所谓"火为元气之贼"，也即指

---

① 李中梓说："少火生气，火为土母，此火一衰，何以运行三焦，熟腐水谷乎？"张景岳说："此火生气，则无气不至，此火化神，则无神不灵。"均是指此而言。

② 《黄帝内经》："壮火食气……壮火散气。"

此。这种病理的火，又叫五志之火①，实质上是由精神刺激，或生活失节，或某些慢性消耗疾患等因素，导致内脏、气血功能紊乱，而产生的病变，隶属于内伤的范畴。由此可见，火邪为病，应分内因和外因施治。大致说来，内生之火，多作虚火论治；外致之火，多作实火论治。虚火可予滋阴降火，即所谓"壮水以制阳光"，更有甘温除大热、引火归原等治疗虚火、浮火的特殊方法，其方剂大都见于补益、润燥两章。实火则宜清、宜泻，可予寒凉解毒之品直折之，即所谓"热者寒之"，本章所收方剂殆以此类为主。由于火热病变的发展阶段不同以及受害内脏的差异，本类方剂又有清气泄热、清气凉血、清热开窍和清泄脏腑邪热等的区分。

清气泄热的方剂，适用于热病表证已解，邪热侵入气分，呈现但恶热、不恶寒、大烦大渴、自汗出、脉洪数等证候。白虎汤就是这一方面的代表方剂。如果气分热实毒盛者，也可用黄连解毒汤之类苦寒直折。

清气凉血的方剂，适用于气血两燔的证候。这是热病期中，温热疫邪猖獗而煎迫气血所引起的一类危重证候，其见症多有高热烦躁、神昏狂妄，大渴引饮，周身发斑，或有吐血衄血，舌红赤，脉洪数。常用的方剂是清瘟败毒饮和化斑汤之类。假使气分症状已解，单见营血热盛者，可用犀角地黄汤（见理血剂）之类，清营凉血。

清热开窍的方剂，是由清热解毒和开窍宁神的药物组成。热病期中火热之邪内陷心包，见有神昏躁乱，甚至昏厥不语、四肢抽搐等症者，非速投此类方剂，不可为功。紫雪丹、至宝丹、牛黄丸都是这一方面的常用方剂。

---

① 张景岳说：火"自内生者，五志之火"。

清泄脏腑邪热的方剂，包含的内容较广。例如，对于心经火旺，心烦口渴，口糜溲赤者，有导赤散；对于肝胆湿热郁结，胸痛口苦，或湿热发黄，小便色赤不畅者，有龙胆泻肝汤；对于脾胃伏火，口燥唇干，口臭口疮，心烦口渴者，有泻黄散；对于胃热上冲，龈肿牙宣者，有清胃散；对于肠热下痢者，有香连丸、白头翁汤；对于肺火咳嗽喘促，五心烦热者，有泻白散；对于肝肾阴亏虚热、骨蒸者，有清骨散等。

上述几类方剂，只是泻火剂中的一部分，而不能算是全面完整的。同时，由于火包括了内在、外在的致病因素和病理现象，火邪既可充斥三焦、表里，又能遍及周身上下，出现的症状较为复杂，所以在掌握使用泻火剂时，除必须辨证明确外，还须注意以下几点：

第一，火邪在气、在血，对于热病说来是病证发展的两个不同的阶段，因此火邪在气而尚未犯血者，就不得投用清营凉血剂，如果误投便有引导邪火内陷的危险。

第二，火盛则灼伤阴津，这是必然的趋势，因此在清热剂中适当配用养阴生津的药物，每为必要，即所谓"沃焦救焚"之意。但必须注意的是，滋阴之品不宜用之过早，因为热病早期阴津损伤的现象，多不明显。如果过早使用滋阴药品，反有恋邪不解的流弊。即使阴津已伤，滋阴之品也不宜使用过量，以免腻膈妨碍脾胃运化。这是必须特别注意的一点。

第三，泻火剂多属苦寒之品，最易损伤脾胃和阳气，不宜久服和使用过量。

第四，火热炽盛，引动内风者，应于祛风剂中选用适当的清热息风剂。

第五，火邪兼夹湿、痰因素者，又必须于泻火剂伍用燥湿或豁痰之品，才能奏功。

二、方剂

白虎汤

（附方：白虎加人参汤）

白虎汤用石膏偎[①]，知母甘草粳米陪；

亦有加入人参者，躁烦热渴舌生苔。

【来源】《伤寒论》。

【词解】①偎：倚偎的意思，石膏偎，就是说石膏是本方的主药。

【药物】石膏（碎）一斤（五钱至一两五钱） 知母六两（三至五钱） 甘草（炙）二两（一至二钱） 粳米六合（一两）。

【用法】以水先把米煮熟，然后去滓，加入其余三味同煎，分三次温服。

【功效】清气泄热，除烦生津。

【适应证】①阳明热盛，津液灼伤，烦渴引饮，胸中烦热，面赤恶热，不恶寒，自汗出，溲短赤，脉洪大滑数，苔黄质红而干。②胃热，牙龈肿痛，口干而渴，以及胃热消渴证。

【禁忌】表证未解，无汗而渴，或发热而不烦渴者，必须忌用。

【方义】白虎汤证是由于阳明热盛，而未见阳明腑实，所以不宜用釜底抽薪法；同时，是由于燥热伤阴，所以又不宜用苦寒直折，更伤其阴。这就非设甘寒苦润的白虎汤，不可为功。方中石膏辛寒，寒能泻胃火，生津液，辛能走经表、解肌热，具有两擅内外的作用，故以为君。知母苦润，苦以泻火，润以滋燥，故用为臣。甘草、粳米调和中宫，且甘草能于土中泻火，二者配合既可缓寒剂之寒，又能平剂之苦，使苦寒不伤脾胃，故用为佐。

白虎汤是一张作用可靠的解热剂，它在临床上适应的范围很广，无论夏令中暑、暑厥，或时气瘟疫、肺热咳喘以及发斑诸证，只要是属于热盛，见有大渴、大汗、大热、脉洪大等四大症状的，都可应用。

附方 白虎加人参汤（《伤寒论》）：是本方加人参三两（二至三钱）主治白虎汤证汗出过多，气阴两伤，倦怠乏力，心下痞鞭的证候。

黄连解毒汤

（附方：栀子金花丸）

黄连解毒汤四味，黄柏黄芩栀子备，

清除大热泻三焦，解毒诸功诚可贵。

栀子金花加大黄，通便泄热清肠胃。

【来源】《外台秘要》。

【药物】黄连三两　黄芩　黄柏各二两　栀子十四枚。

【用法】上四味研末，每取五钱，水煎服。

【功效】泻火解毒，清热胜湿。

【适应证】①热病表里热盛，口渴烦躁，错语不眠，舌苔厚黄而腻，脉数者。②热利干呕，心下痞，或瘀热、湿热发黄。③热病吐血、衄血，甚则发斑，舌红，脉滑数有力。④口舌生疮及疮疡焮痛者。

【禁忌】阴虚火旺，热邪伤阴，舌光绛者忌服。

【方义】本方是一首强有力的清热胜湿、泻火解毒剂。黄芩清泻上焦之火，黄连清泻中焦之火，黄柏清泻下焦湿热，山栀通泻三焦之火，从膀胱而出。本方四药都是苦寒泄热、解毒之品，清火的作用极为迅捷，对于热性病的高热、口干烦躁、错语不安以及实热下利等症，都有顿挫之力。不过，一定要见到唇焦、口渴、咽干、舌质红绛、苔灰黄、脉数有力等实热确据，才可使用。倘若苔白、热不高者误用本方，便可引起汗出、昏睡，甚至虚脱的不良后果。这一点我们必须明确。此外，在临床应用时，对于热利而干呕、心下痞较甚者，可加半夏、茯苓；兼有腹痛、后重气滞者，可加木香、槟榔；对于瘀热发黄者，可加茵陈、大黄；对于吐血、衄血、发斑、躁狂，见有血分症状者，则应与清热凉血的犀角地黄汤同用，这都在于随证灵活掌握。

附方 栀子金花汤：是黄连解毒汤加大黄一味。大黄在本方中，不但取其荡涤肠胃的热邪，从二便而出，并用它加强解毒的作用。所以，栀子金花汤不独对于三焦实热而大便秘结不适者可用，而且对于疮疖痈肿、疔毒恶疡之属于阳实者，亦甚切合。

竹叶石膏汤

清补竹叶石膏汤，半冬人参草粳良，

虚羸少气且欲吐，伤寒解后调养方。

【来源】《伤寒论》。

【药物】竹叶二把（三十片） 生石膏一斤（五钱至一两） 半夏（洗）半升（三钱） 麦冬（去心）一升（三钱） 人参三两（二钱）炙甘草二两（一钱） 粳米半升（一两）。

【用法】水煎去滓，纳粳米煮半熟，汤成去米，温服，一日三次。

【功效】清热生津，益气养胃。

【适应证】①热病后期，余热未清，气阴已伤，咽干口渴，虚烦不眠，少气欲呕，舌红少苔，脉虚而数。②中暑身热、烦躁，口渴者。③中消（糖尿病）口渴不止者。

【禁忌】热病正盛邪实，大热未衰，气阴未伤者忌用。

【方义】本方以竹叶、石膏清胃热，参、草、粳米补胃气，麦冬滋胃液。至于半夏一味，一则取其和胃，降逆止呕，一则取其辛温运化，以免上药寒凉滋腻凝滞。合之成为清泄胃中虚热的方剂，因此，不但可治热病后期的虚热证，并可用治中暑、消渴证。

本方与白虎汤虽同是治疗烦热、口渴的方剂，但白虎汤主治阳明热实证，而本方则治气阴两伤的虚热证。二者一实一虚，不能混淆。此外，本方加竹茹、芦根，可治胃中热气壅滞而气逆作呃；如热病呕甚者，酌加生姜则效果较著。

玉女煎

玉女煎中熟地黄，石膏知膝麦冬藏，

阴虚胃火牙疼效，温热删牛生地裹。

【来源】《景岳全书》。

【药物】生石膏五钱　熟地黄三钱　麦冬二钱　知母　牛膝各一钱半。

【用法】清水一盅半，煎至七分，去渣温服。

【功效】养肾阴，清胃火。

【适应证】肾阴亏虚，胃火炽盛，牙痛，牙宣，口舌干燥，头痛龈肿，颊腮肿痛，吐血、衄血，舌红少苔，脉细数，以及热病后期口渴虚烦。

【禁忌】脾胃虚寒、大便溏泄者忌用。

【方义】牙龈为足阳明胃经经脉循行之地，所以胃火炽盛，便能引起齿痛、齿宣、龈肿等症。而阳明有余者，每多少阴不足之象，所以又见到口舌干燥，舌红少苔，脉细数等症象。石膏、知母清胃火，解烦渴；地黄、麦冬滋阴清热；而熟地黄伍牛膝，尤能滋肾水，同时牛膝还能开泄宣通，导火下行，使胃火更迅速地得到清降。如系实火牙痛，方中酌加苦寒泄热的黄芩、黄连，或与凉血清热的牡丹皮、赤芍同用，效更显著。叶香岩将此方去牛膝，熟地黄易生地黄，用治温病气营两伤，虚火上扰，而见口渴心烦等症，是灵活运用的典范，值得效法。本方加入生白芍、生地黄、牡蛎、石决明等养阴潜阳药，用治阴虚肝旺、血热上壅、头痛面赤、口渴心烦、舌干脉弦数等症有效。

凉膈散

凉膈硝黄栀子翘，黄芩甘草薄荷饶，

竹叶蜜煎疗膈上，中焦燥实服之消。

【来源】《太平惠民和剂局方》。

【药物】大黄　芒硝　甘草各二十两　山栀子　薄荷　黄芩各十两　连翘二斤半。

【用法】上药共研为粗末，每取二钱，加竹叶七片，蜜少许，水煎，食后温服。小儿可服半钱。得利下住服。

【功效】凉膈泄热，清泻实火。

【适应证】①温病表里俱热，中焦燥实，烦躁口渴，目赤头眩，二便秘结，苔黄糙，脉数。②热郁于上，口舌生疮，唇口破裂，或迫血妄行而吐血、衄血，并见二便不利者。③胃热发斑，痘疮黑陷者。

【禁忌】表里无实热者勿用。

【方义】本方用连翘、黄芩、竹叶、薄荷等辛凉苦寒药，发散火邪于外；用大黄、芒硝、甘草（即调胃承气），泻中焦热结；用山栀清泄三焦热邪。这样，表里热邪得解，膈热就可以自清，方名凉膈，即取此意。由于本方能够清泄实热下行，所以不但对于热病表里热盛有良效，而且对于热郁于上、迫血妄行的吐血、衄血等症，每可一攻而缓解。

普济消毒饮

普济消毒芩连陈，甘桔玄参板蓝根，

升柴马勃连翘鼠[①]，薄荷僵蚕为末吞。

或加大黄及人参，善治天行大头瘟[②]。

【来源】李东垣。

【词解】①鼠：鼠粘子，即牛蒡子。②大头瘟：初起感觉憎寒壮热，体重，渐次头面肿盛，目不能开，喘逆，咽喉不利，舌干口燥。在公元828年4月，民间发生过一次大流行，当时叫大头伤寒；因为它具有流行性，所以又叫天行大头。现代医学的"头部丹毒"，与本病类似。

【药物】黄芩（酒炒）　黄连（酒炒）各五钱　陈皮（去白）甘草　玄参各三钱　连翘　板蓝根　马勃　鼠粘子　薄荷各一钱　僵蚕　升麻各七分　柴胡　桔梗各二钱。（一方有人参、酒浸大黄）

【用法】上十四味，为末或为丸，汤调，每服二至五钱，日三服，食后时时热服。（现多改小用量作煎剂）

【功效】泻火散风，清热解毒。

【适应证】①大头瘟，憎寒壮热，头面漫肿焮红，触之即痛，肢体酸楚，舌燥苔黄，脉象浮数有力。②蛤蟆瘟（又名痄腮或发颐），寒热，两腮下焮肿而痛者。

【禁忌】阴虚者慎用。

【方义】李东垣氏认为，大头瘟的发生，是因为时行瘟毒热邪，侵袭心肺之间，上攻头面所致。所以，本方重用黄芩、黄连，泻心肺间的实热；并用连翘、薄荷、玄参、板蓝根、鼠粘子、马勃、僵蚕，清利咽喉、头目，解毒散肿、定喘；用升麻、柴胡，发散郁热，并引动清气升于颠顶，使瘟疫之气不得袭踞其位；用陈皮调理壅滞之气，甘草调和诸药，泻火解毒，桔梗载诸药上浮。这样，就组成了一首配伍周到的泻火散风、清热解毒剂。临床用治大头瘟和蛤蟆瘟，每获捷效。若气虚者，加人参；大便秘者，加大黄。

清瘟败毒饮

清瘟败毒地连芩，丹石栀甘竹叶寻，

犀角玄翘知芍桔，清瘟泻毒亦滋阴。

【来源】《疫疹一得》。

【药物】生石膏八钱至一两二钱　小生地　乌犀角各二至四钱川连　栀子　桔梗　黄芩　知母　赤芍　玄参　连翘　甘草　丹皮鲜竹叶各一钱至一钱半。

【用法】先煮石膏数十沸，后下诸药，犀角磨汁和服。

【功效】泻火解毒，凉血化斑。

【适应证】感伤瘟疫时邪，表里热盛，狂躁心烦，口干咽痛，大渴引饮，谵语神昏，或吐血、衄血，或发斑疹，六脉洪数。

【禁忌】热毒不盛者忌用。

【方义】本方是由白虎汤、犀角地黄汤和黄连解毒汤加减化裁而成，是一张强有力的泻火解毒、凉血化斑剂。白虎汤善清阳明表里之热，黄连解毒汤（去黄柏）能泻三焦实火，这两方同用，不但清热解毒、除烦止渴的作用极为强盛，并能澄血约流，治疗热极迫血妄行而致的吐血、衄血、发斑。而犀角地黄汤更专于凉血解毒，养阴化瘀，治疗邪热入营，逼血妄行，或上出而为吐衄，或下出而为便血，或溢于皮肤，发为瘀斑诸症。此外，玄参、桔梗、连翘与甘草同用，能清润咽喉，治咽干肿痛；竹叶清心利尿，导热从下而出。所以为治瘟疫火毒的要方，对疫毒火邪，充斥内外，气血两燔而出血危急者，用之有转危为安之功。但如非属热极毒盛者，绝对不可误投本方。这一点必须特别注意。

消斑青黛饮

消斑青黛栀连犀，知母玄参生地齐，

石膏柴胡人参草，便实参去大黄跻[①]，

姜枣煎加一匙醋，阳邪里实此方稽[②]。

【来源】陶节庵。

【词解】①跻：添入的意思。②稽：稽核，计议的意思，这里是指这张方子，值得考虑选用。

【药物】青黛　黄连　犀角　石膏　知母　玄参　栀子　生地黄　柴胡　人参　甘草（用量可根据症情，斟酌决定）。

【用法】加生姜、大枣，清水煎，入苦酒（醋）一匙服。若大便实者去人参，加大黄。

【功效】泻火解毒，凉血化斑。

【适应证】阳毒发斑，大烦大热，舌苔燥黄，舌质红，脉洪大滑数。

【禁忌】无大热燥实者忌用。

【方义】犀角、石膏清胃火，解热毒；青黛、黄连清肝火；栀子清三焦之火；玄参、知母、生地黄补肾阴，泻肾火；柴胡轻散，引诸药之力达于肌表以化斑；甘草泻火解毒；人参益胃补气；姜、枣调和营卫；苦酒酸收。本方对于阳毒发斑而胃热炽盛，弥漫三焦，证属大热燥实者，最为切合。如大便秘结，可更加大黄以荡涤胃腑，釜底抽薪。

化斑汤

化斑汤用石膏元，粳米甘犀知母存；

或入银丹大青地，化斑泄热兼宁神。

【来源】《温病条辨》。

【药物】生石膏一两　知母四钱　甘草　元参各三钱　犀角二钱　白粳米一合。

【用法】清水八杯，煮取三杯，日三服。渣再煮一杯，夜一服。或更加入生地黄、金银花、大青叶、丹皮更妙。

【功效】清热凉血，解毒化斑。

【适应证】温病发斑，神昏谵语，吐血衄血者。

【禁忌】非血热毒盛之发斑忌用。

【方义】本方是治温病邪入血分、热毒壅盛而致发斑的要方。方用白虎汤清泻阳明气分实热；犀角解除血分热毒，清心宁神；玄参养阴生津，清火解毒。本方如加生地黄、丹皮二味，与擅治惊狂谵妄、斑黄吐衄的犀角相伍，便又具有犀角地黄汤之意，更善治热盛血溢的发斑吐衄；若再加用既能清温热之邪，又可解血中之毒的银花，尤有增强疗效之妙。至于大青叶一药，清热凉血、解毒的作用甚强，配合犀角，是治温病发斑的妙药；《类证活人书》用治斑出太盛、大热心烦的犀角大青汤，即以这二味为主药。可见本方加入"银丹大青地"，其清热凉血、解毒化斑的作用，更为强盛。临床用治血热、毒盛的高热发斑、惊狂谵妄、鼻衄吐血、脉洪数、舌绛苔黄糙诸症，确有卓效。

神犀丹

神犀丹内用犀君，金汁参蒲芩地群，

豉粉银翘蓝紫草，温邪暑疫有奇勋。

【来源】《温热经纬》。

【药物】乌犀尖（磨汁） 石菖蒲 黄芩各六两 鲜生地黄汁一斤 金银花一斤 金汁 连翘各十两 板蓝根九两 香豉八两 玄参七两 花粉 紫草各四两。

【用法】将各药生晒，研为极细末，以犀角、地黄汁、金汁和捣为丸，切勿加蜜，如难丸可将香豉煮烂加入，每丸重三钱，日服二丸，凉开水化服；小儿用三分之一粒至半粒。如无金汁，加人中黄四两研入。

【功效】清热凉血，解毒化斑。

【适应证】①温热暑疫，邪热入营，内陷心包，烦热痉厥，谵语昏狂，或有发斑，舌质干光或紫绛、或肿大圆硬、或焦黑。②痘疹毒重，稠密紫黑，以及痘疹后余毒未尽，邪毒内炽，口糜咽痛，目赤神烦诸症。

【禁忌】脾胃虚弱者不宜使用。

【方义】本方是在犀角地黄汤的基础上发展而来，清热解毒之力较大。方中用犀角清血分之热毒；豆豉疏透内陷郁伏之邪；佐以生地黄、银花、连翘、玄参养阴清热；板蓝根、紫草、金汁解血分之毒；黄芩、花粉清肺胃气分之热；菖蒲芳香开窍。本方在临床上很为常用，不但对于温热暑疫，邪热入营，伤津劫液，或逆传内陷，见有痉厥昏狂、谵语发斑诸症有效，同时对于麻疹、痘疮，温毒郁伏血分，毒陷心包，而致斑疹透达不畅，色呈紫黑，神志不清者，有透发血中热毒外达、促使斑疹畅发之功。

紫雪丹

紫雪犀羚朱朴硝，硝磁寒水滑和膏，

丁沉木麝升玄草，更用赤金法亦超。

【来源】《太平惠民和剂局方》。

【药物及用法】黄金一百片（别本作一百两，与药煮过不用），石膏、寒水石、磁石、滑石（捣碎）各三斤，水一石，煮至四斗，去渣。次用犀角屑、羚羊角屑、青木香、沉香（捣碎）各五两，玄参（洗焙捣碎），升麻各一斤，甘草（剉炒）八两，丁香（捣碎）一两，以上八味，入前药汁中，再煮至一斗五升，去滓，然后再用朴硝（精者）十斤，硝石二斤，入前药汁中，微火煎煮，柳木棍搅不住手，候至七升，投入木盆中半日。欲凝时，再入下药：麝香（研）一两二钱半，朱砂（飞）三两。以上二味，入前药中搅调令匀，安之二日，俟成霜雪紫色，铅罐收贮。每服一钱或二钱，用冷水调下。大人小儿临时以意加减。

【功效】清热解毒，镇痉通窍。

【适应证】热邪内陷，高热、神昏，狂躁不安，谵语妄动，四肢抽搐，口渴唇焦，齿燥，舌赤无苔，尿赤便闭，以及小儿因内热炽盛引起的痉厥。

【禁忌】热邪不盛，未有内陷心包者忌用。

【方义】本方用石膏、寒水石、滑石，清泻实火；玄参、磁石，滋肾益阴；犀角、羚羊角，清心凉肝、解毒，凉血息风；升麻、甘草，升阳解毒；沉香、木香、麝香，通窍行气；丹砂、黄金，镇静安神；朴硝、硝石，泻火散结。综合起来，本方具有清泄实热、凉血解毒、息风定惊的作用。对于温热、温毒所引起的高热、痉厥、谵妄诸症，取效相当迅捷。正如徐洄溪所说："邪火毒火，穿经入脏，无药可治，此能消解，其效如神。"此外，方中黄金不溶解于水，如改用金箔而减小其剂量，可能效果更好一些。一般用量，小儿每服一至三分，成人五分至一钱，一日二三次。

至宝丹

至宝朱砂麝息香，雄黄犀角与牛黄，

金银二箔兼龙脑，琥珀还同玳瑁良。

【来源】《太平惠民和剂局方》。

【药物】乌犀屑 玳瑁屑 琥珀（研） 朱砂（研，水飞） 雄黄（研，水飞）各一两 龙脑 麝香各一钱（研） 牛黄（研）五钱 安息香一两五钱（以无灰酒搅澄滤净，另熬成膏；如无，以苏合香油代之） 银箔五十张 金箔五十张（半入药，半为衣）。

【用法】将乌犀、玳瑁研为细末，入余药研匀，将安息香膏重汤煮烊，入诸药中，和合成剂，旋丸如桐子大。每服三至五丸，小儿半丸至一丸，用人参汤下。

【功效】豁痰开窍，辟秽解毒。

【适应证】①中暑、中恶、中风、温病，痰热内闭，烦躁抽搐，神糊痰鸣，口唇干燥，舌红苔黄。②小儿惊厥而属于痰浊蒙蔽者。

【禁忌】昏厥抽搐由于阴液耗竭、内风动扰者，不宜用。

【方义】吴鞠通氏说：本方主"治秽浊之邪，传袭于里，血热内壅，脑受熏灼"。所以用牛黄、犀角、玳瑁清热解毒，宁心安脑；朱砂、琥珀清脑热，宁心神；麝香、冰片开窍化痰，芬芳逐秽；雄黄劫痰解毒，金银箔镇心制痉。此丹能开窍闭，除秽浊，豁痰壅，解热结，对于上述证候有拨乱反正之功。但对阴液耗竭、阳亢风动所引起的高热、神昏痉厥，不宜使用。

万氏牛黄丸

（附方：安宫牛黄丸）

万氏牛黄丸最精，芩连栀子郁砂并。

或加雄角珠冰麝，退热清心力更宏。

【来源】万密斋。

【药物】牛黄二分五厘　川连五钱　黄芩　生栀子各三钱　郁金二钱　辰砂一钱五分。

【用法】共研细末，腊雪水调神曲为丸，每丸重四分五厘。成人每服一丸，幼儿每服三分之一粒或半粒，灯心汤送下。

【功效】清心泻火，开窍宁神。

【适应证】①温邪内陷，热入心包，高热烦躁，神乱谵语，痰涎壅塞，昏厥，舌红脉数。②小儿惊风，痰涎涌盛，手足抽搦以及痧疹火郁，烦躁不安者。③中风痰火闭结，昏眩瘈疭，神昏语謇者。

【禁忌】心火不盛，热邪未入心包者忌用。

【方义】牛黄擅入心包，清心解毒、镇惊；芩、连、山栀，清热泻火；郁金配合牛黄宣结开窍，以通心气；辰砂镇心安神。从各药配伍看来，本方清心泻火的作用最强。所以，临床用它治疗温邪化火，热入心包，烦躁神昏以及小儿急惊、大人中风痰火闭结心窍等症，每建殊效。

附方　安宫牛黄丸（吴鞠通）：是万氏牛黄丸加入清热解毒的犀角、镇心坠痰的珍珠、芳香开窍解毒逐秽的麝香、梅片以及逐邪镇逆的雄黄、金箔所组成。其功效较本方更强，对于热甚化火的痉厥和疫痉（脑炎）等症，投之多效。

紫金锭

紫金锭用朱麝香，大戟慈菇与雄黄，

千金子合五倍子，攻毒辟瘟定痉良。

【来源】《片玉心书》。

【药物】麝香三钱　朱砂（水飞）　雄黄（水飞）各一两　红芽大戟一两五钱　千金子肉（去油）一两　五倍子　山慈菇各三两。

【用法】共研极细末，糯米糊作锭子，每锭重一钱。每服一锭，重者二锭，研末凉开水调下。并可用醋磨汁外搽。

【功效】解毒辟秽，清热消肿，行气活血。

【适应证】①瘟疫时邪，神昏闷乱，呕恶泄泻，下痢不畅。②各种中毒，喉风痰阻喉间，蛇犬咬伤。③小儿惊风痰壅。④外敷痈疽、疔疮、肿核结毒等症。

【禁忌】孕妇禁用，并不可与甘草同用。

【方义】本方又叫玉枢丹，是用治瘟疫时邪的要方：方中山慈菇泄热散结，千金子行水破血，大戟逐水行瘀，三者功用相仿，都能解毒攻邪。但由于疫毒之邪，散漫不定，必佐以酸咸性涩的五倍子敛而降之，使之归聚不散，然后三者方可展其专长。又由于疫毒暴袭，元气为之骤闭，且恐上药攻邪之力不及，故必用麝香以开其窍，朱砂、雄黄辟恶镇邪，以解疫毒。本方临床用于真性霍乱、急性胃肠炎的吐泻，以及伤寒、温邪而引起的热利不畅，往往一药而平；对于痈肿、疔毒，内服外敷并施，也有较好的疗效。

此外，"疫痉"（流行性脑脊髓膜炎）使用本方也有比较满意的疗效。其用量按病情及年龄而定，一般每日使用三至六分，或加至八分，研细，分四次用开水冲服。症状消失后，仍须以二分之一或三分之一的用量，持续服用，直至脑脊液及血象恢复正常，方可停服。多数病例于服药后三至七天症状消失，十天左右脑脊液恢复正常；少数热势较剧者，每需配合其他方法治疗。

导赤散

导赤生地与木通，草梢竹叶四般攻，

口糜①淋痛②小肠火，引热同归小便中。

【来源】钱乙。

【词解】①口糜：口舌糜烂成片，色红作痛，甚则连及咽喉，不能饮食。②淋痛：小便滴沥而涩痛。

【药物】生地黄　木通　甘草梢各等分。

【用法】上三味研细末，每取三钱，加竹叶同煎温服。

【功效】泻心火，利湿热。

【适应证】心经火旺，或心移热于小肠，出现心烦口渴，口舌糜烂，面红或小便赤涩，或茎中热痛者。

【禁忌】脾胃虚弱者忌用。

【方义】心属火而色赤，导赤就是导心经和小肠之火，从小便而出。所以方用生地凉血滋肾，清下焦血分之热，竹叶清心降火，木通利小便，降心火，甘草梢直达茎中而止痛。合之具有利水而不伤阴，泻火而无苦寒伤胃之妙。

本方是清热利尿的轻剂，不但宜用于上述证候，而且对于暑热伤阴之证，也很适用。

清心莲子饮

清心莲子石莲参，地骨柴胡赤茯苓，

芪草麦冬车前子，躁烦消渴及淋崩。

【来源】《太平惠民和剂局方》。

【药物】石莲子　人参　黄芪　茯苓各七钱半（各二钱）　柴胡　地骨皮　麦冬　车前子　甘草（炙）各五钱（各一钱半）。

【用法】水煎，空心服。

【功效】益气渗湿，清心泻火。

【适应证】①气阴两虚，心火上炎，口苦咽干，心烦作渴，口舌生疮，渐成消渴。②劳淋，五心烦热，四肢倦怠，湿热下注，小便淋涩、混浊，茎中刺痛，劳累即发，或有遗精。③气血俱虚，心经虚热扰动营血，以致血崩，或中气下陷，湿热蕴积，白浊带下。

【禁忌】肝胆湿热下注之淋浊带下者忌用。

【方义】人参、黄芪、甘草补气而清虚火；麦冬、黄芩清上焦心肺之热；地骨皮退肝肾之虚热，与疏散肝胆之火的柴胡相伍，不独能加强清除虚热的作用，且李东垣用这二味（地骨皮汤）治疗心移热于小肠，口舌糜烂之证；赤茯苓、车前子清利膀胱湿热；石莲子清心火，交心肾。

附子泻心汤

附子泻心用三黄，寒加热药以维阳[①]，

痞乃热邪寒药治，恶寒加附治相当。

【来源】《伤寒论》。

【词解】①维阳：维护阳气。

【药物】大黄二两（二钱）　黄连一两（八分）　黄芩一两（一钱）　附子一枚（一钱半）。

【用法】将前三味用开水浸渍绞取汁，附子另煎汁兑和，分二次服。

【功效】泄热消痞，扶助阳气。

【适应证】邪热郁结，心下痞满，并有恶寒汗出之证。

【禁忌】痞证无表阳虚者忌用。

【方义】本方所治是邪热有余而正阳不足之证。如果单治其热，则正阳愈虚；仅顾其阳，则热势益猖。而只有寒热并用、邪正兼治一法，最为合拍。所以用大苦大寒的三黄，清泄心下热邪，以除热结痞满；用大温大热的附子，温经扶阳，以治卫阳不足、心阳不振的恶寒汗出。这样的配伍，是非常精当的。

此外，我们还必须知道，痞有寒热虚实的分别。虚痞多由于误下以后，中气大虚，脾之清气不得上升而下行，胃之浊气不能下降而上逆。这时，病人多自觉心下痞满欲按。这种痞证治宜补中益气，升清降浊，而与本方所治的痞证，截然不同。这在临床上，不可不辨。

半夏泻心汤

半夏泻心黄连芩，干姜甘草与人参，

大枣和之治虚痞，法在降阳而和阴。

【来源】《伤寒论》。

【药物】半夏（洗）半升（三钱）　黄芩三两（二钱）　干姜三两（一钱）　人参三两（一钱半，或用太子参三钱）　炙甘草三两（一钱半）　黄连一两（八分）。

【用法】加大枣五枚，水煎服。

【功效】补脾和中，泄热散痞。

【适应证】胃气不和，虚热气逆，心下痞满，不痛，呕而发热，或口苦、肠鸣。

【禁忌】无胃寒肠热证者忌用。

【方义】本方是小柴胡汤去柴胡、生姜，加黄连、干姜而成，主治小柴胡汤证因误下所形成的痞证。由于痞证外无寒热往来的半表证，而只见胃中不和、呕吐发热、口苦、肠鸣等寒热互结的现象，所以不用柴胡，而用苦寒泄热的黄芩、黄连，与辛温散结的半夏、干姜配合，解除胃中寒热之结，以降逆散痞、止呕，更用人参、甘草、大枣补脾和中，制止虚气上逆。这样，使寒热并调，脾胃得和，升降如常，胸痞、呕吐各症就可以随之而解了。

泻青丸

泻青丸用龙胆栀，下行泻火大黄资，

羌防升上芎归润，火郁肝经此方宜。

【来源】钱乙。

【药物】龙胆草（酒炒）　黑栀子　大黄（酒蒸）　羌活　防风　川芎　当归各等分。

【用法】共研细末，炼蜜为丸，如芡实大，每服一丸或半丸。

【功效】泻肝经实火。

【适应证】肝经实火郁结，多怒易惊，夜寐不宁，目赤肿痛，大便秘结等症。

【禁忌】肝血不足、阴虚阳亢者忌用。

【方义】肝属木、色青，泻青丸，就是专治肝经实火郁结的方剂。因为肝经之火，多由于木失条达，郁结不展而化火所引起，所以用羌活、防风引火上行，散之于外，用当归、川芎养肝血，润肝燥，疏之于内；由于肝经实火，非苦寒泻火之品不能平，所以用龙胆草大苦大寒，直泻肝火，用山栀、大黄通利二便，导热从下而出。

龙胆泻肝汤

龙胆泻肝栀芩柴，生地车前泽泻偕，

木通甘草当归合，肝经湿热力能排。

【来源】《太平惠民和剂局方》。

【药物】 龙胆草（酒炒） 栀子（酒炒） 柴胡 泽泻各一钱 车前子 木通 生地（酒炒） 当归尾 炒黄芩 甘草各五分。

【用法】 上十味，水煎服。

【功效】 清肝胆湿热，泻厥阴实火。

【适应证】①肝胆湿热，胁痛口苦，耳聋耳肿，小便赤涩疼痛。②湿热壅遏，疮疡痈肿。

【禁忌】 肝阴不足而有虚火者，不宜用。

【方义】 龙胆草泻肝经实火，清泄湿热，柴胡疏肝开郁，并清胆经之热，山栀、黄芩辅佐龙胆草清利湿热，车前、泽泻、木通通利湿热从下而出；当归、生地养血滋阴，甘草补中益胃，以免苦寒清利之品损伤肝阴及胃气。本方对于肝胆实火，肾经、小肠、膀胱湿热的证候，用之多可取效。

本方南通市中医院曾用治流行性脑脊髓膜炎续发性赤尿症，取得了效果。赤尿症多在流行性脑脊髓膜炎证候好转或解除之际，突然发生赤色小便，量少涩痛，尿检可发现蛋白及红、白细胞或磺胺结晶等，血氮检查甚高，同时伴有口舌疳糜、呕吐，甚至小便从短少到无尿，渐至呕、泻咖啡色液体，神志复陷于昏迷，四肢厥冷，体温不高，脉象沉细如丝，以至死亡。此症在早期，多为内有瘀热、湿热郁遏的现象。所以，如在赤尿初起，或突然腹痛（一至三日内出现血尿）时，即予本方制丸，每日三次，每服一钱，多能较快地使腹痛缓解，呕吐得平，赤尿渐除；个别病例连续使用六日，可获好转向愈。

当归龙荟丸

当归龙荟用四黄，龙胆芦荟木麝香，

黑栀青黛姜汤下，一切肝火尽能攘。

【来源】刘河间。

【药物】当归（酒洗）一两　龙胆草（酒洗）一两　栀子（炒黑）一两　黄连（炒）一两　黄芩（炒）一两　黄柏（炒）一两　大黄（酒浸）五钱　青黛（水飞）五钱　芦荟五钱　木香二钱　麝香五分。

【用法】研成细末，炼蜜为丸，如梧桐子大，每服二钱至三钱，用生姜汤或开水送下。

【功效】清热泻肝，攻下行滞。

【适应证】①头晕目眩，耳鸣耳聋，面红而赤，胸膈痞塞，或有两胁痛引少腹，心烦，大便秘结，小便黄赤，形体壮实，脉象弦劲或微数。②头胀面赤，双目红赤肿痛，口干，大便秘结，脉弦数有力，或有发热烦躁。③肝胆火郁，神志错乱，躁扰不安，甚或搐搦，大便不畅，脉实有力。

【禁忌】虚火而见头晕、耳鸣、面赤、烦热者，不可用。

【方义】本方用胆草、青黛、芦荟入肝经以泻火；黄芩泻肺火，黄连泻心火，黄柏泻肾火，大黄泻大肠火，山栀清三焦火；备举大苦大寒之药，直泻诸经内壅之火邪，使从二便泄出。方中木香、当归、麝香，取其调气和血，使清热泻火之药，更得气血推动而速奏其功，同时也能缓冲大剂苦寒伤正之弊。这是一张专泻肝胆实火、导热攻滞下行的方剂，非实火上盛者，不宜轻用。

左金丸

（附方：戊己丸、连附六一汤）

左金茱连六一丸，肝经火郁吐吞酸。

再加芍药名戊己[①]，热泄热痢服之安。

连附六一治胃痛，寒因热用理一般。

【来源】朱丹溪。

【词解】①戊己：戊为胃土，己为脾土，此丸能治脾胃湿热所引起的下利疾患，所以名叫"戊己丸"。

【药物】黄连（姜汁炒）六两　吴茱萸（盐水泡）一两。

【用法】共研极细末，水泛为丸，每服五分至一钱，开水送下。

【功效】清肝火，解肝郁。

【适应证】肝经火旺，左胁作痛，嘈杂吞酸，或胸痞吐酸，口苦舌红，脉象弦数者。

【禁忌】脾胃虚寒者忌用。

【方义】本方治疗肝经实火所引起的胁痛、吞酸、呕吐等症。因心为肝之子，肝实则作痛，母实则泻其子，故本方用黄连为君，泻心清火，使心火不克肺金，肺金不受火克，始能约制肝木而肝自平。吴茱萸辛热，能入足厥阴肝经，行气解郁，又能引热下行；并可反佐黄连以成其功，且又能不使黄连苦寒损胃。肝气行于左，肺气行于右，左金就是使金令得行于左而达到平肝的目的。

附方　戊己丸（《太平惠民和剂局方》）：是左金丸加芍药，各等分制为丸。对于湿热蕴于脾胃所引起的热泻、热利有效。如加入陈皮、半夏，便能治疗热利药入即吐之症。

连附六一汤：方用黄连六分，附子一分。亦治肝火旺盛所引起的胃脘作痛，呕吐酸水。配合小量附子，缓和黄连之苦寒，是取寒因热用之义。

泻黄散

泻黄甘草与防风，石膏栀子藿香充，
炒香蜜酒调和服，胃热口疮并见功。

【来源】钱乙。

【药物】藿香叶七钱　栀子仁（姜汁炒黑）一钱　甘草三两　石膏（煨）五钱　防风（去芦，切焙）四两。

【用法】锉散，蜜酒拌，微炒香，研为细末，每服一钱至二钱，清水煎。

【功效】清泻脾胃实火。

【适应证】脾胃伏火，口臭口疮，烦渴引饮，火嘈善饥等症。

【禁忌】胃阴虚有热者禁用。

【方义】本方用栀子、石膏泻肺胃三焦之火，藿香辟恶调中，以护胃气，甘草补脾泄热；用防风者，以其得栀、膏之助，不仅功擅发脾中伏火，又能于土中泻木，所以用量特重。本方对于胃腑结热上蒸而症见心烦口渴、口臭、口舌生疮、烦渴引饮、火嘈善饥者，最为适合。由于具有泻脾胃伏热的功效，而脾胃为中央戊己土，色黄，故名为泻黄散（又叫"泻脾散"）。

准绳①泻黄散

准绳泻黄升防芷，芩夏石斛同甘枳，

口唇燥裂及口疮，风热郁脾服之已。

【来源】《证治准绳》。

【药物】升麻　防风　白芷　黄芩　枳壳各钱半　半夏一钱　石斛一钱二分　甘草七分。

【用法】加生姜三片，水煎服。

_____

① 本方出自《证治准绳》，切庵把它误为钱乙方，叫作"钱乙泻黄散"，现更正。

【功效】发散脾胃风热。

【适应证】脾胃风热，口唇燥裂，口臭、口疮等症。

【禁忌】脾胃火盛者忌用。

【方义】本方用升麻、白芷、防风发散脾胃风热，黄芩、枳壳清热开郁，石斛、甘草清热养胃，半夏、生姜调和胃气，从而达到发散脾胃郁火的目的。

本方实是宣散风热的方剂，与钱乙的泻黄散比较，功用显有区别，倘脾胃火甚者，不可服用。

清胃散

清胃散用升麻连，当归生地牡丹全，

或益石膏平胃热，口疮吐衄及牙宣[1]。

【来源】李东垣。

【词解】[1]牙宣：有二义：一是牙龈宣肿，龈肉蚀腐，久则削缩，以致齿牙宣露；一是牙龈出血而量较多者。

【药物】当归身　黄连　生地黄各三分　牡丹皮五分　升麻一钱。

【用法】研为粗末，水煎冷服。

【功效】清胃泻火，养阴凉血。

【适应证】胃热上冲，牙龈肿痛，或牙宣出血，或口气热臭，或唇、口、颊、腮肿痛，口干舌燥，喜冷恶热等症。

【禁忌】胃无积热者。

【方义】黄连清泻胃火，当归和血养阴，生地黄、丹皮养阴清热，凉血止血，升麻升散阳明之火。火升热降，则诸象可除。临床用治胃火牙痛者多效。如胃热重者加石膏清之，便秘者加硝、黄下之。

甘露饮

（附方：桂苓甘露饮）

甘露两地与茵陈，芩枳枇杷石斛伦。

甘草二冬平胃热，桂苓犀角可加均。

【来源】《太平惠民和剂局方》。

【药物】鲜枇杷叶（刷去毛）　生地黄　熟地黄　天冬（去心）　麦冬　石斛　甘草（炙）　黄芩　枳壳　茵陈各等分。

【用法】上十味研为粗末，每服二至四钱，水煎，食后临卧服。

【功效】滋阴清热，利湿降气。

【适应证】①胃热上蒸，龈肿出脓，口疮咽痛，腮颊颐肿。②脾胃受湿，瘀热在里，湿热交蒸发黄，饥烦不食，气短身热，二便秘涩。

【禁忌】湿邪重于热者忌用。

【方义】本方以二地、二冬、甘草、石斛甘寒之品，清胃肾虚热，养阴滋液，以茵陈、黄芩苦寒之味，清热去湿，并佐用枇杷叶降气清热，枳壳破积宽中，宣泄湿热瘀塞。

附方　桂苓甘露饮：是甘露饮加肉桂、茯苓组成。其通利小便、清泄湿热的功用较本方为强，用治上证湿郁小便不利较甚。《本事方》于本方中加清热凉血的犀角，用治胃火炽盛而有口疮、吐血、衄血之症。

香连丸

（附方：白头翁汤）

香连丸用黄连香，热痢后重气滞尝。

白头翁亦治热痢，连柏秦皮合成方。

【来源】《兵部手集方》。

【药物】黄连二十两（淡吴茱萸十两同炒，去吴茱萸）　木香四两八钱。

【用法】共研细末，醋糊为丸，如梧桐子大，每服二三钱，每日二次，空腹时用温开水送下。

【功效】清湿热，理气滞，止热痢。

【适应证】热痢便下赤白，脓血相杂，腹痛里急后重。

【禁忌】虚寒下利者忌用。

【方义】黄连燥湿清热，是治"腹痛下痢"的要药，近代药学家实验证明：它对于细菌性痢疾有特效，在本方中是主药。用吴茱萸与其同炒的目的，一是取其辛温缓和苦寒之性，一是取其利大肠的壅气。木香善理气滞，能治下痢里急后重，而得吴茱萸辛温之助，则其效益强。这是临床最常用的治痢疗效极好的一张传统名方，具有廉、便、验的特点，值得推广应用。

附方　白头翁汤（张仲景）：方用白头翁清泄血分湿热（近代实验证明它对于原虫性痢疾有特效），黄连、黄柏、秦皮清泻肠中湿热，四药都有治痢的作用。对于症见下痢赤白、里急后重、身热心烦、渴欲饮水、舌红脉数的热性痢疾，无论属于菌痢、原虫性痢，都有很好的疗效。里急后重甚者，加木香用之，效果尤著。

泻白散

（附方：加减泻白散）

泻白桑皮地骨皮，甘草粳米四般宜，

参茯知芩皆可入，肺炎[①]喘嗽此方施。

【来源】钱乙。

【词解】①肺炎：肺为火邪所迫，或温热之邪蕴肺，咳呛气促者，叫作"肺炎"。

【药物】桑白皮　地骨皮各一钱　甘草五分　粳米百粒。

【用法】清水煎，食后服。

【功效】清肺生津。

【适应证】肺火咳嗽喘促，五心烦热，口渴引饮，潮热日晡尤甚。

【禁忌】肺寒咳喘忌用。

【方义】桑白皮清热泻肺，除痰平喘，专治咳嗽喘促；地骨皮泻肺中伏火，清肝肾虚热，善治潮热、五心烦热；甘草泻火补脾，粳米清肺益胃，对于口渴引饮有一定效果。四药配合，泻中寓补，对于肺热阴伤所引起的咳喘、肺气不降而致小便不利等症，用之确有良效。由于其功在泻肺，肺色白，故取名泻白散。

附方　加减泻白散：有两张处方：一是本方加人参、茯苓、五味子、青皮、陈皮，治咳嗽喘急，胸闷呕吐而体气较虚者；一是本方加知母、黄芩、桔梗、青皮、陈皮，治咳嗽喘急，胸膈不畅，而烦热口渴较甚者。前者是李东垣的方子，后者是《卫生宝鉴》的方子。

清咽太平丸

清咽太平薄荷芎，柿霜甘桔及防风，

犀角蜜丸治膈热，早间咯血频常红。

【来源】验方。

【药物】薄荷一两　犀角　防风　甘草　柿霜　川芎各二两　桔梗三两。

【用法】上七味，共研细末，炼蜜为丸，如弹子大，每服一丸，热汤化下。

【功效】清咽散火，凉血止血。

【适应证】肺火亢旺，咽喉不利，咯血、颊红。

【禁忌】肺气虚弱者忌用。

【方义】薄荷、防风、川芎散风热，清上焦；犀角凉心热，止咯血；柿霜生津润肺；甘草泻火；桔梗不但载诸药上浮，并与甘草、柿霜相伍，清利咽喉。各药配合起来，具有清火凉血，清利咽喉的功效，对于肺火亢旺，阴液耗灼，肺络损伤，而见到干咳无痰、咯血、颊红、咽喉不利等症，最为合用。

清骨散

清骨散用银柴胡，胡连秦艽鳖甲符，
地骨青蒿知母草，骨蒸劳热保无虞。

【来源】《证治准绳》。

【药物】银柴胡一钱五分　胡黄连　秦艽　鳖甲　地骨皮　青蒿知母各一钱　炙甘草五分。

【用法】水煎服。

【功效】清阴分内热，退虚劳骨蒸。

【适应证】骨蒸劳热，两颧潮红，口渴心烦，脉象细数，舌质红。

【禁忌】肺火偏旺者忌用。

【方义】本方为治阴虚劳热的常用方剂。方中地骨皮、胡黄连、知母，能清阴分之热，平之于内；银柴胡、青蒿、秦艽，能除肝胆之热，散之于外；鳖甲阴类属骨，能引诸药入骨补阴而退蒸热；炙甘草能协和诸药而退虚热。本方对于阴虚而内热较甚的骨蒸劳证，最为有效。其名清骨散即是由此而得。如果阴虚较甚，潮热不太严重，宜去胡黄连，酌加地黄，以加强滋阴的作用。

三、小结

本章共计介绍了方剂 30 首，附方 8 首。

白虎汤，清气泄热，兼能生津，主治阳明热盛津伤，亦即所谓邪火在气，见有大热汗出、大烦大渴、脉洪大的证候。黄连解毒汤，泻火解毒，清热胜湿，主治热病表里热盛，口渴烦躁，错语不眠，或有热痢等证候。此二方都是强有力的泻火清热剂，但前者甘寒清热而寓养阴，后者苦寒直折而兼燥湿；在应用上是有区别的。

竹叶石膏汤，清热生津，益气养胃，主治热病后期余热未清，气阴已伤，口渴、虚烦不眠以及中暑烦渴诸症。玉女煎，养阴清热，主治肾阴亏虚，胃火炽盛，牙痛、牙宣，躁烦或吐血、衄血等症，亦治热病后期的口渴虚烦之症。

凉膈散，以凉膈清火、泄实通便为主，主治热病表里俱热，里热尤甚，中焦燥实，烦躁口渴，二便秘结之症。普济消毒饮，以泻火毒、散风热为主，主治大头瘟、蛤蟆瘟而表有风热火毒、里热尚未炽盛的证候。这两方，一于清里泻实之中略寓发散表热之意，一于发散风热之中配以清里解毒之意。

清瘟败毒饮、消斑青黛饮、化斑汤和神犀丹四方，都能泻火解毒，凉血化斑，是热病气血两燔常用的方剂。其所不同者，清瘟败毒饮的作用特强；消斑青黛饮的作用稍逊，而寓以补气的功能；化斑汤则是以甘寒之品，清热凉血，较之前两方以苦寒泻火为主者作用缓和；神犀丹与上三方比较，不但解毒的作用较强，且更具有开窍的作用。

紫雪丹、至宝丹和万氏牛黄丸三方，都具有清热开窍的作用，是温热病常用的救急方剂，所以有"温病三宝"之称。但三方的作用有所区别：紫雪丹以凉血解毒、息风定痉的作用较著；至宝丹以豁痰开窍、辟秽解毒的作用为胜；万氏牛黄丸以清心泻火、开窍安神的作用见长。至于吴氏的"安宫牛黄丸"，则汇合三方之长，具有清热、息风、豁痰的综合作用。这在临床应用时，必须加以区别。此外，紫金锭解毒辟秽，清热消肿，并能开窍，也是瘟疫时邪，神昏闷乱，疫痉昏厥，以及泻痢不畅，疔毒痈肿诸症，常用以救急的成药。

导赤散与清心莲子饮，都能清心火，利湿热，治心火上炎或移热于小肠。但前者主治阴亏虚火上炎，口渴心烦，口舌糜烂，以及湿热下注，小便赤涩，或茎中热痛等症；而后者则配有补气之品，主治气阴两虚，心火上炎，口苦咽干，心烦消渴，以及劳淋五心烦热，湿热下注，小便淋涩、混浊或茎中刺痛等症。

附子泻心汤和半夏泻心汤，一是泄热扶阳并用，主治邪热郁结，心下痞满，并见阳虚恶寒汗出的证候；一是补脾和中、清热兼施，主治胃气不和，虚气上逆，心下痞满，呕而发热的证候。这两方的所谓泻心，实质上是指治疗胃肠病证所出现的心下痞满诸症，而与清泻心经邪热的含义不同。

泻青丸、龙胆泻肝汤、当归龙荟丸三方，都具有清泻肝胆实火的作用。但泻青丸清泄兼能升散，主治肝经实火郁结，多怒易惊，夜寐不宁，目赤肿痛，大便秘结等症；龙胆泻肝汤清热利湿并重，主治肝胆湿热，胸痛口苦，小便赤涩、疼痛等症；当归龙荟丸泻火攻下并用，主治肝胆实火上盛，而见头昏脑涨，面红而赤，二便不利，口渴躁烦或目赤肿痛等症。还有左金丸，也能治疗肝经火郁，不过它所适应的胁痛，嘈杂吞酸等症，都是中土受伐的现象，而与上三方的所治不同。在临证时必须加以区别。

钱乙和《准绳》的泻黄散，一清泻脾胃实火，主治脾胃伏火所引起的口臭、口疮，烦渴引饮，火嘈善饥等症，一发散脾胃风热，主治脾胃风热所引起的口唇燥裂，口臭、口疮等症。

清胃散和甘露饮，都是养阴清胃热的方子；但前者清热兼能凉血，主治胃热上冲，牙龈肿痛，或牙宣出血，或口气热臭等症；后者不但滋阴生津的作用较强，并且能利湿降气，所以它除可用治胃热上蒸的龈肿、口疮咽痛外，还能治疗湿热交蒸发黄、身热便秘等症。

香连丸和白头翁汤，能清肠利气，对于热利兼见气滞里急后重者，有特殊的疗效。

泻白散，清肺生津，主治肺火咳嗽喘促、五心烦热、口渴引饮等症。清咽太平丸，清咽散火，凉血止血，主治肺火亢旺、咽喉不利、咯血颊红等症。

清骨散，养阴清热，适用于骨蒸劳热，两颧潮红，口渴心烦之症。

第十七章　除痰之剂

一、概说

除痰剂，就是具有化痰、祛痰作用，能够排除体内所停积的痰浊，从而消除因痰所引起的病证的方剂。

痰是人体的病理产物，产生痰的原因是很多的，例如脾虚土弱，胃阳不足，肺虚劳嗽，外感风寒等等，都是形成痰的主要因素，尤其脾虚土弱，是特别重要的一个因素，古方书上所谓"脾为生痰之源"，殆即此意。因为脾主运化，倘若脾虚失于健运，就不能化水谷为精微，而反为痰浊，形成痰病。

古人所谓"痰为百病之母"，说明了痰所引起的病变是多种多样、极为复杂的。临床常见的有哮喘、咳嗽，有呕吐、泄泻，有头目晕眩，有心悸怔忡及癫痫等等。但由于痰是病理产物，其病变不是孤立的，往往与其根本致病因素紧密联系。例如，外感寒邪咳嗽为寒痰（表寒）；喘息阳虚气弱的亦为寒痰（里寒）；肺热叶焦的为热痰；肺阴不足，津液被灼，劳嗽久咳的为燥痰；胃有湿痰留饮而呕吐上逆的为湿痰在胃；湿痰流注经络以致痰核瘰疬、关节不仁的为湿痰在经络；痰蔽清窍、昏迷惊痫、癫狂的为风痰；因食滞不化的为食痰；久治不愈、胶固不化的痰证，称为顽痰等等。

正由于产生痰的原因很多，痰是因病变而产生，并不是病的本源，痰病的证候种种不一，所以对其治疗，并不是单纯地见痰治痰，而必须审证求因，追本穷源，然后进行因证制宜的论治，才不致有误。例如，在本章内即有燥湿化痰的二陈汤，润燥化痰的金水六君煎，祛寒化痰的金沸草散和紫金丹，清热化痰的清气化痰丸和小陷胸汤，祛风化痰的青州白丸子与半夏天麻白术散，又有开窍豁痰的白金丸，止咳化痰的止嗽散与三子养亲汤，化痰截疟的常山饮及截疟七宝饮，蠲饮化痰的指迷茯苓丸，消食化痰的顺气消食化痰丸等等。总的说来，在使用祛痰剂时，必须善于辨证遣方，下面几点，值得临床加以注意：

第一，《金匮要略》提出的"病痰饮者，当以温药和之"虽是治疗痰饮病证的一个原则，但在临床时不能拘泥于这句话，而必须辨别证候的原因（寒热）、性质（虚实），然后选择适当的方剂。

第二，外感咳嗽初起有表证者，宜先用宣肺疏解剂，不宜早用清润化痰之品，以免痰涎阻遏于内，反致缠延不愈。

第三，凡疟疾见有痰象者，方可使用祛痰截疟之剂，而不宜将祛痰截疟剂滥用于各种类型的疟疾。

第四，攻下逐痰剂（如大陷胸汤、丸）的作用极为猛峻，非体实痰饮内积者，不可轻投。

二、方剂

二陈汤

（附方：导痰汤、温胆汤、润下丸、二贤散）

二陈汤用半夏陈，益以茯苓甘草臣，

利气调中兼去湿，一切痰饮[①]此为珍。

导痰汤内加星枳，顽痰胶固力能驯。

若加竹茹与枳实，汤名温胆可宁神。

润下丸仅陈皮草，利气祛痰妙绝伦。

【来源】《太平惠民和剂局方》。

【词解】①痰饮：痰水病的总称，凡稠浊者为痰，清稀者为饮。

【药物】陈皮　半夏　茯苓各二钱　甘草一钱。

【用法】清水煎，去滓，温服。（一方加生姜七片、乌梅一个）

【功效】化湿祛痰，利气和中。

【适应证】痰饮为病，咳嗽，呕吐痰涎，恶心，头眩心悸，胸闷，中脘胀满等证。

【禁忌】咳呛痰少，口干少津，或呈燥痰之象者，均忌用。

【方义】本方是治疗湿痰的一张主方。无论痰饮吐咯上出，为喘为嗽，或凝滞胸膈，留于肠胃，为呕吐恶心，或痞满壅塞，为眩晕、怔忡心悸等等，只要是属于脾胃虚弱，湿痰停蓄的，在治疗上总宜用本方实脾燥湿、顺气化痰为主，而辅以分导之品。本方以半夏、陈皮为君，因为半夏辛温体滑性燥，长于燥湿化痰，和胃健脾；陈皮辛苦温和，为脾肺气分之药，能理气燥湿，调中快膈，导滞消痰。同时以茯苓甘淡渗湿为臣，以甘草和中补土为佐。这样配合起来，使中和湿去，则湿痰自消。本方在临床上随症加减，应用颇广，正如汪昂所说："二陈汤为治痰之总剂，寒痰佐以干姜、芥子；热痰佐以黄芩、瓜蒌；湿痰佐以苍术、茯苓；风痰佐以南星、前胡；痞痰佐以枳实、白术，更看痰之所在，加导引药，唯燥痰非半夏所司也。"本方内之半夏、陈皮二药，贵在陈久，陈则无过燥之弊，方名"二陈"，意即在此。

　　附方　导痰汤（《济生方》），是二陈汤加胆星、枳实二味。功能化顽痰，破坚积，治疗顽痰胶固，语涩眩晕，喘急痰嗽，胸膈痞闷等症。

温胆汤（《三因极一病证方论》）：是二陈汤加枳实、竹茹二药，具有清降积热，化痰宁神的功用，凡是大病后或痰热扰胆，胆虚惊悸不眠，交睫成梦，口苦心烦，特别是心气虚，胆气怯，而呈现胆怯、畏烦，心中有慌慌之感、头眩、恶心易吐、健忘、不寐等症。用温胆汤"化痰宁神"，奏效迅速。如气怯甚者，可加潞党参补气健脾；痰阻气滞而脘痞纳少者，可加砂仁行气化痰；寒痰凝聚胸膈者，可加干姜温中化痰。

润下丸：方用陈皮（盐水浸洗）八两，甘草（炙）二两，研末，蒸饼糊丸；如将陈皮用盐水煮烂，晒干，同甘草研末，别名二贤散。两方都有利气健脾，祛痰的作用。

苓桂术甘汤

（附方：雪羹汤）

苓桂术甘痰饮尝，和之温药四般良。

雪羹定痛化痰热，海蜇荸荠共合方。

【来源】《金匮要略》。

【药物】茯苓四两（四钱）　桂枝三两（二钱）　白术二两（三钱）　甘草（炙）二两（一钱）。

【用法】水煎，分头、二煎温服。

【功效】补脾祛湿，化气利水。

【适应证】痰饮，胸胁支满，目眩心悸，或短气而咳，气上冲胸，或脘痞便溏，舌苔水滑，脉弦，口中不渴。

【方义】本方是治痰饮的一张名方。方用桂枝温肺，平降冲逆；白术健脾燥湿，以杜生痰之源；茯苓利水渗饮，以治眩悸；炙甘草和中培土。合为治饮病的平妥之剂。若气虚痰多者，加人参、半夏、橘红以补气化痰，则疗效更好。

本方即四君子汤去人参而加桂枝。樊天徒氏说："本方殆有平冲、定悸、健胃、利水的疗效，其应用甚广。黄梅季节胃病夹湿者，尤多应用本方的机会"。因为四君（去参）健脾胃，利水湿，桂枝甘温，温化水饮，平降冲逆。张仲景所提出的治痰饮病的主要法则"温药和之"，殆即此意。因为饮为阴邪，"寒者温之"，正适合"逆治"的方法。

附方 雪羹汤（王晋三）：方用大荸荠四个，海蜇（漂淡）一两，水煎服。荸荠味甘，海蜇味咸，都是性寒滑利之品，能除痰热，消积滞，并治肝经热厥，少腹攻冲作痛。本方虽甚平淡，但持续服用，确有清肝火、除痰热的功效，对于肝阳亢旺的高血压，以及痰热胶结所引起的咳喘症，都很合用。

前方为温化痰饮，后方为清化痰热，在临床时须加区别使用。

涤痰汤

涤痰汤用半夏星，甘草橘红参茯苓，
竹茹菖蒲兼枳实，痰迷舌强服之醒。

【来源】《济生方》。

【药物】半夏（姜制）　胆星各二钱五分　橘红　枳实　茯苓各二钱　人参　菖蒲各一钱　竹茹七分　甘草五分。

【用法】加生姜三片，水煎服。

【功效】补气益脾，豁痰开窍。

【适应证】中风痰迷心窍，舌强不能言语。

【方义】本方是导痰汤加竹茹、菖蒲、人参组成。由于其所治的舌强不能言语，是因心脾两虚，而风邪侵袭与痰火互结阻于经络，使经络窒塞不畅所致。故方用人参、茯苓、甘草（四君子汤去白术）补气健脾；半夏、橘红、胆星燥湿祛痰、利气；菖蒲开心窍；枳实破痰结、宽胸膈；竹茹清化痰热，使痰消火降，经络通畅，而病自除。

金水六君煎

（附方：神术丸）

金水六君用二陈，再加熟地与归身。

别称神术丸苍术，大枣芝麻停饮珍。

【来源】《景岳全书》。

【药物】茯苓 半夏各二两 甘草一两 陈皮一两五钱 熟地黄三两 全当归二两。

【用法】共研细末，每服三钱，姜、枣煎汤送下。

【功效】养阴化痰。

【适应证】肾阴不足，水泛为痰，咳嗽呕恶，痰多喘息，舌质红，苔水滑或薄黏，自觉口咸。

【禁忌】咳喘夹有表证以及肾阳不足而寒痰上泛者，都应忌用。

【方义】本方由二陈汤加熟地黄、当归所组成，是为肾阴亏损不能配火而咸痰上溢者设。方以熟地黄、当归养阴补血，壮水为主，配合二陈化痰利湿，为化痰利湿与益肾养阴并治之法。熟地黄属于滋腻之品，得二陈监制虽不致过腻，但非属肾阴太虚之人，还是慎用为妥。若系肾阴衰微，不能摄水而冷痰上泛者，那又当益火之源，用附、桂纳下，而决不可投用本方。

附方 神术丸（《本事方》）：用苍术一斤，芝麻五钱，大枣十五枚，研末为丸。苍术燥湿为君，大枣健脾为臣，芝麻滑痰为佐，能治脾虚停饮成癖，呕吐酸水，吐已复作之证。

金沸草散

（附方：局方金沸草散）

金沸草①散前胡辛，半夏荆甘赤茯苓，

煎加姜枣除痰嗽，肺感风寒头目颦②。

局方不用细辛茯，加入麻黄赤芍均。

【来源】《类证活人书》。

【词解】①金沸草：即旋覆花。②颦：读如频，蹙眉之意。这里用它形容肺感风寒而痛苦致额皱眉蹙。

【药物】荆芥穗一钱五分 前胡 细辛各一钱 旋覆花一钱 赤茯苓五分 姜半夏五分 甘草（炙）三分。

【用法】加姜三片，枣三枚，水煎服。

【功效】发散风寒，降气化痰。

【适应证】感冒风寒，恶寒发热，头痛鼻塞；咳嗽痰多，舌苔白腻，脉浮。

【禁忌】风热咳嗽忌用。

【方义】本方用于伤风咳嗽而夹湿者，是很好的解表化痰剂。方用荆芥发汗散风，前胡、旋覆花消痰降气，半夏燥湿降逆，细辛辛散温经，茯苓化湿利水，甘草调诸药而和中。各药配合起来，确具有发表散风，降气化痰、燥湿行水等作用。

附方 局方金沸草散：是金沸草散去细辛、茯苓，加麻黄、赤芍二味。其主治与前方基本相同，但发表的作用较强，而温经渗湿的作用稍逊，因此用于伤风咳嗽，表证较重，而风湿较轻者最为适宜。

紫金丹

（附方：龚氏紫金丹）（新增）

紫金丹里用白砒，豆豉糊丸寒哮宜。

龚氏一方加矾石，化痰解毒用无疑。

【来源】《本事方》。

【药物】白砒（水飞）五分　淡豆豉二钱（好者，用水略润片刻，以纸挹干，研膏）。

【用法】以豆豉膏和砒，同杵极匀，为丸如麻子大，每服 5～10 丸（四至五厘），小儿量大小酌减，临卧时用陈茶煎汤候极冷送下。

【功效】祛寒化痰，止哮定喘。

【适应证】多年哮喘，或发或止，胸闷不畅，呼吸困难，耸肩倚息而不得卧，背部时感恶寒，痰白而黏，脉象缓而有力，苔白腻。

【方义】紫金丹用于寒痰坚结不解而体质不甚虚弱的哮喘患者，确有疗效。方中白砒大热大毒，是逐寒劫痰、定喘的要药；白砒配合功能解毒的豆豉，其毒性虽然得以减轻，但剧毒不能尽除；因此在临床上必须特别审慎使用，否则就会造成严重事故。一般说来，使用此丹时，应注意下面几点：①实热哮喘者忌服。②寒喘用之虽然最合，但还应根据病情之轻重缓急，掌握使用剂量，一般可由小量逐步增加，但不宜持续服用。③药后如若肌肤出现红疹，应即停止服用，以免中毒。④在服用此丹期间，切不可饮酒。

本方现各地实验报道很多，只要辨证明确，收效颇捷。因其主治寒喘，一般都叫它"寒喘丸"。

附方　龚廷贤《万病回春》上记载的"紫金丹"，是用砒、豉、枯矾三味所组成。矾石不但能化痰，还能解砒毒，其组成实较《本事方》的更为周到。

清气化痰丸

清气化痰星夏橘，杏仁枳实瓜蒌实。

芩苓姜汁为糊丸，气顺火消痰自失。

【来源】《医方考》。

【药物】姜半夏　胆星各一钱五分　橘红　枳实　杏仁　瓜蒌仁　黄芩　茯苓各一两。

【用法】共研细末，姜汁糊丸如梧子大，每服6克，淡姜汤送下。

【功效】清热化痰，燥湿止咳。

【适应证】痰热内结，咳嗽痰黄，稠厚胶黏，甚则气急呕恶、胸膈痞闷，或发热，小便短赤，舌质红，苔黄腻，脉滑数

【方义】本方为治热痰的通剂。方用半夏、胆星燥湿祛痰，黄芩、瓜蒌仁、杏仁清热润肺下气，橘红、枳实、茯苓健胃化痰、利气，气顺火降而热痰自消。但如纯属湿痰，痰量多而清稀，苔白腻，脉濡滑者，则不宜应用本方。

小陷胸汤

（附方：大陷胸汤、大陷胸丸）

小陷胸汤连夏蒌，宽胸开结荡痰周。

大陷胸汤治腑实，硝黄甘遂一泻柔。

大陷胸丸加杏苈，项强柔痉[1]病能休。

【来源】《伤寒论》。

【词解】[1]项强柔痉：痉病在《金匮要略》中有刚柔之分，项背强急无汗的为刚痉，项背强急有汗的为柔痉。大陷胸丸主治结胸兼见类似柔痉的项强，所以说"项强柔痉病能休"，但实际上不是柔痉病。

【药物】黄连一两（一钱）　半夏（洗）半斤（三钱）　瓜蒌实

大者一枚（五至八钱）。

【用法】先煮瓜蒌，后入诸药，去滓，分两次温服。

【功效】清热宽胸，开结荡痰。

【适应证】痰热郁结，胸中烦闷，脘部按之则痛，痰涎多，苔黏而黄，舌质红，脉浮滑或兼数者。

【禁忌】寒实结胸而无热象者不宜用。

【方义】本方主治饮邪留结于心下，胸闷而痛的热实结胸证。瓜蒌、半夏辛滑升降，善能宽胸启膈，开结荡痰。黄连苦辛通降，善能清热泄痞，与半夏为伍，功能燥湿清热，泄痞降逆，即半夏泻心的意思；与瓜蒌为伍，苦辛荡痰而涤热，为肠胃药中峻快之剂。合而有清热宽胸、开结荡痰之功，对于痰火结胸，颇有著效。

附方 大陷胸汤（《伤寒论》）：用大黄六两（四钱），芒硝一升（三钱），甘遂一钱匕（六分）。甘遂苦寒利水，与硝、黄同用，则功能泻除肠胃中的积水、痰热。对于小陷胸汤证兼见阳明腑实，痰饮内结，胸腹积水，大便秘结，心胸大烦，日晡小有潮热，心下至少腹硬满痛而邪实者，绝对不可误投。

大陷胸丸（《伤寒论》）：是大陷胸汤加杏仁、葶苈子二味，研末，蜂蜜为丸。葶苈辛寒，泻肺行水，下气定喘，主治痰火壅肺，咳喘胸痛，佐以杏仁，其效更著；与甘遂、硝、黄为伍，用于肺伏痰火，咳喘胸痛，心下至少腹硬满而痛，甚至项强如柔痉状者，能使痰火与燥结一齐通解。这是开肺通肠（因肺与大肠相表里），治痰火结闭的效方。

大陷胸汤、丸的主治是"结胸"，诸泻心汤的主治是"痞"，二者是根本不同的。而小陷胸汤的主治，则介乎结胸与痞之间，应用时应加以区别。近人樊天徒氏在《伤寒论方解》中对此辨析极为确当。他说："因为结胸的主要证候是心下痛而按之石硬，其病的重心是在胸胁，胃不过受其影响而已，其病变是水与热，其治愈机转必须有所去，所以治疗当用泻水剂。……痞的主要证候是心下痞，按之濡而不痛，其病的中心在胃肠，其病变只是热结，纵然有夹水气者，但治愈机转只要泄热消痞，不须有所去，更不必用泻水剂。"二者是显然有所区别的，从病位上说，一是在上，一则在中；从病邪来说，一是有形的痰水，一则是无形的痞热；从治疗上说，一是逐水，一则是泄热。至于小陷胸汤证的病位，都是在"心下"的胃部，胸胁仅是受其影响而已。其胃部的痞闷感与泻心汤证相似，而其"按之则痛"，则又接近于结胸证，所以说它是介于结胸与痞之间，而称之为"小结胸汤证"。

千金苇茎汤

千金苇茎生苡仁，瓜瓣桃仁四味邻，

肺痈咳吐痰秽浊，清气凉营并生津。

【来源】《千金要方》。

【药物】苇茎二升（一至二两）　薏苡仁半升（五钱至一两）　桃仁三十枚（三钱）　瓜瓣半升（五钱至一两）。

【用法】先用水煮苇茎，后入余药，煎成去渣温服。

【功效】解毒排脓，清肺通瘀。

【适应证】肺痈，咳吐腥臭痰（久久吐脓如米粥），微热烦满，胸中隐隐作痛，口渴面赤，苔黄舌质红，脉象弦数。

【方义】肺痈一证，多由风伤皮毛，热伤血脉，风热壅肺，气血混一，营卫失于流通，湿热邪结，血脉凝滞，郁于肺脏不解所致。其治疗，在未化脓时，以解毒通瘀为主，已化脓时，以清肺排脓为要。

本方具有解毒通瘀和清肺排脓的双重作用，而且效用显著，并无猛峻攻克之弊，所以是治疗肺痈的一张要方。方中苇茎即芦苇的茎，现在多以芦根代之，其性甘寒，能泄气分之热，有清肺泄热之功；桃仁善化血分之热结，并能润肺滑肠；薏苡仁色白入肺而清肺，并能利湿、清热结之源，用治肺痈、肠痈有排脓消肿之效；瓜瓣就是甜瓜子，目前都用冬瓜子仁代之，它能上清心肺之蕴热，下导大肠之积滞。因此，本方具有滑痰排脓之效，对于湿热蕴结，日久成脓之肺痈、肠痈，均有疗效。如果对于肺痈脓已成者，加入和血化瘀、消肿止痛的合欢皮（每日一至二两）以及宣肺散结、清热解毒的鱼腥草、金荞麦各一两，疗效可以更好。

桔梗汤

> 桔梗汤中用防己，桑皮贝母瓜蒌子，
> 甘枳当归薏苡杏，黄芪百合姜煎此。
> 肺痈吐脓或咽干，便秘大黄可加使。

【来源】《济生方》。

【药物】桔梗　防己　瓜蒌子　贝母　当归　枳壳　薏苡仁　桑皮各五分　黄芪七分　杏仁　百合　甘草各三分。

【用法】加姜三五片，清水煎服。

【功效】清肺化痰，消痈排脓。

【适应证】肺痈口干咽燥，隐隐胸痛，咳吐脓血。

【方义】《金匮》桔梗汤用桔梗、甘草两味药，治疗肺痈浊唾腥臭、吐脓如粥。本方以它为主，更加贝母、桑皮、瓜蒌仁、杏仁、化痰平喘、清热泻肺，加防己、当归、薏苡仁，和血散痈，排脓止痛；加枳壳，下气定喘，加黄芪、百合补肺气，养肺阴。这样，对于肺痈而体气较虚者，奏效可以更好。如症见大便秘结者，可加大黄。

滚痰丸

（新增附方：竹沥达痰丸）

滚痰丸用青礞石，大黄黄芩沉水香，

百病多因痰作祟，顽痰怪症力能匡，

竹沥达痰芩黄减，橘红半夏甘草襄。

【来源】王隐君。

【药物】青礞石一两　沉香五钱　大黄（酒蒸）　黄芩各八两。

【用法】将礞石打碎，用朴硝一两，同入瓦罐，盐泥固济，晒干，火煅，待礞石煅如金色，取出，和诸药研末，水丸。每服二至三钱，姜汤送下；服后仰卧，不宜饮水行动。

【功效】降火泄热，逐痰镇惊。

【适应证】实热老痰，发为癫狂惊悸，或怔忡昏迷，或咳喘痰稠，大便秘结，舌苔黄厚而腻，脉象弦数有力。

【方义】本方又名礞石滚痰丸，方用大黄、黄芩苦寒降火泄热，礞石蠲逐顽痰，沉香降气。四药配合确是治痰热的得力方剂，对于痰水胶结所引起的癫狂惊痫，或喘咳，痰稠胸闷、眩晕，察其脉实、证实者，都可使用。但因其药性峻烈，凡身体虚弱以及怀孕的妇女，必须禁用。

附方　竹沥达痰丸（《医方集解》）：是滚痰丸将大黄、黄芩各减至二两，加橘红、半夏各二两，甘草一两，竹沥、姜汁为丸。其功用与滚痰丸相仿，但因加了燥湿化痰的橘、夏、竹沥，则化痰的作用较强，而减少了芩、黄的用量，则降火泄热之力稍逊，更因有甘草一两，缓和药性，故总的性能比较和缓。适用于蕴热较轻，而痰涎胶结较甚的病证。

青州白丸子

青州白丸星夏并，白附川乌俱用生，

晒露糊丸姜薄引，风痰瘫痪小儿惊。

【来源】《太平惠民和剂局方》。

【药物】生天南星三两　生白附子二两　生半夏七两　生川乌（去皮、脐）半两。

【用法】共为细末，以生绢袋盛，用井华水摆出粉，如末尽出，用手搓揉令出。如有渣滓，再研，再入绢袋中，按上法处理，以粉尽出为度，然后将粉放瓷盆中，日晒夜露，至天明换水搅和再晒。如此春五日，夏三日，秋七日，冬十日。去水晒干，再研粉，以糯米粉煮粥糊为丸，如绿豆大。大人风痰，每服二十丸，生姜汤下，瘫痪风湿用温酒下。小儿惊风薄荷汤下三至五丸。

井华水就是早晨第一次汲取的井泉水。《本草纲目》有载。

【功效】祛风劫痰，燥湿散寒。

【适应证】①风痰壅盛，呕吐涎沫，口眼㖞斜，手足瘫痪。②小儿惊风及痰盛泄泻。

【禁忌】热痰迷窍者忌用。

【方义】本方主治风痰壅塞的证候。方中半夏、天南星辛温，燥湿散寒，川乌、白附子辛热，温经逐风。半夏专主肠胃湿痰，而南星专主经络风痰。川乌下行，其性疏利迅速，开通经络肌腠，驱逐寒湿之力甚捷，白附子上行，为风药中之阳刚之性，能主面上百病而行药势。所以本方用治风痰暴壅而有寒邪者，最有捷效。如系热痰迷窍者，则在所禁用。至于本方在制法上用井华水反复浸晒，意在减其毒性。不过四者生用，其性剧毒，在临床应用时，必须辨证明确，用量须由小到大，逐步递加，方为稳妥。

半夏天麻白术汤

半夏天麻白术汤，参芪橘柏及干姜。

苓泻麦芽苍术曲，太阴痰厥头痛良。

【来源】《脾胃论》。

【药物】姜半夏 麦芽各一钱五分 神曲（炒） 白术（炒）各一钱 苍术 人参 黄芪 橘皮 茯苓 泽泻 天麻各五分 干姜三分 黄柏二分。

【用法】水煎，分头、二煎两次温服。

【功效】补气健脾，行湿蠲饮，息风定眩。

【适应证】脾胃内伤，虚风内动，眼黑头眩，头痛如裂，身重如山，恶心烦闷，四肢厥冷。

【方义】本方主治脾胃虚弱，痰饮内停，虚风内动而致湿痰厥逆上冲的痰厥、头痛、头眩。方中半夏燥湿化痰，天麻升清降浊，定风除眩。李东垣说："足太阴痰厥头痛，非半夏不能疗；眼黑头眩，虚风内作，非天麻不能除。"可见这两味药是本方中的要药，也是治风痰眩晕的主药。人参、黄芪、白术、苍术补气健脾，除痰；干姜温中逐寒；橘皮、神曲、麦芽调气消食；茯苓、泽泻、黄柏泄热利湿。本方也就是用六君子汤合二陈汤去甘草，加黄芪、苍术、黄柏、麦芽、神曲以补气健脾，行湿蠲饮，加干姜温胃化痰，更伍以天麻，使清气上升颠顶而治虚风头眩，所以本方是以健脾化饮为主，饮化则头痛眩晕自止。

白金丸（新增）

白金丸内矾郁金，心窍被蒙痰上侵，

手足瘛疭癫狂疾，豁痰开窍此方斟。

【来源】《本事方》。

【药物】白矾三两　郁金七两。

【用法】共研细末，水泛为丸，每服一至二钱，温汤或菖蒲汤送下。

【功效】豁痰开窍，利气解郁。

【适应证】癫、狂、痫证，痰蒙心窍，神志不清，手足瘛疭，口吐涎沫，体气壮实者。

【方义】本方白矾咸寒，能化顽痰，除痼热，郁金开窍破结，化痰利气，所以对癫、狂、痫属于痰火胶结，心窍被蒙的患者，最为相宜。但本方之药力较缓，对于痰涎壅盛以及顽痰与实火胶结较甚者，尚宜再配用豁痰清火之品，奏效始捷。

此外，本方中郁金一药，以用川郁金为佳，因川郁金化痰利气，破结开郁的功用较广郁金为强。

止嗽散（新增）

止嗽散为心悟方，白前百部桔甘襄，

陈皮紫菀配荆芥，统治诸般咳嗽良。

【来源】《医学心悟》。

【药物】桔梗（炒）　荆芥　紫菀（蒸）　百部（蒸）　白前（蒸）各二斤　甘草（炒）十二两　陈皮（水洗去白）一斤。

【用法】共研细末，每服三钱，食后，临卧时开水调服，初感风寒者，用生姜汤调下。

【功效】调肺下气，止嗽化痰。

【适应证】诸般咳嗽，不论新久。

【禁忌】阴虚肺燥以致咳嗽或咯血者忌用。

【方义】本方是程钟龄氏所创订的一张经验方，对于多种咳嗽都有良效。方中桔梗苦辛微温，能宣通肺气，泻火散寒，治痰壅喘促，鼻塞咽痛。荆芥辛苦而温，芳香而散，散风湿，清头目，利咽喉，善治伤风头痛咳嗽。紫菀辛温润肺，苦温下气，补虚调中，消痰止渴，治寒热结气，咳逆上气。百部甘苦微温，能润肺，治肺热咳呛。白前辛甘微寒，长于下痰止嗽，治肺气盛实之咳嗽。陈皮调中快膈，导滞消痰。甘草炒用气温，补三焦元气而散表寒。所以，程氏说："本方温润和平，不寒不热，既无攻击过当之虞，大有启门驱贼之势，是以客邪易散，肺气安宁，宜其投之有效欤！"但阴虚肺燥之虚损咳嗽，则非其所宜，这在临证时须加辨别。

近人聂云台氏用本方诸药各一两，研末（均生用，不炒），另加生萝卜二两（研），枇杷叶（去毛，包）一两煎汤，滤去渣取汁，再加生萝卜汁二两，共和调药粉为丸（酌加炼蜜更好），每丸如弹子大，约重二钱五分，每服一粒，小儿减半，早晚各一次，开水化服。这对各种咳嗽疗效更好，真如聂氏所说："从此用无不效，风寒痰热皆宜。"编者曾多次制用，收效颇为满意，病者亦称道不已。这是在程氏制方的基础上有了改进，值得推广应用。

三子养亲汤

（附方：外台茯苓饮）

三子养亲痰火方，芥苏莱菔共煎汤。

外台别有茯苓饮，参术陈姜枳实尝。

【来源】韩懋。

【药物】紫苏子　莱菔子　白芥子各一钱五分。

【用法】三药击碎，水煎温服。

【功效】降气豁痰，消胀定喘。

【适应证】咳嗽痰盛，喘满腹胀，苔腻微黄，脉象滑大，体气壮实者。

【禁忌】虚人干咳不宜使用。

【方义】本方是常用的平喘化痰剂，临床多用治老人气实痰盛、咳嗽喘满、痰黄稠黏，腹胀懒食等症。痰属阴本静，因火而动，气实有余，郁而化火，痰火互蕴上涌而成喘咳，不可妄投燥利之剂，反耗真气，而宜降气化痰，宽胸定咳。本方芥子色白，利气豁痰，下气宽中；紫苏子色紫，润肺下气，定喘止嗽；莱菔子白种者，消食化痰，开痞降气。三者合而成方，降气化痰，平喘的功效颇佳。

附方　外台茯苓饮（《外台秘要》）：是由茯苓、人参、白术各三钱，枳实二钱，橘红二钱半，生姜二片所组成。参、术健脾，橘红燥湿，茯苓利湿，枳实下气消痰，生姜温中化痰，用治脾虚不能运化精微，津夜泛而为痰停于心下，自吐水涎，气满不能食的证候，最为适宜。如脾虚湿盛者，加半夏燥湿下结，则奏效可以更好。上方与本方都为治痰方剂，前者降气豁痰，后者健脾化痰。前方用治气实痰火互蕴之证，后者治脾虚痰饮内停之证。一实一虚，临床当慎用之。

常山饮

常山饮中知贝取，乌梅草果槟榔聚，

姜枣酒水煎露之，劫痰截疟功堪诩[①]。

【来源】《太平惠民和剂局方》。

【词解】①功堪诩：功指功用，堪是足够，诩是夸张。功堪诩，意即功用很大，值得夸诩。

【药物】常山（酒炒）二钱　煨草果　槟榔　知母　贝母各一钱　乌梅二个。

【用法】加姜三片，大枣一枚，水酒各半同煎，露一宿，次晨空心服；渣用酒浸煎，在疟发前两小时服用。

【功效】清热散结，祛痰截疟。

【适应证】疟疾久发不止。

【方义】古方书有"无痰不作疟"的说法，因此治疟必须考虑到其人有没有痰结，常山饮就是着重劫痰以截疟的一张方子。常山引吐行水，祛痰截疟，是治疟的一味重要药物；现代化学分析证明，它含有常山碱，制止疟疾的作用极好。可见本方用常山来命名，是有深意的。临床上用常山治疟疾，多以酒炒或醋炒，因为酒与醋是最好的溶媒，能使其有效成分（常山碱）在水中充分溶解，增强药效，同时又能减弱或防止它的引吐作用，所以在处方时必须注明。槟榔下气破积，能消食行痰，疗瘴疠疟疾。草果辛热，能入太阴阳明，除寒燥湿，开郁化痰，止呕截疟。知母滋阴清热，贝母散结除痰，乌梅退热生津，姜、枣调和营卫。合而成为截疟之剂，用于疟疾屡发不止而体质不太虚弱的患者，奏效甚捷。

截疟七宝饮

截疟七宝常山果，槟榔朴草青陈伙，

水酒合煎露一宵，阳经实疟服之妥。

【来源】《伤寒保命集》。

【药物】常山（酒炒）一钱　煨草果　槟榔　青皮　厚朴　陈皮

甘草各五分。

【用法】用水、酒各半合煎，取汁露一宿，在疟疾当发的早晨空心温服。

【功效】截疟祛痰，利气消胀。

【适应证】疟疾而口苦，腹胀满者。

【方义】本方常山、草果、槟榔燥湿劫痰，截疟下气，青皮、陈皮疏肝理气，厚朴宽中除满，甘草安中而协和诸药。由于本方是七味药组成，功能治疟，所以名叫"截疟七宝饮"。它的功效是截疟祛痰，利气消胀，所以最宜于疟疾而见口苦纳呆，腹胀不舒，舌苔厚腻的患者。但本方不适用于久疟而体虚的人，临床时须加注意。

指迷茯苓丸

指迷茯苓丸最精，风化芒硝枳半并，

臂痛难移脾气阻，停痰伏饮有令名。

【来源】《千金要方》。

【药物】制半夏二两　茯苓一两　枳壳五钱　风化硝二钱。

【用法】共研细末，生姜汁糊丸，如梧桐子大，每服三十丸，姜汤送下。

【功效】清痰蠲饮。

【适应证】痰饮停滞，胸脘痞闷，以致背臂筋脉挛急掣痛，脉象弦滑，舌苔黏腻。

【禁忌】臂痛由于血虚而非由于痰饮者忌用。

【方义】痰与饮同属一源，但又有阴阳之别。阳盛阴虚则水气凝而为痰；阴盛阳虚，则水气溢而为饮。本方殆能兼而治之。因本方以茯苓化湿利水；半夏燥湿化痰，枳壳利气宽膈，芒硝消积聚结癖，除留血停痰。其综合作用既能消痰，又能蠲饮。但胸脘痞满，臂痛肢肿者，必证明其因于停痰伏饮所引起，脉必弦而滑者方为合拍。

本方化痰蠲饮的作用，诚如汪讱庵所说："乃攻中和平之剂，别于二陈之甘缓，远于礞石之峻悍。"徐灵胎说："方极和平，义精效速。"柯慈溪说："痰药虽多，此方甚效。"由此可见，曾深受前人的重视。

顺气消食化痰丸

顺气消食化痰丸，青陈星夏菔苏攒，

曲麦山楂葛杏附，蒸饼为糊姜汁搏。

【来源】《瑞竹堂经验方》。

【药物】姜半夏 胆星各一斤 青皮 陈皮（去白） 莱菔子（生用） 苏子（沉香水炒） 山楂（炒） 麦芽（炒） 神曲（炒） 葛花 杏仁（去皮尖，炒） 香附（醋炒）各一两。

【用法】研末姜汁和蒸饼糊丸，每服三钱，开水送下。一日二次。

【功效】顺气消食，祛湿化痰。

【适应证】酒、食生痰，咳嗽胸闷，痰多而黏，舌苔厚腻，脉象弦滑者。

【方义】本方对于素嗜饮酒，或饮食失宜，内有痰湿，咳嗽、胸痞、纳呆的患者，疗效很好。方用半夏、胆星燥湿化痰，苏子、莱菔子、杏仁降气化痰止咳，青皮、陈皮、香附行气导滞，葛根、神曲解酒，山楂、麦芽化食消积。湿去食消，则痰浊不生；痰除气顺，则咳嗽自止。

三、小结

本章共计介绍了方剂 20 首，附方 12 首。

二陈汤，化湿祛痰，利气和中。主治痰饮为病，或咳嗽、呕吐痰涎，或头眩心悸、胸闷等症。苓桂术甘汤，补脾祛湿，化气利水。主治痰饮，胸胁支满，目眩心悸，或短气而咳，气上冲胸，或脘痞便溏等症。涤痰汤，补气益脾，豁痰开窍，主治中风痰迷心窍，舌强不能言语等症。金水六君煎，养阴、润燥化痰。主治肾阴不足，水泛为痰，咳嗽呕恶，痰多喘息等症。前三方健脾祛湿痰，而本方滋润祛痰，应用时必须加以区别。

金沸草散和紫金丹，都是治寒痰的方子。但前者主治感冒表寒，恶寒发热，头痛鼻塞，咳嗽痰多的证候，后者主治阳虚里寒，多年喘哮，或发或止的证候，二者在应用时不可混同。

消气化痰丸和小陷胸汤，二方作用相仿，都能清热化痰，主治有痰热内结，胸膈痞闷或作痛等症象。其所不同者，前者较后者燥湿开结的作用略强，清热的作用较专。千金苇茎汤和桔梗汤，具有清热化痰，消痈排脓的功用，是专为肺痈咳吐腥臭痰而设，与前两方的适应范围，又显有不同。

滚痰丸，功能清泄实热顽痰，专治癫狂体实之证。

青州白丸子和半夏天麻白术汤，一是温燥劫痰而息风，主治风痰壅盛，呕吐涎沫，口眼㖞斜，手足瘫痪等症；一是补脾化饮而息风，主治脾胃内伤，虚风内动，眼黑眩晕，身重如山，恶心烦闷等症。

白金丸，豁痰开窍，利气开郁。主治癫、狂、痫证，痰迷心窍，神志不清，口吐涎沫。

止嗽散和三子养亲汤，一止咳化痰，能治新老咳嗽；一是降气豁痰，主治咳嗽痰盛、喘满腹胀。

常山饮、截疟七宝饮，都是截疟祛痰剂。古人认为"无痰不作疟"，所以把它们归纳在祛痰剂中。

指迷茯苓丸，消痰蠲饮，主治痰饮内滞，胸脘痞闷，臂痛肢肿等症。

顺气消食化痰丸，顺气消食，祛湿化痰。主治酒、食生痰，咳嗽胸满，痰多而黏的证候。

第十八章 收涩之剂

一、概说

收涩剂，就是主要具有收敛固涩作用，能够治疗虚汗不止、久痢不止、精滑不固、小便自遗、崩带不绝以及久咳气散等疾患的方剂。其中治久咳气散的方剂已在补养剂中谈过，治疗崩中、漏下的方剂，部分已见理血剂，部分将在妇科剂中加以讨论，而本章仅介绍治疗虚汗、久痢、精滑、小便不固和带下白浊等五类方剂。

治疗虚汗的方剂，适用于盗汗和自汗的证候。盗汗是属于阴虚不能内守，阴液外散；自汗是属于阴虚不能外固，津液外脱。因此，盗汗治宜收涩止汗，滋阴养液，方剂如牡蛎散之类。

治疗久痢的方剂，适用于肠胃虚寒，日久泄泻不止，或下痢脓血，或中气下陷兼见脱肛等症。温中祛寒，涩肠止泻的诃子散即是这一方面的常用方剂。

治疗精滑的方剂，适用于遗精或滑精的证候。遗精和滑精的成因，大致有二：一是因为肾气亏损，下元不固所致；一是由于相火偏旺，夜梦而遗。前者治宜补肾涩精，方剂如金锁固精丸之类；后者治宜坚肾泻火而止遗，方剂如封髓丹之类。

治疗带下白浊的方剂，多具有收涩、清利湿浊的作用，适用于体虚而湿浊下注，症见带下绵绵或尿出白浊的证候，方剂如威喜丸之类。

治疗小便不固的方剂，适用于肾气不摄，膀胱不约所致的小便失禁或频数等症，方剂如桑螵蛸散之类。

总的说来，"涩可固脱"，收涩剂对于滑脱耗散的证候，确有一定的效用，但如用之不当，反能收敛留邪，产生不良后果。因此，使用收涩剂时，必须注意下面几点：

第一，收涩是属于治标的措施，在临床上每需结合治本之法，才能事半功倍。事实上本章所介绍的收涩剂，多是在标本相结合的原则下配伍起来的，如用治自汗的牡蛎散以补气固表和收敛止汗并用，用治带下的威喜丸以行湿和固涩止带同施，都是其例。

第二，收涩剂或多或少都具有敛涩的作用，对于邪气方盛的证候，切勿使用，误用即可导致兜涩壅邪的流弊。这是最要注意的一点。对于表邪自汗、湿带下痢等证不宜使用收涩剂，其道理即在此。

二、方剂

柏子仁丸

柏子仁丸人参术，麦麸牡蛎麻黄根，

再加半夏五味子，心虚盗汗枣丸吞。

【来源】《本事方》。

【药物】柏子仁二两　半夏曲　煅牡蛎　人参　麻黄根　白术五味子各一两　麦麸五钱。

【用法】研为细末，以枣肉捣和为丸，如梧桐子大。每服二至三钱，空腹时米饮送下，一日三次。

【功效】养心安神，敛阴固卫。

【适应证】心虚神烦，寐则盗汗，心悸怔忡。

【方义】本方柏子仁辛甘平润，补肝肾，宁心神；人参、白术补气固卫，与麻黄根相伍，可走肌表而止汗；牡蛎咸平微寒，配以麦麸有养心益气、宁心除烦之效；五味子味酸性涩，生津止汗，半夏和胃燥湿。这样对于心阴不足、心气不宁所引起的盗汗、心悸等症，可以收到养阴宁神、敛摄盗汗的疗效。倘舌质红而脉弦细带数者，还须增入地骨皮、糯稻根、稽豆衣等养阴止汗之品，才能获得良效。

牡蛎散

(附方：扑汗法)

阳虚自汗牡蛎散，黄芪浮麦麻黄根。

扑法芎藁牡蛎粉，或将龙骨牡蛎扣。

【来源】《太平惠民和剂局方》。

【药物】牡蛎粉（米泔浸，煅，取粉） 麻黄根 黄芪各等分。

【用法】共研细末，每服三至五钱，加浮小麦一百粒，以清水一盏半蒸，不拘时服。

【功效】益气固卫，敛液止汗。

【适应证】阳虚自汗或盗汗者。

【方义】方中牡蛎、浮小麦能去烦热，止虚汗，妇人产后盗汗、自汗经常用之；黄芪益气固表，配合麻黄根走表固卫，则其固表的功效尤强。本方对于阳虚、卫气不固所引起的自汗或盗汗，疗效很好。但若大汗淋漓不止，有阳脱之危者，则必须采用大剂回阳的参附汤之类，回阳固脱以止汗，而并非本方所能胜任。

附方 外用扑汗法：即用牡蛎、白术、藁本、川芎各二钱半为末，糯米粉一两半，共装入纱布袋中，周身扑之。这是一种很有效的外用止汗法。如果单用龙骨、牡蛎二药为末，合糯米粉等分，扑身亦可。对卫阳不固、腠理疏缓而易出汗的病证，可与内服药配合进行治疗。

当归六黄汤

当归六黄治汗出，芪柏芩连生熟地，

泻火固表更滋阴，加麻黄根功更异，

或云此药太苦寒，胃弱气虚在所忌。

【来源】《证治准绳》。

【药物】当归　生地黄　熟地黄　黄芩（炒）　黄连（炒）　黄柏（炒）各等分　黄芪（加倍）。

【用法】水煎服。

【功效】滋阴降火，益气固表。

【适应证】阴虚有火，自汗、盗汗，发热，口干心烦，小溲短赤，脉数舌红。

【禁忌】脾胃虚寒的患者不宜使用。

【方义】汗证有盗汗与自汗之别：盗汗是睡中汗出，一般属于阴虚；自汗是醒而汗出，一般属于阳虚。本方可以通治阴虚内热及三焦实热而引起的盗汗、自汗。方以当归、地黄滋阴养血，三黄通泻邪热，黄芪固表强卫，补气止汗。如汗出甚者，加入麻黄根则止汗的功用更好。正如李时珍所说："当归六黄汤加麻黄根治盗汗甚捷。"倘脾胃虚弱，而火不甚者，宜去三黄，加瘪桃干、糯稻根，以敛阴止汗。

诃子散

（附方：河间诃子散）

诃子散用治寒泻，炮姜粟壳橘红也；

河间木香诃草连，仍用术芍煎汤下，

二者药异治略同，亦主脱肛便血者。

【来源】李东垣。

【药物】诃子（煨去核）七分　御米壳①（去蒂萼，蜜炒）　陈皮各五分　干姜（炮）六分。

【用法】水煎服或为末空心服。

【功效】温中祛寒，涩肠止泻。

【适应证】虚寒下痢、泄泻食谷不化，腹痛肠鸣，或有脱肛，苔淡白，脉沉细或弦细。

【禁忌】湿热下痢，发热腹痛，体气壮实者不宜用。

【方义】本方在《兰室秘藏》中原名"诃子皮散"，是专用为温中涩肠的方剂，主治太阴泄利而不渴的证候。方以诃子酸涩苦温，收脱止泻；御米壳酸涩微寒，固肾气而涩肠止泻；炮姜辛热，温中逐寒；陈皮辛温开胃健中。本方如加入人参、白术补气健中，则效果更好。

附方　河间诃子散：诃子一两（半生半煨），黄连三钱，木香五分，甘草一钱，为末，每次二钱，以白术、白芍煎汤送下。方用诃子涩下，黄连清肠，木香、芍药止痛，白术、甘草补土和中。此方无炮姜而有黄连，故适用于泻痢日久不止，脾虚肠热，气机不畅，或下脓血等症，而与前方之单纯温中涩肠、止虚寒性下利是有区别的。

桃花汤

桃花汤里石脂宜，粳米干姜共用之，

专涩虚寒少阴利，热邪滞下①勿轻施。

【来源】《伤寒论》。

【词解】①滞下：痢疾的别名。

【药物】赤石脂一斤（一半全用，一半筛末）（五钱）　干姜一两

---

①　御米壳：即罂粟壳。

（一钱半） 粳米一升（一两）。

【用法】煎成去滓，加入赤石脂末，调和，分二次服。

【功效】温中涩肠。

【适应证】下痢日久，内脏虚寒，以致滑脱不禁或便血，血色黯而不鲜，腹痛喜按、喜温，小便清白，或完谷不化，脉象沉细或迟缓，舌质淡，苔白润。

【禁忌】痢疾初起或热邪滞下者，不宜使用。

【方义】痢疾之证，简要说来有二：一为湿热下痢，一为虚寒下痢。湿热下痢，其症里急后重，腹痛拒按，下痢便脓血，色鲜，治宜白头翁汤之类清利湿热；虚寒性下痢，其症下痢，便脓血，色暗而不鲜，腹痛喜按、喜温，里急后重之象极轻或缺如，且其脉必沉细或迟缓，舌苔白润无华，治宜本方温中涩肠。本方药仅三味，但涩肠止痢的作用较为可靠。方中重用气温性涩的赤石脂，以涩肠止痢，即"涩可固脱"之意，并以干姜温中祛寒，粳米扶助正气。如气虚者，可加人参、白术以补气升陷；血虚者，可加当归、白芍以补血和营；兼见四肢厥冷等阳虚证象者，可更加桂、附以回其阳。

真人养脏汤

真人养脏诃粟壳，肉蔻当归桂木香，

术芍参甘为涩剂，脱肛久痢早煎尝。

【来源】《太平惠民和剂局方》。

【药物】罂粟壳（去蒂萼，蜜炙）三两六钱 人参 当归（去芦） 白术（炒）各六钱 白芍（炒）一两六钱 诃子（面裹煨）一两二钱 肉豆蔻（面裹煨）五钱 木香二两四钱 肉桂八钱 生甘草一两八钱（一方无当归，一方有干姜）。

【用法】上十味共研细末，每服四钱。水煎服。脏寒者加附子。

【功效】温中涩肠，调补气血。

【适应证】下痢泄泻日久不止，赤白夹杂，腹内疼痛，喜按，中气不足，不思饮食，或肠胃虚弱。泄泻澄澈清冷，犹如鸭粪，腹中绵痛，小便清白，脉迟缓或沉细，舌苔白润，或见脱肛。

【禁忌】泻痢初起者忌用。

【方义】痢疾又叫"滞下"，所以在治疗上有"痢无止法"之说。这实际上是指痢疾初起，肠内积滞正盛，治宜通积化滞的泻痢证候而言。假若痢泻日久，肠中积滞已去，而呈现虚痢滑脱者，非但禁用通滞剂，而且必以收涩固脱之剂，始可为功。本方与桃花汤殆都为虚寒性泻痢而设。本方以参、术、甘草补中益气，肉桂、肉豆蔻温中祛寒；木香调气止痛，当归、芍药和血止痛，诃子、粟壳止涩固脱。如寒甚而见下利完谷不化，洞泄无度，形瘦神疲，脉沉细无力，苔白少华者，可于本方中更加干姜、附子、菟丝子、补骨脂，以补命门之火，而温煦脾土（火能生土），从而脾土健运之功加强，则完谷洞泄可以自除。

济生乌梅丸

济生乌梅与僵蚕，共末为丸好醋参，

便血淋漓颇难治，醋吞唯有此方堪。

【来源】《济生方》。

【药物】僵蚕（炒）一两　乌梅肉一两半。

【用法】共研成细末，好醋糊丸，如梧桐子大。每服四五十丸，空腹时用醋汤送下。

【功效】祛风散瘀，涩肠止血。

【适应证】肠风下血，血色鲜明而清，四射如溅，便血淋漓不净，脉浮弦，苔薄白。

【禁忌】湿热伤脾之便血，不宜使用。

【方义】僵蚕能驱肠间之风而散结，乌梅酸平涩，能敛肺涩肠，入肝止血；用醋吞者，可更增强乌梅酸收之力，并有散瘀之功。本方具有祛风涩肠、止血之功，并无留瘀之弊，所以用于肠风便血久而不止的证候，较为合适。

金锁固精丸

金锁固精芡莲须，龙骨蒺藜牡蛎需，

莲粉糊丸盐酒下，涩精秘气滑遗无。

【来源】《太平惠民和剂局方》。

【药物】沙苑蒺藜（炒）　芡实（蒸）　莲须各二两　龙骨（酥炙）　牡蛎（盐水煮一日一夜，煅粉）各一两。

【用法】共研为细末，莲肉煮糊为丸，每服三钱，空腹时淡盐汤送下。

【功效】补肾益脾，收涩固精。

【适应证】真元亏损，下元不固，心肾不交，梦遗滑精，盗汗虚烦，腰痛耳鸣，头昏目眩，形体羸瘦，四肢无力。

【禁忌】湿热下注之遗精不宜用。

【方义】金锁固精丸，顾名思义，功能固秘精关，治疗肾虚精关不固所引起的遗精诸症。方中沙苑蒺藜补肾益精；莲子交通心肾；牡蛎、龙骨安神，涩精秘气；芡实固肾补脾，与龙、牡同用，为固精止遗的要药。本方汇集益肾收涩诸品，是治疗肾虚遗精及滑精的名方，用之得当，确有良效。假若遗精而见阳虚者，宜加人参、补骨脂、鹿茸、山茱萸等补气、补阳之品；阴虚而有内热者，宜加知母、白芍等养阴清滋之品。这样辨证使用，其效果必然会提高。但肝经湿热下注或君相火旺以致遗精者，本方切不可施用，而应酌情选用龙胆泻肝汤（见泻火剂）或知柏八味丸（见补益剂）之类。

茯菟丹

茯菟丹疗精滑脱，菟苓五味石莲末，

酒煮山药为糊丸，亦治强中及消渴。

【来源】《太平惠民和剂局方》。

【药物】菟丝子十两　五味子八两　山药六两　石莲肉　白茯苓各三两

【用法】将菟丝子用酒浸，浸过余酒，煮山药为糊，和入其他药末为丸，如梧桐子大，每服二钱，日服二次。漏精用盐汤送下；赤浊用灯心汤送下；白浊用茯苓汤送下；消渴强中用米汤送下。

【功效】益肾止浊，涩精固气。

【适应证】遗精、赤白浊及强中、消渴。

【禁忌】证属湿热者忌用。

【方义】本方是用治心肾不交，下元不固，心虚有热，肾虚有寒，以致滑精、赤白浊（不属于湿热）或强中消渴等症的有效方剂。方中菟丝子强阴益阳、补肾填精，能治精寒滑泄；五味子滋肾生津，与石莲子配伍，能交通心肾，涩精固气；山药与茯苓配合能健脾渗湿，且茯苓通心气于肾，补正而泄肾邪。本方与前方功用相近，但前方补肾兼以固涩为主，本方则是除益肾涩精外，尚有健脾渗湿止浊的作用。这是二者不同之处，在临床上须区别使用。

封髓丹

封髓丹治遗泄干，砂仁黄柏草和丸，

大封大固春常在，巧夺先天服自安。

【来源】《医宗金鉴》。

【药物】砂仁一两　黄柏三两　炙甘草七钱。

【用法】共研细末，炼蜜为丸，如梧桐子大，空腹时以淡盐汤送服三钱。

【功效】坚肾泻火，封髓止遗。

【适应证】相火妄动而致梦遗失精者。

【方义】本方功能封藏精髓，所以叫作"封髓丹"。方用黄柏为君，以其味苦性寒，苦能坚肾，则阴水不致泛溢，寒能清热，则相火不至于妄动，而梦遗失精可以自止。同时缩砂仁味辛性温，对调治肝胃诸气，尤具特长，故不可与一般辛温破气药之能散而不能纳，能升而不能降者混为一谈。方中黄柏为苦寒之药，砂仁乃辛温之品，一寒一温，佐甘草调中而益脾气。所以本方对于相火妄动而致梦遗失精的病证，最为适合。

张洁古于方中加入人参以补益中气，天冬、熟地黄滋阴补肾，名为"三才丸"，为滋阴补气、清火止遗之剂。方中熟地与砂仁同用，可通三焦，达津液，能纳五脏六腑之精而归于肾，同时砂仁并可防止熟地腻膈之弊，使之有补而不腻之效。

威喜丸

威喜丸治血海寒，梦遗带浊服之安，

茯苓煮晒和黄蜡，每日空心嚼一丸。

【来源】《太平惠民和剂局方》。

【药物】黄蜡　白茯苓各四两（用猪苓二钱五分共煮，去猪苓，晒干为末）。

【用法】茯苓研为末，熔黄蜡和丸，如弹子大。每服一丸，空腹时细嚼，满口生津，徐徐咽下。

【功效】健脾行湿，固涩止带。

【适应证】①元阳虚惫，精气不固，小便白浊如米泔，余沥不尽，或经常滑精。②妇人血海久冷，白带、白淫，下部常湿。

【禁忌】服药期间，忌服米醋，尤忌气怒动情。

【方义】《抱朴子》说："茯苓千万岁，其上生小花，状似莲花，名威喜芝。"本方以茯苓为主，故名威喜丸。茯苓甘淡，甘能补中，实心脾，安神志，淡能利窍，除邪热以通利州都，与猪苓配合以导湿浊下行；黄蜡性味酸涩，有续绝补髓收涩之功。故本方具有一行一收之效，能使精浊升降复于正常，则带浊遗泄自止。但是患此类者多元阳虚惫，下元亏损，所以当症状消失以后，还应该服温培下元之剂以补虚损，才能巩固疗效。

治浊固本丸

治浊固本莲蕊须，砂仁连柏二苓俱，
益智半夏同甘草，清热利湿固兼驱。

【来源】《医学正传》。

【药物】莲须　黄连各二两　白茯苓　缩砂仁　益智仁　姜半夏炒黄柏各一两　猪苓二钱　炙甘草三两。

【用法】上药研成细末，汤浸蒸饼和丸，如梧桐子大，每服三至四钱，空腹时温酒送下。

【功效】益脾肾，清湿热，驱浊精。

【适应证】胃中湿热，渗入膀胱，下赤白不止。

【禁忌】无湿热者忌用。

【方义】本方有清利湿热，培益固本的作用，用于饮食不节，脾胃受伤，湿热内蕴，饮食入胃不化为精气而为混浊水液，下输膀胱，而致下浊不止的患者，最为适合。方中用黄连泻火燥湿，砂仁、益智仁辛温行气，培益脾肾，半夏、二苓化湿利浊；黄柏清泻下焦湿热；甘草和中补土；莲须清心止浊。合之本方具有补不留邪、利不伤阴之妙。

膏淋汤（新增）

> 膏淋汤治混浊尿，山药党参龙牡妙，
> 芡实地黄白芍加，补虚收涩利阴窍。

【来源】《医学衷中参西录》。

【药物】生山药一两　生芡实　生龙骨（捣细）　生牡蛎（捣细）大生地黄（切片）各六钱　潞党参　生杭芍各三钱。

【用法】清水煎服。

【功效】补肾固摄。

【适应证】膏淋，小溲混浊、稠黏，溲时淋涩作痛。

【方义】膏淋一证，多因肾亏、气虚所致。其病理机制：肾亏不固，则精气滑脱；胃虚生热，则熏蒸膀胱；气虚则三焦气化失其升降之机。故症见溲时牵引作痛，小溲混浊、稠黏。本方专治膏淋，所以方用山药、芡实补肾、收摄；龙骨、牡蛎固脱、收涩；大生地黄、生杭芍滋阴清热以利阴窍；潞党参补气以增强气化之机。诸药配合，具有滋阴益肾、补气固摄、清虚热、利阴窍之功，对于肾阴亏虚、精气滑脱、膀胱有热所致的小溲混浊、刺痛诸症，有一定的效果。此外，近代所谓"乳糜尿"，多属膏淋、劳淋的范围，凡见症与膏淋类似者，可用本方治疗。

桑螵蛸散

桑螵蛸散治便数，参苓龙骨同龟壳，

菖蒲远志及当归，补肾宁心健忘觉。

【来源】《本草衍义》。

【药物】桑螵蛸（盐水炒）　远志　石菖蒲（盐炒）　龙骨（煅）人参　龟甲（酥炙）　茯神　当归各等分。

【用法】为末，夜卧以人参汤调下二钱。

【功效】补气安神，益肾固下。

【适应证】心肾两亏，小溲频数，心神恍惚，健忘失眠，腰酸腿软乏力。

【方义】小便频数的成因，大致有二：一属湿热下注，一属下虚不固。大凡湿热下注者，其小便必短而赤涩；下虚不固者，则见小便通畅或余沥不尽，甚或不能自禁。本方殆为下虚（肾虚）而小便频数，并有心神恍惚、健忘等症而设。所以方用桑螵蛸补肾固精，配合收涩的龙骨专治小溲频数；用远志通肾气上达于心，茯苓降心气下降交于肾，二药交通心肾，得安魂的龙骨相伍，并有较好的安神作用。此外，更用龟甲滋补肾阴。合之成为益肾固下，安神之剂。但对于湿热下注或君相火旺的小便频数者，不宜应用，这必须加以注意。

三、小结

本章共计介绍了方剂14首，附方2首。

柏子仁丸，主治心阴不足而盗汗兼见心悸神烦；牡蛎散，主治表虚自汗。前者长于养心敛阴，后者善于固表敛汗。当归六黄汤，功能滋阴降火，益气固表，通治阴虚阴亢所引起的盗汗、自汗。

诃子散、桃花汤、真人养脏汤三方，都有温中涩肠、治虚寒下痢的作用。它们的区别在于：诃子散的收涩作用较强，桃花汤次之，而真人养脏汤则不独温中涩肠，并能调补气血。至于济生乌梅丸，是涩肠和祛风兼施，而主治肠风便血的证候，与上三方有所区别。

金锁固精丸和茯菟丹都是涩精剂，二者功效相仿，其所差者，前方的固涩作用略强，后方的补肾功能稍盛。此外，封髓丹功能泻相火，其治疗遗精，纯属原因疗法，与上二方以涩精为主的意义不同，而肾虚无火者切忌使用。

威喜丸，行湿、固涩止带，主治元阴虚惫，精气不固，小便白浊、滑精，以及妇人血海久冷导致的白带、白淫等症。治浊固本丸，清利湿浊，主治湿热下注，下赤白不止等症。膏淋汤，补肾固摄，主治膏淋，小便混浊、稠黏、淋涩作痛等症。

桑螵蛸散，补气安神，益肾固下，是治心肾两亏，小便频数，兼见心神恍惚、健忘失眠的常用方剂。

第十九章　驱虫之剂

一、概说

驱虫剂，就是功能杀灭和驱除体内寄生虫的方剂。所谓寄生虫，包含较广，其治疗的方剂亦较多，而这里只介绍几首治疗蛔虫、钩虫、绦虫等常见肠寄生虫的方剂。肠寄生虫病的一般见症是：面色萎黄，或有白斑，夜寐龂齿，脘嘈善饥，腹痛（绕脐周围）时发时止，发时呕吐清涎，或腹部有物冲起，起伏不定，痛止则能饮食；日久失治，便可引起严重贫血，呈现消瘦、神疲无力、动则气短、心悸等症。同时，蛔虫病患者在下唇内中部可有白色突起的小颗粒。钩虫病患者在下唇内中部则隐现细小黄斑，甚至有嗜食泥土、瓦砾等异物的现象。如能结合大便检验，则诊断更可确实。临床上首先必须明确诊断，然后选用适宜的驱虫剂，才能收到良效。例如，蛔虫宜用乌梅、使君子之类，钩虫宜用伐木丸之类。

此外，在使用驱虫剂时，还应注意下面几点：

第一，驱虫剂宜在空腹时服用，必要时还需同时使用泻剂，以破结驱虫从大便而出。如使用槟榔等既能杀虫、又能泻下的药，则无需再配用泻药。

第二，如果虫病患者体质虚弱者，在使用驱虫剂之前，应运用补剂调补一段时间，必要时可采取驱虫和调补兼施的办法。因为驱虫剂都具有一定的克伐作用，有的甚至含有相当的毒性。这一点要特别加以注意。

第三，孕妇体弱者必须慎用。

第四，小儿虫积，宜选用使君子、榧子等味香可口的药物。

二、方剂

乌梅丸

乌梅丸用细辛桂，人参附子椒姜继，

黄连黄柏及当归，温脏安蛔寒厥剂。

【来源】《伤寒论》。

【药物】乌梅三百枚　细辛六两　干姜十两　黄连十六两　当归四两　附子（去皮，炮）六两　蜀椒四两　桂枝（去皮）　人参　黄柏各六两。

【用法】以苦酒（即醋）渍乌梅一宿，去核，蒸熟，捣成泥；余药研为细末，与乌梅泥和匀，加蜜为丸，如梧桐子大。每服钱半至二钱，日三服。禁生冷、滑物、臭食等。

【功效】温脏驱蛔。

【适应证】脏寒，蛔上入膈，烦闷不安，手足厥冷，得食而呕，腹痛，吐蛔，时发时止，或久痢不止。

【方义】本方是寒热并用之剂，专治寒热夹杂的蛔厥证。乌梅、川椒杀虫驱蛔；黄连、黄柏清热燥湿；桂、附、姜、辛，温中散寒；人参、当归，补气和血。根据编者临床体验，乌梅丸对胆道蛔虫症以及部分过敏性结肠炎，疗效显著。用治胆道蛔虫症，编者将其改为汤剂，重用乌梅至一两，轻者每日一剂，分二次服，重者可一日两剂。待痛止后，即去人参、当归、附子、桂枝、黄柏，并加苦楝根皮五钱，槟榔三钱，续服二三剂，以善其后。至于治疗过敏性结肠炎，仍以丸剂为宜，每服二钱，一日二次，开水送下。

伐木丸（新增）

伐木丸中煅皂矾，配同苍曲醋丸吞，

钩虫黄胖①眩无力，补血驱虫可治根。

【来源】验方。

【词解】①黄胖：贫血而面色萎黄、浮肿者，叫作黄胖。感染钩虫日久，失血较多，则易出现此症。

【药物】煅皂矾一斤（醋拌，晒干，煅透）　制苍术二斤　六神曲（炒）四两（一方各等分）。

【用法】研末，好醋泛丸，如梧桐子大，每服二钱五分，每早晚餐后各服一次。

【功效】补血健脾，燥湿杀虫。

【适应证】钩虫病缠延日久，失血较多，而致黄胖、头眩、四肢无力者。

【禁忌】胃酸过多及有胃出血史者忌用；服药期间，忌饮茶。

【方义】皂矾性味较凉，含有铁质，不但长于燥湿、消积、杀虫，更善于补血，所以用于钩虫血虚黄胖，最为合拍。此外，苍术燥湿强脾、消胀；神曲消食化积，健脾和中。三者相伍，既能驱虫，又可健脾补血，具有标本兼治之妙。

化虫丸

化虫鹤虱及使君，槟榔芜荑苦楝群，

白矾胡粉糊丸服，肠胃诸虫永绝氛①。

【来源】《太平惠民和剂局方》。

【词解】①永绝氛：即永远消除祸害之意。

【药物】鹤虱（去土炒）　槟榔　苦楝根皮　胡粉（炒）各一两　枯矾二钱五分　芜荑五钱　使君子一两。

【用法】研末，米糊为丸，如梧桐子大。成人每服七至十丸，用温米饮（或加麻油一二滴）送下。儿童酌减。

【功效】杀肠道诸虫。

【适应证】蛔虫、钩虫、绦虫等症。

【方义】本方各药，都有驱虫之功。鹤虱、使君子善驱蛔虫，苦楝根皮能驱蛔逐绦虫。槟榔能杀钩虫、蛔虫、姜片虫，并可驱绦虫；其余胡粉、芜荑、枯矾也都具有杀虫效用。唯胡粉一药有毒，用时必须慎重。

集效丸

（附方：雄槟丸）

集效姜附与槟黄，芜荑诃鹤木香当。

雄槟丸内白矾入，虫啮攻痛均可尝。

【来源】《三因极一病证方论》。

【药物】大黄（制）一两半　鹤虱（炒）　槟榔　诃子皮　芜荑（炒）　木香　干姜　炮熟附子各七钱五分。

【用法】研末，炼蜜为丸，如梧桐子大，每服三四十丸，食前乌梅汤或醋汤送下。

【功效】驱虫、温中止痛。

【适应证】虫积腹泻，时作时止，或上下攻痛，四肢常冷。

【禁忌】孕妇忌服，非虫积夹寒者勿服。

【方义】本方乌梅、诃子皮味酸以伏虫，槟榔、芜荑、鹤虱味苦以杀虫，木香辛温顺气，干姜、附子温中祛寒。此外，大黄配合槟榔泻下以除虫积结聚。

附方 雄槟丸（《医学集解》）：方用雄黄、槟榔、白矾等分，饭丸。三药合之功能杀虫，亦治虫积腹痛。

三、小结

本章共计介绍了方剂 4 首，附方 1 首。

乌梅丸，主治胆道蛔虫症，烦闷不安，手足逆冷，得食而吐，腹痛吐蛔，时发时止，并治久利不止。

伐木丸，主治钩虫病，出现黄胖、头眩、四肢无力等症。

化虫丸，汇集驱虫各药，对于蛔虫、钩虫、绦虫等都可治疗。

集效丸，既能驱诸虫，又可温中行气止痛，对于蛔虫、钩虫等引起的虫积腹痛，最为适宜。

第二十章　外科之剂

一、概说

外科之剂，包含较广，从其运用的方式来说，有内服和外用两种；从其适应的对象来看，包括痈、疽、疔、疖等多种病证。本章主要介绍一些治疗痈、疽、疔、疖、流注等病证的常用内服方剂，而对于外敷药剂未予介绍。

痈、疽、疔、疖、流注是指什么呢？这在了解具体方剂的运用之前首先必须要明确。大致说来，红肿高大，焮热疼痛，易溃易敛的，叫作痈；漫肿色白，疼痛不甚（或不痛），来势缓慢，溃后不易收口，或初起即有脓头，色白焦枯，易于形成很多脓头像蜂窝一样的，叫作疽；初起形如粟粒，或如水疱，坚硬有脚如钉着骨，或麻或痒或痛的，叫作疔。这三种外证，大都根据其发生的部位不同，定为不同的名称，如痈发于乳部叫乳痈，疽发于足踝的叫踝疽，发于背部的叫背疽（发背），疔发于人中处的叫人中疔，等等。同时，痈多为阳证，疽多属阴证。疔严重的最易引起"走黄"，出现高热、神昏心烦等险症。至于疖，就是一般的小肿疡，轻而易治。而流注则是漫肿无头，皮色不变，且最易走窜，此处未愈，他处又起，多经年不愈。概言之，不管痈也好，疽也好，其名目虽然繁多，其论治总应区分阳证、阴证和虚证、实证。

所谓阳证，其来势急暴，局部见有红肿焮热疼痛，或溃后脓汁稠黏等症，痈肿疮疡多属此类。它在治疗上，初起应予清凉泄热、消肿解毒，方剂可以真人活命饮为代表。如见表里热盛者，可用表里交攻的防风通圣散（见表里剂）。假使疮毒较甚，症情严重者，宜急用泻火解毒的梅花点舌丹、六神丸等方。若脓已成者，除内服溃坚透脓之剂外，还应施行手术，切开排脓。

至于阴证，其特点是症情缓慢，漫肿色白，坚硬少痛，溃后脓汁清稀，疽、流注以及多年不愈的慢性脓疡多属此类。正因其为阴证，多属虚属寒，所以治宜温补开腠、和阳通滞，方剂如阳和汤之类。如溃破以后，因体虚而有疮毒内陷趋势者，宜用托里温中汤之类。阴疽、流注、痰核，久而不消者，可用温通散瘀、化痰软坚的小金丹、保安万灵丹之类。

此外，在使用外科剂时，还须注意下面几点：

第一，本章所列的方剂，概括起来可分内消、内托两类：内消剂功能清热解毒或温散，适用于痈疽尚未化脓之际；内托剂功能补托，一定要审察确属虚寒之证，方可应用。二者的适应证不同，应用切不可混同。

第二，脓已成而无法消散者，必须即行手术切开排脓，不可因循而贻误病机。

第三，外科是一专门学科，要全面了解其治疗方法，尚必须作专业进修。

二、方剂

真人活命饮

真人活命金银花，防芷归陈草节加，

贝母天花兼乳没，穿山角刺酒煎嘉，

痈疡初起能消散，已溃阴邪勿沾牙。

【来源】《外科准绳》。

【药物】金银花三钱　陈皮　当归尾各一钱五分　防风七分　白芷　甘草节　大贝母　天花粉　乳香（另研，候药熟下）各一钱　没药（另研，候药熟下）　皂角刺（炒）各五分　穿山甲（炙）三大片。（一方有赤芍一钱，无乳香、没药）

【用法】共为粗末，用酒煎去渣服。饮酒量小的可酌加水煎。重症可日服数剂。

【功效】清热解毒，消肿定痛。

【适应证】痈疡初起，红肿热痛或已成脓而未溃者。

【禁忌】脾胃素弱、疮疡已溃以及阴疽的患者都不宜用。

【方义】本方是为血结痰滞、热毒蕴蓄所致的疮疡痈肿而设。方中穿山甲、皂角刺，善于走窜，贯穿经络，具有散血消肿、攻坚排脓的作用，是外科的常用药；乳香、没药活血祛瘀，不但能散结消肿，并有较好的定痛作用；白芷、防风发散消肿，使毒从外解；贝母清热、化痰散结，能治痈疡肿毒；归尾活血，陈皮利气，都有利于疮肿消散。至于金银花，功能清热解毒，更善治一切痈疡肿毒；甘草用节，主要是取其解毒散结（即以节治结之意）。综合起来，本方功能祛瘀散结，化痰去滞，清热解毒，对于痈疡红肿而未化脓者可散，肿而已化脓者可溃，用之得当，确有顿挫之效。但如痈疡已经溃破，切忌使用，以免攻伐伤正。

金银花酒

（附方：蜡矾丸）

金银花酒加甘草，奇疡恶毒皆能保。

护膜须用蜡矾丸，二方均是疡科宝。

【来源】亡佚。

【药物】金银花五两　甘草一两。

【用法】水、酒合煎，去渣分三次服。

【功效】清热泻火，解毒消肿。

【适应证】一切痈疡初起，红肿焮痛。

【方义】金银花清热解毒，善治疮疡、痈肿，古人说它是"外科圣药"；甘草泻火解毒，与金银花相配，功能相得益彰；酒能通行全身，以行药势。所以本方败毒消肿的作用极为可靠，对于一切痈疽恶疮初起，用之都有良效。

> **附方**　蜡矾丸（李迅）：方用黄蜡二两，白矾一两，先将蜡熔化，待少冷，入矾和匀为丸，如梧桐子大。每服十九或二十九，渐加至百丸，以酒送下。用于疮痈恶毒，能护膜托里，使毒气不致内攻心包。并可用治毒虫蛇犬咬伤。蜡矾丸加入辟秽解毒的雄黄，名为"雄矾丸"，对于毒蛇、毒虫咬伤，更为合用。

醒消丸

醒消乳没麝雄黄，专为大痈红肿尝，

每服三钱陈酒化，醉眠取汗是良方。

【来源】《太平惠民和剂局方》。

【药物】乳香　没药（均去油）各一两　麝香一钱五分　雄黄五钱。

【用法】先将乳、没、雄黄三味，各研细末，然后合麝香和匀，用米饭一两，入末捣为丸，如莱菔子大，晒干。每服三钱，热陈酒送下，以微醉为度；醉卧后温覆取汗。

【功效】活血行气，消肿定痛。

【适应证】痈疡红肿疼痛，而脓未成者。

【禁忌】孕妇忌服，痈疡脓已成者亦忌服。

【方义】麝香芳香走窜，对于痈疽肿毒，不论内服、外贴，都有止痛消肿、活血散结之功。雄黄解毒去瘀，乳香、没药活血散瘀，消肿止痛。四药相伍，具有较好的消肿定痛作用，加上酒力走散，其效用更为迅捷。因为服用本丸时须饮酒至微醉，酒醒后能使痈消痛定，所以名为"醒消丸"。但因方中多系香窜之药，对于孕妇切勿施用，以免引起堕胎之弊。《外科证治全生集》中把雄黄易为犀黄，名为"犀黄醒消丸"，对于痈疡肿痛的疗效更好。

梅花点舌丹

梅花点舌用三香，冰片硼珠朱二黄，

没药熊荜蟾血竭，一丸酒化此方良。

【来源】《外科证治全生集》。

【药物】沉香　乳香（制）　冰片　硼砂　雄黄　没药（制）　熊胆　荜茇　血竭各一钱　蟾酥　麝香　朱砂　牛黄各二钱　珍珠三钱（一方有琥珀）。

【用法】各研细末，将蟾酥用人乳化开，加余药粉末和匀捣融，作丸如绿豆大五百粒，金箔为衣，蜡壳收好。每服一丸，入葱白内打碎，陈酒送下，睡卧盖暖取汗。亦可作外敷用。

【功效】活血消肿，解毒泻火，止痛化痰。

【适应证】①疔疮、脑疽、发背、红肿痈疖以及一切无名肿毒初起。②实火牙痛，喉痈、喉蛾、喉风，口舌诸疮以及小儿急惊风。

【禁忌】阴疽、阴虚口舌牙喉疼痛者禁用，孕妇亦忌服。

【方义】乳、没、血竭行瘀活血、止痛；蟾酥通阳宣窍，消肿解毒；熊胆清热祛邪；牛黄、雄黄、朱砂解毒清热、安神；冰片散郁火，通诸窍，能治疮疡肿毒；麝香活血消肿，疏通血脉；沉香行气消滞；葶苈子下气化痰；硼砂除胸膈痰热，防腐解毒。诸药配合起来，具有消肿、解毒、止痛以及开窍、清火、化痰的作用，所以不仅能治疗毒、发背以及一切无名肿毒，并可用治小儿急惊风、喉风窍闭痰壅以及实火牙痛、口舌生疮诸症。

蟾酥丸

蟾酥丸用麝蜗牛，乳没朱雄轻粉俦[①]，

铜绿二矾寒水石，疔疮发背乳痈瘳。

【来源】《外科正宗》。

【词解】①俦：音酬，众多或同辈之意，这里是指配伍同用的意思。

【药物】蟾酥（酒化）　雄黄各二钱　轻粉　铜绿　枯矾　寒水石（煅）　胆矾　乳香　没药　麝香各一钱　朱砂三钱　蜗牛二十一个。

【用法】各研细末，先将蜗牛捣烂，同蟾酥捣和稠黏，后加余药细末，共捣极匀，为丸如绿豆大。每服三丸，以葱白五寸捣烂，将药丸裹入葱泥中，用热酒一茶盅送下，被盖取汗。亦可用作外敷。

【功效】解毒止痛，化腐消肿。

【适应证】疔疮、发背、乳痈以及其他一切恶疮。

【方义】本方用蟾酥为主药，所以叫作"蟾酥丸"。蟾酥功能拔毒、散肿、止痛，善治"发背疔疮，一切恶肿"，既可内服，又可外敷；乳香、没药活血化瘀，消肿止痛；蜗牛内服能清热解毒，外用能消散疮肿；铜绿、轻粉、胆矾解毒祛痰，亦治恶疮；枯矾功能去腐生新；朱砂、麝香镇惊安神，且麝香更能开通经络，引导诸药，消散痈疽；寒水石既能泄热消肿，又能解诸药之毒；至于葱、酒二药，是取其宜行药势，增强疗效。总的说来，本方汇集多种解毒、活血、消肿、定痛、善治恶疮的药物，是一首有力的消疮解毒剂，对于疔疮恶肿，用之得当，确有卓效。所以陈实功说它对于"一切恶症歹疮……真有回生之功"。

一粒珠

一粒珠中犀甲冰，珍珠雄麝合之能，

痈疽发背无名毒，酒化一丸力自胜。

【来源】验方。

【药物】穿山甲一具（约重十六两，用麻油、米醋、苏合香、松萝茶四样各制一次）　犀黄三钱　珍珠　麝香各二钱　梅花冰片　朱砂　雄黄各四钱（各取净粉）。

【用法】研为细末，用人乳拌米糊打浆作丸，每丸重四分五厘，外用蜡壳封固。每服一丸，人乳汁化开，陈酒冲服，睡卧避风。如治小儿惊风，可予本丸半粒，用钩藤、橘红泡汤化服。

【功效】消肿解毒，清热镇痛。

【适应证】①一切无名肿毒、痈疽、发背等症。②小儿急惊风。

【方义】本方犀黄、珍珠、朱砂、雄黄、麝香、冰片，不但能解毒消肿，清热化痰，又能清心镇肝，开窍定惊，所以既适用于痈疽恶疮，又可用治小儿急惊风。至于穿山甲一药，本方取其散血通络，溃坚消肿，是专为肿毒而设。

六神丸

六神丸用犀牛黄，冰片蟾酥共麝香，

珍珠还与腰黄合，解毒消肿清热良。

【来源】《雷允上诵芬堂方》。

【药物】珍珠粉　犀牛黄　麝香各一钱五分　腰黄　蟾酥（酒化）　冰片各一钱。

【用法】备研细末，用酒化蟾酥，与前药末调和为丸，如芥子大，百草霜为衣，每服五至十丸，重症一日数服，开水送下。

【功效】消热解毒，消肿止痛，强心安神，镇痉回苏。

【适应证】①咽喉红赤、肿痛或腐溃破烂以及喉蛾、喉痈、白喉、烂喉等症。②痈疽、疔疮、乳痈以及一切无名肿毒。③伤寒温病而见心力衰竭者。④哮喘发作时。

【方义】牛黄、珍珠清热解毒、镇惊，且珍珠能除胸膈热痰；蟾酥攻毒消肿，定痛；腰黄（即雄黄）解毒辟秽；冰片、麝香开窍散结。总观本方作用，既能清热消肿，解毒定痛，又可强心安神，镇痉回苏，所以，对于疮疡、喉部肿烂以及热病心力衰竭等症，都可用以治疗。此外，近年来编者尝以此丸治疗慢性肝炎引起的肝区剧痛，亦有一定疗效。哮喘发作时，顿服七至十粒，有缓解之功。

消乳汤（新增）

消乳汤中知母饶，丹参山甲共银翘，

瓜蒌乳没同煎服，乳部痛疼一起消。

【来源】《医学衷中参西录》。

【药物】知母八钱　连翘四钱　金银花三钱　穿山甲（炒捣）二钱　瓜蒌五钱　丹参四钱　乳香四钱　没药四钱。

【用法】水煎服。

【功效】活血解毒，消肿止痛。

【适应证】结乳肿疼、乳痈新起，以及其他一切疮疡红肿。

【方义】方中穿山甲、丹参、乳、没活血化瘀，对于初起者，能消肿定痛，已化脓者，能促其溃破；金银花、连翘、知母、瓜蒌清热解毒，对于疮痈初起红赤肿热者，能使其消散。可见本方不仅能治乳痈初起，红肿疼痛，而且对其他各种疮疡红肿疼痛，属于阳证者，亦可应用。

阳和汤（新增）

阳和汤擅治阴疽，温养和阳气血舒，

地芥鹿胶姜桂草，麻黄加入病堪除。

【来源】《外科证治全生集》。

【药物】熟地黄一两　白芥子（炒研）二钱　鹿角胶三钱　肉桂（去皮，研粉）一钱　炮姜炭五分　麻黄五分　生甘草一钱。

【用法】煎服。乳痈、乳癌加土贝母、炙僵蚕各五钱。

【功效】温养和阳，蠲痰解凝。

【适应证】一切阴疽，色白不红，不肿或漫肿而不痛者。

【禁忌】阳证忌用。

【方义】本方是治疗一切慢性虚弱性阴疽的良好方剂。在方剂组织上具有独特的配伍关系。它用麻黄辛温以开腠理，以白芥子去皮里膜外之痰；且熟地黄得麻黄则补血而不腻膈，麻黄配熟地黄则通络而不发表；更用姜、桂、鹿角胶以温阳补虚。因此用于一切阴疽而见舌苔淡白、脉象沉细而软的证候，有如日光普照，寒凝便能顿解，"阳和汤"殆即由此得名。

　　根据南通市中医院的初步经验，本方对于肠系膜淋巴结核和腹膜结核有一定的效果。临床使用时只要掌握证属"虚寒"者，总不会有误。

小金丹

小金专主治阴疽，鳖麝乌龙灵乳储，

墨炭胶香归没药，横痃[①]流注乳癌[②]除。

【来源】《外科证治全生集》。

【词解】①横痃：横痃一证，发生在大腿夹缝折纹中，形长如蛤，漫肿坚硬，痛牵睾丸，上及少腹，属三阴经。有劳乏即发、体健即散者，有结痛一两月而溃破者。破后脓稠者可愈，若脓如败浆者，则最难敛口，久必成漏。②乳癌：癌症初起结核不痛，无红无肿，或有时感隐痛，迁延日久，则肿核坚硬，先腐后溃，时流污水而腥臭，患处翻花凹凸不平，且疼痛彻心。此症生于乳部的叫乳癌。

【药物】白胶香　草乌头　五灵脂　地龙　木鳖子各制末一两五钱　没药（去油）　归身　乳香（去油）各净末七钱五分　麝香三钱　墨炭一钱二分。

【用法】各研细末，用糯米粉一两二钱作糊，和同药末捣匀为丸，如芡实大，晒干（忌烘）收藏。每服一丸，研细，陈酒送下，醉盖取汗。

【功效】蠲痰祛湿，化瘀通络，消肿解毒。

【适应证】流注、痰核、乳癌、横痃、贴骨疽等初起肿硬作痛，肤色不变，属于阴证者，均可用之。

【禁忌】阳证痈肿不宜使用。

【方义】本方草乌辛热，能除寒湿，化顽痰，治恶疮；木鳖子能消结肿，治恶疮、瘰疬；五灵脂、乳香、没药、当归相伍，能行气、活血祛瘀，消肿定痛。以上诸药对阴疽恶疮肿痛，都有一定的治疗作用，再加上白胶香止痛解毒，墨炭化瘀消肿，地龙清热通络，麝香窜通经络、活血散结、止痛，其效果可更好。不过本方各药相伍，药力比较峻猛，且性偏温热，必须属于实证、阴证者，用之方称合拍，若系虚证，必须配合补益之汤剂始妥。近世文献报道，本方用治骨结核、肠系膜淋巴结核、寒性脓疡等症，有一定的疗效。

保安万灵丹

万灵归术与三乌，辛草荆防芎活俱，

天斛雄麻全蝎共，阴疽鹤膝①湿痹须。

【来源】《外科正宗》。

【词解】①鹤膝：又名鹤膝风，是由三阴亏损，寒湿侵于下部而成，症见上下腿细，唯膝眼肿大，形如鹤膝。

【药物】茅术八两 当归 川乌（汤泡去皮） 草乌（汤泡去皮）何首乌 细辛 甘草（炙） 荆芥 防风 川芎 羌活 天麻 石斛麻黄 全蝎（酒洗）各一两 雄黄（水飞）六钱。

【用法】共研细末，蜜丸，每丸重三钱，朱砂为衣。每服一丸，用葱豉汤或温酒空心调服；服后以稀粥助令作汗，同时要避风寒，忌生冷，戒房事。

【功效】祛风化湿，温通血络。

【适应证】阴疽、疔毒、对口、鹤膝风、湿痰流注、风寒湿痹，以及左瘫右痪、口眼歪斜、半身不遂、气血凝滞、半身走痛、破伤风等症。

【禁忌】本方辛散温经，较为峻厉，宜于疽而不宜于痈，亦唯未破可服；素质阴虚或有痰火以及孕妇等均忌用。

【方义】川乌、草乌辛热有毒，能搜风胜湿，通经络，利关节，不但善疗寒湿痹痛，并能温散疮肿。羌活、防风、荆芥、麻黄、细辛辛温发散，开腠理，驱风湿，亦能发散疮肿，治风湿痹痛。茅术辛温燥湿，配合上药治疗塞湿痹痛。当归、川芎活血散瘀，既有利于消疮肿，又有利于疗痹痛。雄黄辟秽解毒，亦能配合治疮肿。全蝎、天麻息风定惊，对于风痰留注，半身不遂有一定的疗效，同时天麻并能蠲痹通络，治顽疮恶疽。至于首乌、石斛二药，属于滋阴养液之品，不仅能缓和祛风燥湿各药之辛燥，并能养阴扶正，以排脓治疮。甘草和中解毒，协和诸药。综合诸药作用，本方能治多种疾患，所以叫作"万灵丹"。但它只适用于寒湿、阴疽的一类疾患，假如素质阴虚或有痰火阳热的证候，绝不可用。至于左瘫右痪，半身不遂之症，必须是痰火已平，血压不高，脉柔不弦，舌质不红质，始可应用。这一点必须加以注意。

托里十补散

托里十补参芪芎，归桂白芷及防风，

甘桔厚朴酒调服，痈疡脉弱赖之充。

【来源】《太平惠民和剂局方》。

【药物】黄芪　人参　当归各二钱　川芎　白芷　防风　厚朴（姜制）　桔梗　甘草各一钱　桂心三分。

【用法】研为细末，每服二钱至六钱，热酒调下。

【功效】补养气血，内托散毒。

【适应证】痈疮初发，疮毒重甚，形体羸瘦，脉弱无力。

【方义】本方又名十宣散。用参、芪补气，芎、归活血，甘草解毒，桂心温通血脉。白芷、桔梗排脓，厚朴燥湿消胀，防风疏散外邪。合之具有补养气血、内托散毒的作用，用于痈疡体质虚弱者，能使疮毒得到迅速的消托。

托里温中汤

> 托里温中姜附羌，茴木丁沉共四香，
> 陈皮益智兼甘草，寒疡①内陷呕泻良。

【来源】孙彦和。

【词解】①寒疡：指证见漫肿无头，疮口塌陷，或脓水清稀、面色㿠白，脉沉细无力的虚寒证候。

【药物】黑附子（炮，去皮脐）四钱　干姜（炮）　羌活各三钱　木香一钱五分　茴香　丁香　沉香　益智仁　陈皮各一钱　甘草（炙）二钱。

【用法】加生姜五片，水煎去滓，不拘时温服。

【功效】温中祛寒，助阳托毒。

【适应证】痈疽阳弱阴盛，疮毒内陷，以致神怯委顿，脓水清稀，皮肤凉冷，心下痞满，肠鸣腹痛，大便溏薄，食则呕吐，气短呃逆，不得安卧，时见昏愦。

【禁忌】疮疡焮热者忌用。

【方义】本方用附子、干姜温中助阳，外发阳气，自里走表；以羌活疏表散寒，引邪外发；炙甘草补益脾胃，益智、沉香、茴香、丁香下气暖胃，散寒止呕。以上诸药与木香、陈皮相伍，更能行气消痞、散满。

托里定痛汤

> 托里定痛四物兼，乳香没药桂心添，

再加蜜炒罂粟壳，溃疡虚痛①去如拈。

【来源】《疡医大全》。

【词解】①溃疡虚痛：痈疽溃后，血虚作痛。

【药物】熟地黄　当归　白芍　乳香（去油）　没药（去油）　罂粟壳（蜜炙去筋）　川芎各一钱　肉桂五分。

【用法】清水煎服。

【功效】补血行瘀，内托止痛。

【适应证】痈疽溃后，因体弱血虚疼痛者。

【禁忌】实热者忌用。

【方义】本方用四物与桂心，补血活血，托里充肌；用乳香活血定痛，托里护心，引毒外出；配合没药止痛、消肿、解毒、生肌；更用罂粟壳专止疼痛。

散肿溃坚汤

散肿溃坚知柏连，花粉黄芩龙胆宣，

升柴翘葛兼甘桔，归芍棱莪昆布全。

【来源】李东垣。

【药物】黄芩八钱（半酒炒，半生用）　知母　黄柏（去粗皮，酒炒）　龙胆草（酒炒）　花粉　桔梗　昆布（酒炒）各五钱　柴胡四钱　升麻　连翘　甘草（炒）　三棱（酒炒）　莪术（酒洗炒）各三钱　葛根　当归尾　芍药各二钱　黄连一钱。

【用法】共研粗末，每服六七钱，先浸半日煎，食后热服；另将半料蜜丸如绿豆大，每服百丸，用此汤送服。

【功效】活血行气，化坚消肿，泻火清热，化痰散结。

【适应证】瘰疬、马刀结硬如石，或已破流脓水者。

【方义】瘰疬结核，多发生在耳后颈部，甚或下连肩部；马刀是指结核形长如蛤蜊、色赤而坚、痛如火烙的证候。其治疗不外内服药物内消，外用膏药箍消及拔核法。本方是内消散肿溃坚之剂。方中黄芩、黄连、黄柏、龙胆草、知母等均为苦寒之品，有大泻三焦实火之效；柴胡、连翘、甘草、升麻、葛根消毒清热；三棱、当归、莪术、昆布活血、行瘀、散结；桔梗、花粉排脓；芍药、甘草又可缓解疼痛。所以本方对瘰疬化脓或未化脓肿痛而体质壮实者均可使用。

三、小结

本章共计介绍了外科常用的内服方剂 15 首，附方 1 首。

真人活命饮、金银花酒、醒消丸三方，都适用于痈疡初起、红肿疼痛之证。梅花点舌丹、蟾酥丸、一粒珠、六神丸四方，都是强有力的清热解毒、消肿剂，适用于一切外科阳证而症情比较严重之证。

阳和汤、小金丹、保安万灵丹三方，都适用于阴疽、阴证，但它们在应用上有所区别：阴疽属慢性衰弱虚寒者，宜用阳和汤；阴疽体实之证，宜用小金丹；阴疽兼夹阴虚之证，宜用保安万灵丹。

托里十补散主治体虚疮痈；托里温中汤主治阳弱阴盛，疮毒内陷；托里定痛汤主治血虚体弱、痈疽已溃疼痛之证。这三方都是治疗痈疽已溃、体质虚弱的方剂。

此外，散肿溃坚汤，主治瘰疬等证。

第二十一章　妇科之剂

一、概说

妇科之剂，就是功能治疗经、带、胎、产等方面的妇产科疾患的方剂。

妇女因生理上的特殊，有很多疾病异于男人。因此专立妇科一章，对其常见的特有疾病——经、带、胎、产等方面的病证之治疗用方，做简要的介绍。

月经病，是妇女最常见的最主要的疾病。月经超前、错后，经量过多、过少，以及经期腹痛等，都属于这个范围。古人有"经调则百病不生"之说，因此，调经是治疗妇科疾病的重要一环。在调经的治疗上，我们应该掌握一个原则，就是首先要辨别经病的标本关系。假使属于原发性月经不调的，应先予调经；如若属于继发性月经不调的，即因其他病证导致月经不调的，则当先治其他疾病，病去则经自调。这就是治病必求其本的意思。同时，在调经时，一般不宜用过寒、过热及大辛、大散之药，以免戕伐脾胃、耗伤气血，影响恢复。至于其具体治疗，大致说来，根据寒、热、虚、实的不同，分别选用适宜的方剂。例如，血少虚寒而致月经过多或淋漓漏下不断者，可用胶艾汤，以补血调经；阴虚血热，冲任不固而致崩中漏下者，可用固经丸，以清火退热，滋补阴液；瘀血停滞，月经不行，体质壮实者，可用抵当丸，以破血通瘀等等。这都是辨证施方的举例。

带下病，其原因很多，最多见的是湿热下注和体虚带脉不能约束。一般说来，在证候上，带下色黄而质稠，有腥臭之气，体质壮实者，属于湿热下注；带下色白而稀，无腥臭，形体消瘦，倦怠乏力，腰膝酸痛者，属于体虚脾弱、带脉不能约束所致。在治疗上，因体虚脾弱、带脉失束者，当予补益收摄固带，如阳虚而下元不固者，可用威喜丸（见收涩剂），以固涩止带；气血两虚较甚者，则宜用龟鹿二仙胶（见补益剂），以大补精髓，而止带下。若因湿热下注者，当予清利湿热，如肝经湿热炽盛者，宜用龙胆泻肝汤（见泻火剂），以清泄湿热，则带下自止；湿热而稍偏虚者，则宜用治浊固本丸（见收涩剂），以清利湿热，固肾强脾。

妊娠病，包含较广，主要的有妊娠恶阻、胎动不安、流产、子肿、子痫等证。在治疗上，应该特别注意保胎。但是，根据症情，进行原因治疗，是最根本的原则，不能畏药剂伤胎而误治。治其病即寓保胎之意，《内经》所说的"有故无殒"，就是这个道理。妊娠六合汤殆即根据这个精神而设。此外，例如妊娠恶阻、呕吐不思食，可用安胃饮，以和胃降逆；胎动不安者，可用保产无忧方，以安胎保产；气血两虚，习惯流产者，可用泰山磐石饮，以安胎保产；房劳伤损而有小产预兆者，可用安胎饮子，以清热固胎；妊娠子肿，全身肿胀者，可用白术散，以健脾利水；妊娠子痫，突然昏倒，抽搐发痉者，可用羚羊角散，以平肝息风，养血安神等等，都是辨证施方的举例。

产后病，一般说来多属虚寒之证，因为产时气血耗损，产后百脉空虚，所以在治疗上有"产后宜温"的说法。但是我们不能认为"产后必虚"，而产后也有热、实之证。这就要求我们必须在照顾产妇特殊的体质的前提下，进行辨证论治。也就是尽量避免使用过于克伐、损伤气血的药物。在辨证选方方面，例如产后恶露不行，瘀血停滞所引起的腹痛诸症，可用黑神散或失笑散，以消瘀行血；产后气血虚损或外感风寒而致昏晕不省人事者，可用清魂散，以补养气血，疏散风邪；产后气血不和，热扰血分者，可用交加散，以调气和血，滋阴清热；等等。

此外，在使用妇科之剂时，还要注意下面几点：

第一，妇女因生理上的特殊，一般体质比男子为弱，因此用药剂量必须注意掌握。

第二，妇女妊娠期用药，要谨慎小心，避免使用克伐峻厉之品，以免损伤胎元。但在病情需要时，虽是妊娠禁药，亦可主用，所谓"有故无殒，亦无殒也"。

第三，妇女易生肝郁之疾，所以用药时应注意参用疏肝解郁、理气调血之品。这样，疗效可以提高。

第四，妇科是一门独立的专科，其治疗的方剂包括很广，本章所列仅是其常用的一些方剂，要全面掌握其内容，尚须参考有关专业书籍。

二、方剂

胶艾汤

（附方：妇人良方胶艾汤、妇宝丹）

胶艾汤中四物先，阿胶艾叶甘草全；

妇人良方单胶艾，胎动血漏腹痛瘥。

胶艾四物加香附，方名妇宝调经专。

【来源】《金匮要略》。

【药物】川芎（一钱半）　阿胶（三钱，烊冲）　甘草（一钱）各二两　艾叶（二钱半）　当归（三钱）各三两　芍药四两（三钱）

干地黄四两（四钱）。

【用法】水、酒合煎，去渣，加阿胶烊化，温服。

【功效】补血调经，安胎止漏。

【适应证】①血少虚寒，冲任不足，腹痛，月经过多或淋漓漏下不断。②妊娠胞阻，气血不足，腹痛下血，或小产后下血淋漓不断，或产后冲任亏虚，不能统摄血脉，以致下血淋漓不净。

【禁忌】血热妄行的崩中漏下忌用。

【方义】本方即四物汤和阿胶、艾叶、甘草。四物汤功能补血调经，阿胶、艾叶，一能滋补止血，一能温行气血，二者是治腹痛、漏下淋漓，胎动下血的要药。甘草补气益中，四物中的芍药得其配合，治疗腹痛的作用更好。所以本方综合作用是补血调经，止血蠲痛，对血虚腹痛，或妊娠下血，胎动不安，血色浅淡者，有很好的疗效。本方不仅是妇科常用方剂，而且可以用治其他的吐血、下血诸血证。

附方 胶艾汤（《妇人大全良方》）：方中仅用阿胶（蛤粉炒）一斤和艾叶数茎，亦能治腹痛漏下淋漓，胎动不安下血，但其功效较前方为差。

妇宝丹：是胶艾汤去甘草，加入行气调经的香附，用治虚寒气滞的月经不调。

固经丸

固经丸用龟甲君，黄柏樗皮香附群，

黄芩芍药酒丸服，漏下崩中色黑殷。

【来源】《丹溪心法》。

【药物】黄芩（炒）　白芍（炒）　龟甲（炙）各二两　黄柏三两　樗根皮（炒）　制香附各一两五钱。

【用法】共为细末，酒糊为丸，如梧桐子大，每次服二至四钱，白汤送下。

【功效】清火退热，滋补阴液。

【适应证】血虚有热，心胸烦热，经行不止，崩中漏下，血色紫黑成块。

【禁忌】阳虚气不摄血的崩漏忌用。

【方义】固经丸证是阴虚不足，湿热阻于胞中，以致经行淋漓不止。所以方用苦寒的黄芩、黄柏、樗根皮，燥湿清热，且樗根皮又能固涩止脱；用和营敛阴的芍药与龟甲相伍，养血滋阴降火，并以香附理气解郁。

如圣散

(附方：升阳举经汤)

如圣乌梅棕炭姜，三般皆煅漏崩良。

升阳举经姜栀芍，加入补中益气尝。

【来源】《证治准绳》。

【药物】棕榈　乌梅各一两　干姜一两半。

【用法】共烧黑为末，每取二钱，乌梅汤送下，久患不过三服即愈。

【功效】止涩崩漏。

【适应证】崩漏下血，淋漓不断，血淡无块。

【方义】乌梅酸甘敛阴，棕榈炭性涩止血，黑姜温摄肝脾血分。三药相伍，功能收涩止血，对于制止崩漏下血有一定的治标作用。但血热色鲜或有瘀块者忌用。

附方　升阳举经汤（李东垣）：是用补中益气汤加白芍以补气

和营，黑山栀以清血，姜、枣以健脾温化。主治劳伤脾弱气虚，崩漏不止，身热自汗，短气倦怠，懒食诸症。

牡丹皮散

牡丹皮散玄胡索，归尾桂心赤芍药，

牛膝棱莪酒水煎，气行瘀散血瘕①削。

【来源】《妇人大全良方》。

【词解】①血瘕：是气血结聚所致，症见横骨下有积气，坚牢如石，少腹急痛，阴中若有冷风，或背脊痛，腰疼。

【药物】牡丹皮　延胡索　当归尾　桂心各一两　赤芍　牛膝　莪术各二两　京三棱一两半。

【用法】研成粗末，每服三钱，用酒、水各半煎服。

【功效】破血祛瘀，行气止痛。

【适应证】妇人行经未尽，饮食过度，血留经络，而病血瘕，胸腹攻筑作痛，并有硬块，移而不定。

【方义】本方药物都有活血破瘀、止痛的作用。丹皮、赤芍通血中热结；肉桂、当归尾通血中寒结；牛膝理下焦血结，治腰脊疼痛；三棱、莪术、延胡索功能破气止痛，活血化瘀。综合本方作用，是破气攻瘀的猛剂，能治一切癥瘕结聚，而不限于治疗血瘕之症。但无血瘀气滞或体质虚弱者，不宜应用。

抵当丸

抵当丸用桃仁黄，水蛭虻虫共合方，

蓄血胞宫少腹痛，破坚非此莫相当。

【来源】张仲景。

【药物】水蛭（猪油熬黑）二十个　虻虫（去翅足）二十个　大黄（酒浸）三两　桃仁（去皮尖）二十五个。

【用法】共研细末，炼蜜作为四丸。每服一丸，水煎服；蓄血不下，再服一丸。

【功效】破血逐瘀。

【适应证】①蓄血（或瘀热在里），少腹鞕满，小便自利，大便色黑，鞕而反易，或发狂，或健忘，或身黄，脉沉结者。②妇人月经停闭，少腹鞕满胀痛，或小产后，瘀留下焦，下血不畅，夹有瘀块，少腹鞕痛，或少腹有积块作痛等症。

【禁忌】小便不利及孕妇体虚者，应审慎用之。

【方义】蓄血一证，在《伤寒论》中论述得很详细，其原因为阳邪入腑，热与血结，故在症状上是一派实证，治疗上需用攻瘀破血的峻剂，才能收效。其主治方剂有桃核承气汤、抵当汤（丸），应根据病情的轻重缓急而分别使用。抵当丸与抵当汤的药物全同，但改为丸剂，并且方中水蛭、虻虫的剂量亦较小，所以比抵当汤药力稍缓。方中水蛭能逐恶血、瘀血，破血痕、积聚；虻虫能逐瘀血，破血积、坚痞癥瘕。这二药相伍，有较猛的破血攻瘀作用，再配用大黄攻去瘀荡积，桃仁破血行瘀，共用则下血逐瘀的功效更为猛峻。非属瘀结正实者，本方绝不可轻用。

柏子仁丸

柏子仁丸熟地黄，牛膝续断泽兰芳，
卷柏加之通血脉，经枯血少肾肝匡。

【来源】《妇人大全良方》。

【药物】柏子仁（炒研）　牛膝（酒浸）　卷柏各五钱　泽兰叶

川续断各三两　熟地黄一两。

【用法】研为细末，炼蜜为丸，如梧桐子大。每服二至三钱，空腹时米饮汤送下。

【功效】养血通经。

【适应证】血虚，月经不行，形体瘦弱。

【方义】本方是为心血虚损、肝肾不足的经闭而设。所以方用柏子仁养心安神，熟地黄、续断、牛膝补益肝肾；同时由于经闭必兼血滞，所以又配以行血通脉的卷柏、泽兰与牛膝相伍，以导血下行，促使月经来潮。

理冲汤（新增）

理冲汤用术芪参，莪术三棱鸡内金，
山药蒌根知母醋，癥瘕经闭此方斟。

【来源】《医学衷中参西录》。

【药物】生黄芪三钱　党参二钱　白术二钱　生山药五钱　天花粉四钱　知母四钱　三棱三钱　莪术三钱　生鸡内金（黄者）三钱。

【用法】用水三杯，煎至将成加好醋少许，滚数沸服。

【功效】补气化瘀，通经消癥。

【适应证】①妇人经闭不行或产后恶露不尽，结为癥瘕，以致阴虚作热，阳虚作冷，食少、劳嗽，以及室女月闭、血枯。②男子劳瘵，一切脏腑癥瘕积聚，气郁脾弱，满闷痞胀，不能饮食。

【方义】本方有补中益气、清退虚热、活血化瘀、清除癥积之功。方中"用三棱、莪术以消冲中瘀血，而即用参、诸药，以保护气血，则瘀血去而气血不致伤损；且参、芪能补气，得三棱、莪术以流通之，则补而不滞，而元气愈旺。元气既旺，愈能鼓舞三棱、莪术之力，以消癥瘕"（《医学衷中参西录》）。同时用天花粉、知母滋阴退热，生鸡内金运脾消食，山药、白术健脾补中。

若服此汤后而觉胸闷者，减去白术；觉气弱者，减三棱、莪术各一钱；泻者以白芍代知母，白术改用四钱；热者加生地黄、天冬各数钱；凉者知母、花粉各减半，或皆不用；凉甚者，加肉桂（捣细冲服）、乌附子各二钱；瘀血坚甚者，加生水蛭（不用炙）二钱。若其人身体强壮无他病，唯用以消癥瘕积聚者，宜去山药；室女与妇人未产育者，若用此方，三棱、莪术宜斟酌少用，减知母之半，加生地黄数钱，以濡血分之枯；若病人身体羸弱，脉象劳数者，去三棱、莪术，将鸡内金改用四钱，因其能化瘀血而又不伤正。若男子劳瘵者，三棱、莪术亦宜少用，或以鸡内金代之。这是张锡纯氏的实践经验，可作为临床随症加减的参考。

安胃饮（新增）

安胃饮专治恶阻，半夏青黛赤石脂，

调入蜂蜜徐徐饮，便结去脂加赭宜。

【来源】《医学衷中参西录》。

【药物】清半夏一两（温水淘洗两次，毫无矾味，然后入煎）净青黛三钱　赤石脂一两。

【用法】煎取清汁一大碗，调入蜂蜜二两，徐徐温饮，一次只饮一口，半日服尽。

【功效】和胃降逆。

【适应证】妊娠恶阻，呕恶，泛吐清涎，不思饮食。

【方义】半夏和胃降逆，对于痰气壅塞、胃逆不和所引起的呕吐，最为适用，是本方中的主药。赤石脂在本方中的作用是"厚肠胃，除水湿"（李时珍），殆有利于半夏除湿痰。至于青黛一药，功能泻肝散郁火，张氏在本方后注明它可用可不用。盖无肝经郁火之象者，青黛可以不用。如呕吐而大便燥结者，去石脂加赭石，以镇坠降逆、开结，服后可使"吐止、结开、便通"。

根据张氏的经验，半夏一药，以白矾制者，服之反而令人呕吐，所以本方中的清半夏，注明须用水充分淘洗，使无矾味。不过既经矾煮，又经淘洗，半夏降逆止呕之力已大减。依照编者的临床体会，生半夏止呕的作用最强，但因它有毒，必须配以生姜制其毒始妥。编者对于妊娠恶阻，呕吐泛恶症情严重者，曾用生半夏三钱，生赭石五钱，生姜二片，同煎，令患者每隔十分钟左右饮服一口，屡奏佳效。因为这样频频饮用，既能防止药力过猛，又可避免药量过多而引起呕吐。一般在药后呕吐即止，饮食渐思，精神也渐渐好起来，以至痊愈。后来改用姜半夏三钱至五钱也有效。

妊娠六合汤

（附方：表虚六合汤、表实六合汤、柴胡六合汤、石膏六合汤、茯苓六合汤、栀子六合汤、风湿六合汤、升麻六合汤、胶艾六合汤、朴实六合汤、附子六合汤、大黄六合汤、温六合汤、连附六合汤、热六合汤、寒六合汤、气六合汤、风六合汤）

海藏妊娠六合汤，四物为君妙义长。

伤寒表证地骨桂，表实细辛兼麻黄；

少阳柴胡黄芩入，阳明石膏知母藏；

小便不利加苓泻，不眠黄芩栀子良；

风湿防风与苍术，温毒发斑升翘长；

胎动血漏名胶艾，虚痞朴实颇相当；

> 脉沉寒厥亦桂附，便秘蓄血桃仁黄；
>
> 安胎养血先为主，余因各症细参详。
>
> 后人法此治经水，过多过少别温凉；
>
> 温六合汤加芩术，色黑后期连附商；
>
> 热六合汤栀连益，寒六合汤加附姜；
>
> 气六合汤加陈朴，风六合汤加艽羌。
>
> 此皆经产通用剂，说与时师好审量。

【来源】王海藏。

【药物】本方以四物汤为主方，随症加味。

【用法】见方义。

【功效】养血安胎，调理众疾。

【适应证】经产诸病。

【方义】妇人妊娠期间罹患伤寒者，其治疗与一般人不同，王海藏认为应以养血安胎为主，妊娠六合汤就是为此而创立。妊娠六合汤以四物汤为主，因病情而随症加味。四物汤为妇科通用之剂，具有调益营卫，滋养气血的功效，对于血虚，冲任虚损，月经不调，崩中漏下，血瘕瘕块，脐腹疼痛，或妊娠胎动不安，产后恶露不下诸症，都可用之为君。

四物加桂枝协芍药以和营卫，加地骨皮以泻火退热，名为"表虚六合汤"。用治妊娠感冒表虚，恶寒、发热、头痛、自汗、舌苔薄白、脉象浮缓等症。

四物加细辛、麻黄以散寒解表，名为"表实六合汤"。治疗妊娠发热恶寒、无汗头痛、脉浮紧的伤寒表实证。

四物加入和解表里的柴胡、黄芩，名为"柴胡六合汤"。用治妊娠寒热往来、胸胁苦满、心烦喜呕、口苦脉弦的少阳病。

四物加入甘寒清热的石膏、知母，名为"石膏六合汤"。用治妊娠见有大热烦渴、有汗而脉象洪大的阳明经证。

四物加入利水通尿的茯苓、泽泻，名为"茯苓六合汤"。用治妊娠而有小便不利等症。

四物加入清热泻火的栀子、黄芩，名为"栀子六合汤"。用治妊娠伤寒因误汗或误下所引起的虚烦、不眠症。

四物加入祛风燥湿的防风、苍术，名为"风湿六合汤"。用治妊娠感受风湿，而现头痛且重，肢节烦疼、胸闷脘胀等症。

四物加升麻、连翘以清热解毒，名为"升麻六合汤"。用治妊娠伤寒，而见温毒发斑如锦纹者。

四物加阿胶、艾叶，名为"胶艾六合汤"（即胶艾四物汤）。用治妊娠血海虚寒腹痛，或冲任虚损而腹痛漏血等症。

四物加厚朴、枳实以宽中消痞，名为"朴实六合汤"。用治妊娠伤寒兼见胸脘痞胀等症。

四物加桂、附以祛寒回阳，名为"附子六合汤"。用治妊娠伤寒而见身冷、脉沉细的寒厥证。

四物加桃仁、大黄以破瘀、润燥、通幽，名为"大黄六合汤"。用治妊娠血虚便秘而有瘀滞者。

以上诸方都为治疗妊娠而患伤寒，所以都在养血安胎的基础上，随症加味。如果使用得当，确能取效。但在临证时，一定要辨证准确才行。例如产后发热，有因于伤风的，有因于血虚的，有由于恶露不净的，有由于乳蒸的，等等不同，不得混淆施治。因此，使用本方时，一定要随症加减。

后世医家，在上述加减的启发下，又用四物汤为主化裁出温、热、寒、气、风、连附等六种六合汤，以治疗妇女的月经病。

温六合汤（亦名黄芩六合汤），即四物加黄芩、白术以抑阳补脾。治经水过多之证，因为脾健即能统血。

连附六合汤，是四物加黄连、香附以清热行气。治经水后期而经来色黑之证。

热六合汤，是四物加黄连、栀子以清热凉血。治血热妄行的月经过多、崩漏下血。

寒六合汤，是四物加炮姜、附子以温阳散寒，治体衰血海虚寒。

气六合汤，是四物加陈皮、厚朴以理气宽胀。治气郁经阻。

风六合汤，是四物加秦艽、羌活以祛风。治产后血虚，感受风邪而发痉，或血虚生风，头目眩晕的证候。

四物汤是妇科临床上常用的方剂，它的应用非常广泛，这里仅是一部分应用的举例，变通化裁，还在于因证制宜，随证施治，发挥它更多的作用。

泰山磐石饮

泰山磐石八珍全，去茯加芪芩断联，

再益砂仁及糯米，妇人胎动可安痊。

【来源】《沈氏尊生书》。

【药物】人参　炙黄芪　当归　川续断　黄芩各一钱　熟地黄　川芎　白芍（酒炒）各八分　白术（土炒）二钱　甘草（炙）　砂仁各五分　糯米一撮。

【用法】水煎服。热甚者倍黄芩。

【功效】安胎保产。

【适应证】气血两虚，或肥而不实，或瘦而面热，或肝脾素亏，倦怠乏力，不思饮食，易于流产者。

【方义】本方用八珍双补气血以养胎元，更加黄芪补气，砂仁理气，糯米温养脾胃，续断补益肝肾而固胎元。此外，黄芩能清热，与白术合用，古人说它们为安胎圣药。所以，用治气血两虚，胎元不固，屡发流产者，能使胎元坚固如泰山磐石。"泰山磐石饮"，殆即因此而得名。

保产无忧方

保产无忧芎芍归，荆羌芪朴菟丝依，

枳甘贝母姜蕲艾，功效称奇莫浪讥。

【来源】验方。

【药物】制川朴　蕲艾（醋炒）各七分　当归（酒炒）　川芎（炒）各一钱半　生黄芪　荆芥各八分　川贝母（去心，研冲）　菟丝子（酒炮）各一钱　羌活　甘草各五分　枳壳（炒）六分　白芍（酒炒）二钱　生姜三片。

【用法】水煎服。气虚者更加人参三四分。

【功效】安胎保产，顺气催生。

【适应证】胎动不安，势欲小产，以及临盆艰难，横生倒产，儿死腹中者。

【禁忌】产后禁服。

【方义】本方为安胎妙剂，制方实寓深意。以归、芍、芎养血活血，以黄芪补气举胎，更益羌活、荆芥升举胎元，艾炭暖宫，川贝利肺气，菟丝子益精固胎，厚朴宽胸理气，枳壳利气安胎。妇人妊娠六七月服之，能使胎气安和；临产不下者，服后亦可催生。

本方俗称"保产十三太保方"，近人用以纠正胎位有一定的疗效。古人提出妊娠六七月即宜服之，能使胎气安和，临产顺利，殆即含有纠正胎位之意。

安胎饮子

（附方：神造汤）

安胎饮子建莲先，青苎还同糯米煎。

神造汤中须蟹爪，阿胶生草保安全。

【来源】验方。

【药物】莲肉（去心不去皮）　青苎麻根（洗净包）　糯米各三钱。

【用法】清水煎，去苎麻根，每早连汤服一次。

【功效】清热固胎。

【适应证】小产由房劳伤损者。

【方义】房劳过度损伤阴经，则血热妄行，胎动不安，故方用莲肉清君相之火，固涩真气，苎麻根利小便，通子户，清瘀热，糯米补养脾阴，以使胎气不动，则胎盘自安。但如小产属于虚者，方中尚需按病情酌加补益之品。

（附方）　神造汤（《千金要方》）：方用蟹爪破胞堕胎，生甘草安中，阿胶滑利滋阴，用治胎死腹中，可使胎下而正不伤。

当归散

当归散益妇人妊，术芍芎归及子芩，

安胎养血宜常服，产后胎前功效深。

【来源】《金匮要略》。

【药物】当归　黄芩　芍药　川芎各一斤　白术半斤。

【用法】研成细末，每次用酒调服二钱。

【功效】补血养胎，除湿清热。

【适应证】妊娠期间，常服作为安胎剂。

【方义】本方专为安胎而设。黄芩、白术，一能补脾除湿，一能养阴清热，二者同用，可以防止湿热伤动胎气，是安胎的要药；再配以养血和血的芎、归、芍药，便具有补血清热而养胎的作用。对于血虚有热而胎动不安者，用之有效。

羚羊角散

羚羊角散杏苡仁，防独芎归又茯神，

酸枣木香和甘草，子痫风中①可回春。

【来源】《本事方》。

【词解】①子痫风中：妊娠中风，涎沫僵仆，口噤搐搦，名为子痫。

【药物】羚羊角屑一钱 独活 防风 川芎 当归 枣仁（炒）茯神 杏仁 薏苡仁各五分 木香 甘草各一分半。

【用法】加生姜五片，水煎服。

【功效】平肝息风，养血安神。

【适应证】妇人妊娠，卒然癫仆，口噤搐搦，痰涎壅盛，不省人事，须臾自醒，少顷复如好人，亦即子痫证。

【禁忌】如纯系阴虚风阳内动者不宜服。

【方义】羚羊角能"平肝舒筋，定风安魂，散血下气，辟恶解毒，治子痫痉疾"（李时珍），为镇痉息风的要药，与当归、川芎、茯神、枣仁为伍，则能养血安神，平肝息风。其余木香利气行滞，薏苡仁、杏仁顺气利湿，独活、防风疏风镇痉。这样使血和气顺、肝风平静，则痫证自愈。但方内独活、防风性能辛温发散，如系血虚风动者，应去之不用。

参术饮

妊娠转胞参术饮，芎芍当归熟地黄，

炙草陈皮兼半夏，气升胎举自如常。

【来源】朱丹溪。

【药物】人参一钱　白术（土炒）二钱　炙甘草五分　当归　熟地黄各三钱　川芎一钱五分　陈皮一钱　姜半夏二钱　白芍三钱。

【用法】加生姜三片，水煎服。

【功效】补气养血，健脾祛湿。

【适应证】妊娠转胞，脐下急痛，小便不通。

【方义】妊娠转胞，是由于气血不足，或痰饮阻塞，胎为胞逼，压在一边，所以脐下急痛，小便不利。本方用四物汤养血安胎，用人参、白术、甘草补中益气，用半夏、陈皮健脾燥湿，祛痰。于是气顺胎举，则病自除。

天仙藤散

天仙藤散治子气①，香附陈甘乌药继，

再入木瓜苏叶姜，足浮喘闷此方贵。

【来源】陈景初。

【词解】①子气：即妊娠足趾发肿，渐至腿膝，喘闷不安，甚则两趾出黄水。

【药物】天仙藤（微炒）　制香附　乌药　陈皮　炙甘草等分。

【用法】研成细末，每服三钱，加苏叶三叶，木瓜、生姜各三片，水煎，空心服。

【功效】疏气活血，宣湿泄浊。

【适应证】妇人妊娠，两足跗肿，喘闷妨食，甚则两脚趾出黄水。

【方义】子气一证，是由于妊娠胎阻水道不利，气滞湿停所致，治宜行气利湿。天仙藤即青木香藤，功能舒郁宽胸，醒脾胃，清湿浊，为本方的君药；紫苏叶功能下气、降逆平喘，与生姜配合，可以发散而使水气从表而去；乌药功能温中下气，治脚气挛痛，与利气开郁的香附、陈皮配伍，对于孕妇血气凝滞的肿胀喘急有效；木瓜功能舒筋化湿，善治脚气水肿；甘草功能和中，协和诸药。各药配合起来，是治疗妊娠子气的常用有效方剂。

白术散

白术散中用四皮，姜陈苓腹五般奇，

妊娠水湿肢浮胀，子肿①病名此可医。

【来源】《指迷全生方》。

【词解】①子肿：妊娠后期，面目肢体悉见浮肿。

【药物】白术一钱　陈皮　茯苓皮　姜皮　腹皮各五分。

【用法】研成细末，每服三钱，米汤送下。

【功效】健脾利水。

【适应证】子肿，面目肢体虚浮，或兼见泄泻腹胀等症。

【方义】子肿一证，是由于脾虚不能制水，水湿泛滥所致，一般多发生在怀孕五至六个月间。本方即五皮饮去桑皮加白术而成。白术补脾，以崇土制水，使水不致泛溢；陈、苓、姜、腹四皮，利滞气，导水湿，为利尿消肿的轻灵药。诸药相伍，具有标本兼治之意。

竹叶汤

竹叶汤能治子烦①，人参芩麦茯苓存，

有痰竹沥宜加入，胆怯闷烦自断根。

【来源】《证治准绳》。

【词解】①子烦：是指妊娠五六月间，因君相火旺以致心烦不宁的证候。

【药物】麦冬一钱半　黄芩一钱　茯苓一钱　人参五分　淡竹叶十片。

【用法】水煎服。如夹痰者可加竹沥少许。

【功效】清热生津、止渴除烦。

【适应证】妊娠五六月，心惊胆怯，虚烦而渴。

【方义】本方所治的子烦、胎动不安等症，是因肾亏而肾水既不足养胎，又不足滋养肾中之火，以致相火上迫心肺所引起，或因盛夏君火大行，侵犯心肺而致。所以方用竹叶清心止烦，黄芩清热安胎，麦冬益肺养液，茯苓宁心安神，人参扶正补气，与麦冬配合生津止渴。如果胎前悸怯烦躁，因于痰饮停蓄，上扰心肺，阻滞胸膈，并兼夹胎热者，当用二陈汤加白术、黄芩、枳壳等味，以健脾燥湿化痰。假使脾胃虚弱者，宜用六君子汤加紫苏、山栀，以补气祛痰，降逆安胎，而都非竹叶汤所宜。这在临床上不可不辨。

紫菀汤

紫菀汤方治子嗽①，天冬甘桔杏桑会，

更加蜂蜜竹茹煎，孕妇咳逆此为最。

【来源】《妇人大全良方》。

【词解】①子嗽：指孕妇因胎气所引起的咳嗽。

【药物】紫菀　天冬各一钱　桔梗五分　炙甘草　桑皮　杏仁各三分　竹茹二分。

【用法】水煎，去滓，加蜜半匙，再煎温服。

【功效】清火润肺，镇咳平喘。

【适应证】子嗽，咳逆上气，久而不已，口渴心烦。

【禁忌】风寒咳嗽忌用。

【方义】孕妇咳嗽的原因很多，本方适用于孕妇因郁火上炎，肺失清肃濡润的咳嗽。方中紫菀开泄肺郁，定咳降逆；杏仁、桑皮宣散肺热，下气止咳平喘；天冬、竹茹清除心肺虚热；桔梗既能止咳化痰，又可引诸药上行；白蜜润肺，甘草和中。各药配合，功能清火润肺，镇咳平喘，不仅能治子咳，而且对于常人的咳嗽喘逆，只要是属于肺热津伤而失于清降者，都可使用。

达生散

（附方：紫苏饮子）

达生紫苏大腹皮，参术甘陈归芍随，

再加葱叶黄杨脑，孕妇临盆先服之。

若将川芎易苍术，紫苏饮子子悬[①]宜。

【来源】朱丹溪。

【词解】①子悬：即胎气不和。举胎而上，上逼心胸，以致胸腹腰胁疼痛之症。

【药物】大腹皮三钱　紫苏　人参　白术（土炒）　陈皮　当归　白芍（酒炒）各一钱　甘草（炙）二钱　青葱叶五茎　黄杨脑子（即黄杨树枝的梢子）七个。

【用法】水煎服。

【功效】补气养血，顺气安胎。

【适应证】气血虚弱，生产不顺。

【方义】本方所治的难产，是由于体虚气滞所致，治宜补益气血，顺气疏壅。所以方用当归、芍药养血和营，人参、术、草补中益气，大腹皮、陈皮、紫苏、葱叶顺气疏壅，黄杨木顺胎。这样，使气血充盈，胎顺气和，则临产自无患难。正因其功能顺难产，妊娠八九月时常服此方，可使生产顺利，所以名为达生散。

〔附方〕 紫苏饮子：是达生散去白术加川芎，功能补养气血，顺气降逆，适用于胎气不安，胎气上逆的子悬证。如夹热者，可加黄芩以清热；气滞者，可再加枳壳、砂仁以舒展气机。

生化汤

（附方：猪蹄汤）

生化汤宜产后尝，归芎桃草炮姜良。

倘因乳少猪蹄用，通草同煎亦妙方。

【来源】《傅青主女科》。

【药物】当归八钱　川芎三钱　桃仁（去皮尖）十四粒　炮姜　炙甘草各五分。

【用法】用黄酒、童便各半煎服。

【功效】通滞和营，补血消瘀。

【适应证】产后恶露不行，或行而不畅夹有血块，腹中疼痛，舌淡略青，脉细而涩。

【方义】本方以当归、川芎行血和血，桃仁破结祛瘀，炮姜温化，甘草和中，合之能使瘀血去，新血生，诸症自然可愈。傅青主说："本方为产后之主剂，血块之圣药，凡新产块痛未除，或有他病，悉可以此方为主，随症加减治之。"因此后世以此方为产后必服之药。但在临床时还应细察脉症，明辨病机，血虚内热，不可再服炮姜，恶露行净，不可更用桃仁，这都是随症应变之法。

生化汤经过江西医学院第一附属医院妇产科临床初步证明，对于产后有一定的调理作用，不但能促进乳汁分泌，加强子宫收缩，制止子宫缩痛，并能预防产褥感染。特此提出供读者参考。

附方 猪蹄汤：用猪蹄一只，通草一两煮食。猪蹄咸能润下，通草淡能通窍，故通乳颇灵，但若因气血虚弱而乳汁不多之症，尚须配合补气养血之品。

失笑散

（附方：独圣散）

失笑蒲黄及五灵，晕平痛止积无停。

山楂二两便糖入，独圣功同更守经。

【来源】《太平惠民和剂局方》。

【药物】蒲黄　五灵脂等分。

【用法】晒干生研为末，每服三钱，酒或醋煎服。

【功效】散血行瘀。

【适应证】①产后恶露不行，瘀血上冲胞络，下阻腹中，闷而作痛难忍。②心腹作痛，由于瘀血停滞者。

【禁忌】无瘀血者勿用。

【方义】本方蒲黄、五灵脂二药都是甘温破瘀行血之品，再加善于走散、温经脉的酒煎服，其化瘀止痛的效能可以更强。对于产后寒性的血瘀腹痛、头晕以及一般瘀滞都有较好的疗效。近代文献报道，以本方为主随症加味治疗"心绞痛"，初步证明有一定的效果。但在用法上，必须以小量常服，甚至连服一二年，才能巩固疗效。

附方 独圣散：独用山楂二两，水煎，加童便、赤砂糖和服。山楂不仅能消食健脾，而且能破瘀行血，治儿枕作痛，砂糖温中而兼逐恶血，童便消瘀引血下行，所以能治产妇儿枕作痛。这是一张符合"廉、便、验"的方子。

黑神散

黑神散中熟地黄，归芍甘草桂炮姜，

蒲黄黑豆童便酒，消瘀下胎痛逆忘。

【来源】《太平惠民和剂局方》。

【药物】黑大豆（炒去皮）五合　熟干地黄（洗切，焙干，酒炒）　当归（去节酒制）　肉桂（去粗皮）　干姜（炮去皮）　甘草（炙）　芍药（酒浸）　蒲黄（筛净，炒黑）各二两。

【用法】研为细末。每服二三钱，用酒和童便各半煎沸，不拘时调服。

【功效】消瘀行血，下胎止痛。

【适应证】①难产，胎死腹中。②产后，恶露不净，胞衣不下，瘀血攻冲作痛，血晕神昏，眼黑口噤等症。

【禁忌】孕妇及无瘀血者禁用。

【方义】本方以熟地黄、当归、芍药养血和血，蒲黄行血去瘀，黑姜、官桂温通血脉，大豆、甘草滋养补中，童便散瘀引血下行，更以酒入血通经，宣行药势。总的说来，本方是养血祛瘀并用，对于产后恶露不净和胞衣不下的瘀血停滞攻痛之证，最为适用。如若用于堕死胎，尚须酌情配以逐瘀下导之品。

当归生姜羊肉汤

（附方：千金羊肉汤）

当归生姜羊肉汤，产后腹痛蓐劳[1]匡。

亦有加入参芪者，千金四物甘桂姜。

【来源】《伤寒论》。

【词解】①蓐劳：指产后体虚，肢体倦怠、腹中绞刺等症。

【药物】当归三两（四钱） 生姜五两（六钱） 羊肉一斤（四两）。

【用法】水煮，分三次温服。若寒多者，加生姜至一斤（八钱）；痛多而呕者，加橘皮二两（一钱半），白术一两（一钱）。

【功效】温气散寒，养血止痛。

【适应证】①产后气血虚弱，感受寒邪，腹中绞痛，或牵引两胁作痛。②男子寒性疝痛。

【方义】方中羊肉辛热，大补气血，对于产后虚羸，血气暴损，最为适宜；当归养血和血，生姜温化散寒。三味相伍，具有温补散寒、益血调养的作用，凡是产后气血虚而有寒者，都可应用，而不限于产后虚寒腹痛之症。如气虚较甚者，宜加人参、黄芪，以加强补益作用（即济生当归羊肉汤）。

附方　千金羊肉汤：用四物汤加羊肉、干姜、肉桂、甘草四味。它与前方所不同者，不但将生姜易为干姜，增加了补血药，而且更加肉桂以温通血脉。因此，养血祛寒、止痛的作用更强，对产后体虚，腹中绞痛、自汗等症，治疗效果便可更好。

清魂散

清魂散用泽兰叶，人参甘草川芎协，

荆芥理血兼祛风，产中昏晕神魂帖。

【来源】《济生方》。

【药物】泽兰叶 人参各二钱五分 川芎五钱 荆芥穗一两 甘草（炙）二钱（一方无甘草）。

【用法】共研细末，每服一二钱，沸汤、温酒各半盅调下，童便尤良。症势危者，急灌之。

【功效】补益气血，疏散风邪。

【适应证】产后恶露已净，气血虚弱或外感风邪，昏晕不省人事。

【方义】川芎性温升浮，味辛走窜，是血中气药，张元素说它能"上行头目，下行血海"，与散风祛寒的荆芥配合，对于风寒头痛有良效。这两味药再配以补气的人参、炙甘草，则能治产后气虚头晕。至于泽兰一药，气香而温，有疏肝理气、调和营血的功效，能协同川芎调和气血。因为气血调和，肝气舒畅，则魂（即神）藏于肝，神安病除，所以方名清魂散。

交加散

交加散用姜地捣，二汁交拌各自炒，

姜不辛散地不寒，产后伏热此为宝。

【来源】《妇人大全良方》。

【药物】鲜生地黄八钱（捣汁） 生姜四钱（打汁）。

【用法】用地黄汁炒生姜滓，生姜汁炒地黄滓，并各焙干，研成细末。每服三钱，温酒调下。

【功效】调气和血，滋阴清热。

【适应证】妇人产后阴虚阳弱，气血不和，热扰血分或血室，寒热往来如疟，日不燥渴，胸不痞胀，面白脉虚之症。

【方义】本方的配伍和制法很有深意：生姜和生地黄，一温一寒，生姜用生地黄汁炒焦，则温中去寒而不辛散；生地黄用姜汁炒黑，则滋阴清热而不寒滞。可见姜、地同用，有相反相成之功。对于产后阴虚气弱而不耐滋补者，最为合用。本方加当归、白芍、红花、没药、玄胡索、桂心，亦名交加散；主治妇人恶血停滞，腹中疼痛以及经水不调诸疾。此外，《证治准绳》以当归、荆芥等分为末，亦名交加散，功能和血祛风，主治产后不省人事、口吐痰涎之症。

三、小结

本章共计介绍了方剂 26 首，附方 25 首。

在调经方面，胶艾汤、固经丸、如圣散三方，都能治疗崩漏、月经过多，但它们所治的崩漏类型各不相同。胶艾汤主治虚寒性的崩漏、腹痛；固经丸主治血虚有热、冲任不固的经多崩漏；如圣散是收涩止崩之剂，主治虚性崩漏不止。另外，牡丹皮散、抵当丸、柏子仁丸、理冲汤都能治疗闭经，但四方所治的闭经类型亦不相同：柏子仁丸主治血虚经闭；抵当丸主治瘀血内停的经闭；牡丹皮散主治瘀滞内积以致血瘕癥结。经水不行之症；而理冲汤亦主治瘀滞癥结、经闭之证，但它具有攻补兼施的作用。

在治疗妇女带病方面也是如此，必须辨证施治，因有关治带病之方与前面几章攸关，故列入前面讨论，此处不再重复赘述。

在妊娠病的治疗方面，安胃饮是专治妊娠恶阻，属于湿痰内停呕吐的方剂；妊娠六合汤，是妊娠罹患伤寒等病证，随症化裁的典范，临床可以适当选用。其次在安胎方面共列方四首，这四方的使用，各有区别：泰山磐石饮主治气血两亏而胎元不固者；保产无忧方主治胎位不正，而有调整胎位的作用；安胎饮子主治房劳伤损所致的预兆流产；当归散则主治血虚有热、胎动不安之症。此外，羚羊角散治疗子痫，天仙藤散治疗子气，白术散治疗子肿，竹叶汤治疗子烦，紫菀汤治子嗽，参术饮治疗妊娠转胞，达生散顺产，它们的主治亦各有不同。

在产后调治方面，生化汤、失笑散、黑神散，都能治疗产后恶露不净、瘀血停滞。但生化汤主治产后恶露不净、腹痛，属于瘀滞兼虚者；失笑散主治瘀血停滞而心腹作痛；而黑神散则是养血祛瘀并用，适应的范围较前二者为广。其次在调补产后气血不足方面，当归生姜羊肉汤主治产后气血虚弱的寒疝腹痛；清魂散主治产后气血不足的昏晕症；而交加散则用治产后气血不和的虚热证。

第二十二章　儿科之剂

一、概说

儿科之剂，是指儿科常用的一些方剂。

小儿因为发育未全，抵抗力较弱，所谓"脏腑未充，骨气未坚，腠理不密"，极易感受外邪，或内停乳食。历代医家都以痧、痘、惊、疳列为儿科四大要症，而其常用的方剂也就离不开治疗这四种疾病的一些方剂。但在新中国成立后，由于党的"预防为主"的卫生方针，大力开展预防接种工作，天花（痘证）已绝了迹。至于麻疹（痧证），其治疗比较复杂，变化亦较快，且每随气候之不同，而辨证用药亦随之而异，很难以三五方剂包举无遗，必须审慎地辨证论治。所以这一章着重介绍惊、疳两大证的常用方剂。

惊风证，古代无此病名，《巢氏病源》《千金要方》等书中均列为"痫候"，直至宋代《太平圣惠方》和《小儿药证直诀》等书中始有惊风之名，并分为急、慢两种。它的原因甚多，一般急惊多由外感发热，热甚发搐，或痰盛热极而风动疼厥，或饮食过度，积滞蕴而化热动风所引起，总之不出热、痰、风三个方面，所以在治疗上，宜分别施治。外感发热，热甚而发搐者，宜以清泄邪热为主，佐以息风定惊，如急惊丸之治急惊高热发搐。痰盛热极而风动疼厥者，则宜以化痰镇惊为主，佐以息风通窍，如抱龙丸之治急惊风实证而痰热内壅之候；其痰迷心窍，手足搐搦，谵语狂乱，痰热内闭者，则又宜用性力较峻的牛黄抱龙丸，以涤痰祛风，安神通窍，解毒镇痉。如热势较轻，而痰壅气促，风动痉厥者，则宜用小儿万病回春丹以化痰开窍，息风镇惊；其邪热之势较轻，而体质虚弱，痰多，惊惕不安者，在治疗上应扶正祛邪兼顾，而选用琥珀抱龙丸以补益脾气，化痰定惊。因停食积滞而化热、生痰、动风的，在治疗上又宜涤痰与化滞并施，以开窍安神，如保赤丹就是一张很好的方剂。但急惊风因症势急骤，变化多端，在辨证用药上，应方随症变，不能执一驭万。至于慢惊风则与急惊风相反，多为虚证、寒证，它的成因虽有多端，但其最终结局，则都是阴胜阳微，呈现一派虚寒证象，随时均可虚脱。因此用药着重破阴回阳，以挽危机，逐寒荡惊汤就是一张治疗慢惊风的著名方剂。它不仅能够破阴回阳，而且还能温开痰闭，降逆止呕，使危绝之象，迅速得到挽救。但疾病到了这个阶段，已很危险，必须审慎用药，必要时应采取综合措施，以策安全。

疳积也是儿科疾患中常见的一种病证，多由饮食不节，贪食伤中而致，正如《内经》中所说："饮食自倍，肠胃乃伤。"因为小儿年幼，贪食不节，以致脾胃受伤，或内有虫积，久之则脾胃衰微，不能变饮食为精微，化源告竭，以致面黄形瘦，腹胀而膨，头发枯稀；内热便溏，舌淡无华，脉象细涩，成为"脾疳"之证。其轻者可用八珍糕调治，以补虚健脾；症情较重而属虚者用金鉴肥儿丸，以补脾清热，消疳杀虫；属实者则用验方肥儿丸，以化痰消积，杀虫退热。

由于儿科是一门专科，必须通过有关儿科书籍的钻研学习，方能在临床上应付裕如。这一章是选择了几张主要的方剂作为参考。

在使用儿科之剂时，必须注意以下几点：

第一，惊风除了要区别急、慢两种类型以外，在急惊风中还要区别热、痰、风的轻重、主次，选方用药，才能恰当。

第二，惊风的病情都比较险急，因此除了辨证论治，使用适当的方药以外，必要时还应采取综合疗法，中西结合，以期抢救。

第三，疳积多由过食伤脾而来，因此除药治外，还应告知病儿家属或保姆，控制饮食，注意冷暖，或当病儿索食时，以八珍糕代食，则即能充饥，又有治疗作用，寓药于食疗中，是值得提倡的一种剂型。

第四，小儿因为年龄不同，其处方用量，亦需随之增减，注意把握，以保证达到预期的疗效，以免攻伐过甚，而伤正元。

第五，俗说儿科是"哑科"，在临证时必须详为诊断，才能有的放矢，方不虚发。

二、方剂

急惊丸（新增）

急惊丸用青蒿虫，轻粉僵蚕朱蝎同，

高热抽风兼便秘，劫痰镇痉有奇功。

【来源】验方。

【药物】飞来砂三钱　轻粉三钱　炙僵蚕五个　炙全蝎三个　青蒿虫适量。

【用法】上四味研极细末，以适量的青蒿虫捣和为丸，如绿豆大，阴干。每服一至三粒，一般周岁以内服一粒，二三岁服二粒，四五岁服三粒，一日一至二次，人乳或开水送下。

【功效】息风定惊，清热解毒，劫痰消积。

【适应证】凡小儿急惊风、高热、痉厥、搐弱、烦躁不安、气急痰壅、腹胀便秘、苔黄腻、脉滑数者，均可用之。

【禁忌】慢惊风或证属虚寒者忌用。

【方义】本方得之民间抄传，但可能是渊源于《保婴集》治惊风方的加味，因为该书有一首诗说："一半朱砂一半雪，其功只在青蒿节，任教死去也还魂，服时需要生人血。"还加注说明它的功效是："十不失一。"所谓一半"雪"，是指轻粉，"生人血"是指人乳，"青蒿节"是指青蒿节间之虫。其处方就是朱砂、轻粉各等分，以青蒿虫同捣制丸，用人乳送服，其效已甚著。本方再加上祛风定痉的僵蚕、全蝎，那么功效之捷，更不待言。编者曩曾制用于临床，对小儿因高热而惊搐，或由痰热、积滞而致发热、惊惕搐搦者，服一二次后，即奏显效，是值得推广应用的一张方子。

本方的主药是青蒿虫，该虫寄生于青蒿节中，吸青蒿汁液而生，所以秉青蒿清芬之气，具苦寒之性，善解风热，其气通于肝胆二经，而尤能清解血中郁热。同时虫类通性，均具有息风、定惊、解毒的作用，因此一物而具有多种功能，故取以为君。臣以朱砂镇心清肝、定惊、息风，轻粉劫痰消积；又佐以僵蚕、全蝎，则祛风定惊的功效，更为卓著了。所以这张方子的奏效，不是偶然的，是充分发挥了方剂组合配伍作用的。

抱龙丸

(附方：琥珀抱龙丸、牛黄抱龙丸)

抱龙星麝竺雄黄，加入辰砂痰热尝。

琥珀抱龙星草枳，薯苓参竺箔朱香。

牛黄抱龙星辰蝎，苓竺腰黄珀麝僵。

明眼三方凭选择，急惊风发保平康。

【来源】《卫生宝鉴》。

【药物】胆星四两　雄黄　辰砂（水飞）各五钱　天竺黄一两

麝香一钱。

【用法】共研为极细末，煮甘草膏和丸，如皂角子大，金箔或朱砂为衣，薄荷汤下。周岁内服半丸，一二岁者服一丸，三四岁者服二丸。

【功效】化痰镇惊，通窍安神。

【适应证】小儿感受温邪痰热内壅，肤热昏睡，痰鸣气粗，惊厥抽搐之急惊实证。

【禁忌】脾胃虚寒之慢惊忌服。

【方义】方用天竺黄，胆星治痰热上壅，麝香开窍，雄黄、辰砂镇心清肝，解毒安神，合而为化痰镇痉，通窍安神之剂，用于小儿急惊实证，痰热内阻，神昏痉厥，痰鸣气粗之候，最为适合。

附方 琥珀抱龙丸（《育婴家秘方》）：用琥珀、人参、天竺黄、茯苓、檀香各一两五钱，生甘草三两，炒枳壳、炒枳实、胆星各一两，朱砂（水飞）五钱，怀山药一斤，各研细末，和丸如芡实大，金箔为衣，阴干。每服一二丸，百日内小儿服半丸，薄荷汤下。本方是在抱龙丸基础上加了补益之品，因此适宜于小儿急惊而体质虚弱，痰多，惊惕不安者，是扶正祛邪相结合的方剂。

牛黄抱龙丸：是抱龙丸加牛黄、琥珀、赤苓、全蝎、僵蚕。其性力最峻，不特有安神、通窍、涤痰之功，而且祛风、解毒、镇痉之效。不仅常用于小儿痰迷心窍、手足搐搦、谵语狂乱之急惊，还可以用治大人温邪化热、痰热内闭，以及中风痰迷或癫狂神乱等证。小儿每服一二丸，大人每服四五丸，钩藤汤下。

以上三方皆为抱龙丸，由于组成药物的增减不同，临床应斟酌病情，选择应用。

小儿万病回春丹

回春丹用附雄黄，冰麝羌防蛇蝎裹，

朱贝竺黄天胆共，犀黄蚕草钩藤良。

【来源】广东验方。

【药物】制白附　雄黄　羌活　防风　天麻　炒僵蚕　全蝎（酒洗）　朱砂（水飞）各三钱　川贝　天竺黄各一两　胆星二两　犀牛黄一钱　冰片　麝香各一钱五分　蛇含石（煅）八钱。

【用法】各研取净末和匀，再用钩藤二两，甘草一两，煎浓汤去渣，加白蜜适量（炼热烊化）泛丸，分做四百粒（如花椒大），每粒约干重六厘，每蜡丸装五粒。周岁以下服一至二粒，二三岁服三粒，四五岁服四至五粒，十岁左右服五至六粒，都用钩藤二钱，薄荷五分煎汤送丸。如周岁以内幼儿，可将此丹化开一粒，搽乳头上吮下；或用二粒，研末贴脐。

【功效】息风镇惊，化痰开窍。

【适应证】急惊风发搐瘛疭，伤寒邪热，斑疹烦躁，痰喘气急，五痫痰厥等证。

【方义】此丹为治小儿急惊、五痫痰厥的常用方剂，有息风镇惊、化痰开窍之功。至于慢惊乃是属于脾胃虚寒之证，本方应予慎用。方用白附子、全蝎、天麻、僵蚕、羌、防、钩藤以祛风；胆星、川贝、天竺黄以化痰；犀牛黄一味，不仅为清热化痰的要药，同时与钩藤、全蝎、僵蚕、雄黄等共奏解毒、镇痉之功；蛇含石性冷，治小儿惊痫，与朱砂共镇心安神；麝香开窍，甘草和中解毒，冰片搜风治痫。故合而有息风镇惊、化痰开窍之效，而以息风、祛风见长，退热作用较逊，用于风动痉厥而兼见痰壅气促者最合。但仅适用于重症、急病，一般初起之邪热惊搐，不宜用之太早，以免引邪内陷。

保赤丹

保赤丹中巴豆霜，朱砂神曲胆星尝，

小儿急惊痫风发，每服三丸自不妨。

【来源】验方。

【药物】巴豆霜三钱　朱砂（水飞）　胆星各一两　神曲一两五钱。

【用法】共为细末，用神曲打糊为丸，如绿豆大，朱砂为衣，每服二三丸，开水化服。

【功效】滑痰化滞，开窍安神。

【适应证】小儿急惊风，痫证，疳疾，寒热下利，痰涎壅滞，胃呆腹痛，大便酸臭以及大人痰热积聚、痰饮气急等症。

【方义】本方主治范围广，根据其组成内容，主要作用是泻痰、化滞、开窍、安神，性力较峻。因此，无论是急惊风、痫证、疳疾或寒热下利，皆需属于痰阻食积的实证。俗所谓之"夹惊肺胀"（多数为急性肺炎而并发中毒性脑炎者之证），应用最合。服之得泻后，即止后服。

方中巴豆性温有毒，禀火性之急速，兼辛温之走散，能荡涤一切有形积滞之物，能破癥瘕积聚，去留饮痰癖，疗大腹水肿，伏暑霍乱，小儿痰喘，赤白泻痢；与天南星同用，治痫利痰；加入辰砂镇痉安神，神曲消导化食。因此对湿痰食积，壅滞不通，化火生风之候，正实、邪实者，最为实用。如为正虚邪实者，仅可在必要情况下，偶一用之，慢惊虚证绝对禁用，否则大下之后，病邪尚未去，而正已先亡，祸不旋踵。

逐寒荡惊汤

逐寒荡惊用椒姜，龙肝肉桂共丁香，

慢惊吐泻痰声急，破阴回阳服此方。

【来源】《福幼编》。

【药物】胡椒（打）　炮姜　肉桂各一钱　丁香十粒（打）。

【用法】用伏龙肝（即灶心黄土）三两煎上四味药，约得大半茶杯，频频饮之。

【功效】破阴回阳，温开痰闭。

【适应证】小儿因病缠延，久治不愈，或体质虚弱，复遭呕吐滞泻，而变成慢惊之证。面色青白，口鼻气冷，昏睡露睛，痰声辘辘，口噤不开，呕吐不纳，二便清稀，委顿肢冷，奄奄一息，或角弓反张，手足瘛疭，或汗出如洗，或囟门下陷等虚寒危象毕露者，均可用本方急救。

【禁忌】急惊实证忌用。

【方义】慢惊多因脾胃亏虚，阴寒内盛，阳气式微而形成。所以用炮姜、肉桂、丁香以破阴回阳；因阴盛则痰凝，寒痰内阻于膈上，以致格拒汤饮，呕不能入，所以又用胡椒之大辛大热，以温开痰闭，并佐以伏龙肝之温中和胃，降逆止吐，则呕平而药能纳。本方是《庄氏福幼编》中治慢惊的著名方剂，只要药症合拍，便能挽救垂危之证。但体气大虚，病情严重，必须详为辨析，因证制宜，或配合现代医学的急救措施，才能达到治疗目的。

八珍糕

八珍糕与小儿宜，参术苓陈豆蔻依，

怀药芡莲糯粳米，健脾益胃又何疑。

【来源】验方。

【药物】党参三两　白术二两　陈皮一两五钱　茯苓　怀山药

莲肉　薏苡仁　扁豆　芡实各六两　粳米　糯米各五升

【用法】共磨细末，用白糖十两，调匀蒸制成糕，用开水冲服，或作茶点充饥食之。

【功效】补虚健脾，充长气血，健身防病。

【适应证】①小儿脾胃薄弱，饮食不化，形瘦色萎，腹膨便溏者。②小儿体质较弱，经常易染感冒或停滞腹胀者，可以作茶点充饥，能充长气血，健身防病。

【方义】本方功能补虚健脾，久服则气血充实，强身保健。成人之体质虚弱者，亦可服用，因为方中尽为补虚健脾之药，党参、白术、陈皮、怀山药、扁豆能补气益脾；茯苓、薏苡仁既能健脾，又可渗湿，以利脾运；芡实、莲肉清心醒脾，强精益肾。所以本方健脾强壮之功，颇为稳健，无任何禁忌，特别是香甜适口，没有苦辛的药味，变药物为食饵，为幼儿所乐服。习惯上多加上五谷虫，奏效更佳，因为五谷虫不仅能健脾运中，善治疳积腹胀，并有清热解毒作用，可治小儿虚羸疳积，潮热劳嗽。

肥儿丸

（附方：验方肥儿丸）

肥儿丸用术参甘，麦曲荟苓楂二连。

更合使君研细末，为丸儿服自安然。

验方别用内金朴，苓术青陈豆麦联。

槟曲蟾虫连楂合，砂仁加入积消瘥。

【来源】《医宗金鉴》。

【药物】人参　煨芦荟各二钱五分　土炒白术　胡黄连各五钱　茯苓三钱　黄连二钱　使君子肉四钱　神曲（炒）　焦麦芽　山楂肉

各三钱半　炙甘草一钱半。

【用法】共研为末，黄米糊为丸，如黍米大，每服二三十丸，或炼蜜为丸，每丸重二钱五分。每服一丸，米饮下。忌油腻，面食，生冷。

【功效】补脾清热，消疳杀虫。

【适应证】脾疳或虫积腹痛，肚腹胀满，面色萎黄，羸瘦内热，乳食不贪，大便溏薄，舌苔淡白无华，脉象细涩或弦紧。

【方义】肥儿丸的方子有好几张，都能杀虫清热，治小儿脾虚疳积，面黄肌瘦，头发枯短，爪甲色白，肚腹胀大。本方用人参甘温大补元气；白术苦温燥湿健脾；茯苓甘淡渗湿，与二连清热，使从下焦泄出；甘草甘平，和中益土；山楂、麦芽消导化食；芦荟、使君子肉杀虫。因此本方对小儿脾虚失运，食积停滞，或兼见虫积，体质虚弱，呈现营养不良者甚合。

附方　验方肥儿丸：用厚朴、鸡内金、茯苓各四两，陈皮、青皮各二两，五谷虫、砂仁、胡黄连各三两，炒白术六两，炒麦冬、炒扁豆、炒山楂各八两，槟榔一两五钱，干蟾（炙）十一只，六神曲十二两，共研细末，炼蜜为丸，每丸重二钱五分。每服一丸，米饮送下。亦有杀虫退热、化疳消积之功。厚朴、砂仁、青皮、槟榔理气破积；鸡内金、陈皮、白术、炒扁豆、神曲、山楂、茯苓健脾消胀；黄连、炒麦冬清热养阴；五谷虫、干蟾退热治小儿诸疳。与前方皆为治小儿疳积之常用方。体虚者用上方较宜，体实者则用本方为当。

三、小结

本章共计介绍了儿科常用方剂 7 首，附方 3 首。

儿科是一门专门学科，内容所包者甚广，而本章主要是着重选取了有关急、慢惊风和疳积的几张常用的方剂。

急惊风的治疗，要抓住热、痰、风三个辨证环节，这三者常同时伴见，相互转化，由热生痰，由痰生风，因此在具体处理上各有重点，但又互有联系，不能孤立对待"热"是急惊风的必见症状。在程度上有温、热、火的不同，温是热之渐，热为温之甚，热盛则化火，均需分别施治。如外感发热，热甚而发搐的急惊高热搐证，当以清泄邪热为主，而稍佐以息风定惊之品，急惊丸最为合拍。倘热势稍轻，而痰壅气促，风动痉厥者，又当以开窍化痰，息风镇痉并重，小儿万病回春丹可以适用。"痰"则由热火炼液而成，变化最多，其"痰阻肺闭"者，症势最急，有虚实之分，实者应用釜底抽薪法以泻其积热，而开痰闭，白虎汤合凉膈散（见泻火剂）并用，可称允当。虚者病势虽较缓，但正虚邪恋，时虞变端，必须温阳扶脾与温开肺闭之品同时并进，如麻黄附子细辛汤（见发表剂）合二陈汤（见除痰剂），始能挽回危机。"痰蒙心窍"者，痰热极而风动痉厥的急惊实证，则以化痰镇惊为主，佐以息风通窍，轻者用抱龙丸，重则至宝丹（见泻火剂）。痰热内闭，心窍受蒙，谵语妄乱，手足搐搦者，可用涤痰祛风、安神通窍、解毒定痉的牛黄抱龙丸。"风"是本病最严重的阶段，实者多于热极、痰盛之际同时出现，所以治疗也必须综合处理。虚风则为阴不摄阳，水不涵木而致，在治疗上就要滋肾养肝，而不能用祛风、搜风之剂。至于邪热之势较轻而体质虚弱，痰多，惊搐不安者，又宜扶正祛邪兼顾，可用琥珀抱龙丸，以补益脾气、化痰定惊。或因停食积滞而化热、生痰、动风的，则宜使用除痰化滞、开窍安神的保赤丹。

慢惊风的病理机转与急惊风恰恰相反，它呈现一派阴盛阳衰的虚寒证象，因此在治疗上就要着重破阴回阳，用庄氏逐寒荡惊汤以挽危机，必要时，还要中西结合，协力抢救，方能有济。

至于疳积之成因，已如前述，不外过食伤脾与虫积为患而引起，因此在治疗上，就需抓住培调中土为主，补脾气、清疳热、消坚积，每每兼施。兼见虫积者，又宜运脾杀虫并重。所以在具体处理上，其症势轻浅者，即用食疗形式的八珍糕，徐图效机。症情较重的，有虚实二端。偏虚者，宜补脾清热，消疳杀虫，可选用金鉴肥儿丸；偏实者，则以消积化痰，杀虫退热为主，验方肥儿丸颇为适当。同时还应加强保育，增加营养，并结合"捏脊"疗法（推拿疗法中的一种手法），那么，收效就更快了。

总的说来，由于儿童年幼，发病多较险急，在临证用药时，必须审慎细致，辨证明确，用药恰当，才能收到预期的效果。

《汤头歌诀详解》增订后记

　　《汤头歌诀详解》面世至今，已经有了半个世纪。它的面世，是我与朱良春先生诚挚友谊和亲密交往的充分体现。

　　朱先生博学多才，医术精湛，他早年即蜚声中医界，名闻海内外。他是全国顶尖级的著名老中医、国医大师。他比我年长16岁，是我的前辈、忘年交，也是我一生的良师益友。他在中医药学术上的与时俱进，结合实践的不断创新，每每令我望尘莫及。

　　该书这次之所以能够增订重新出版，是因为它在传承中医理论和指导实践应用方面，坚持了中医学的固有特色，可谓原汁原味。也正由于此，它虽然问世了50年，仍有实用价值。中国中医药出版社主动与我们联系，要求增订后，承担此书的出版任务，殆亦有鉴于此。我们深切感谢贵社张伏震编辑同志，慧眼识珠，对该书重新出版做出了贡献。

　　50年之后我能与朱良春先生再度合作，共同商定增订此书，令我感到万分欣慰。而且朱老已经高龄九六，我也已经八十岁了，两个白头促膝相聚交谈，是我们相知以来，也是垂暮之年的一大幸事。

　　朱老先生对此书增订非常重视，他亲自拟定了详细的增订计划，召集有关同志，布置落实相关任务，发动了"朱家军"的力量。（朱老子女受其亲传，大多为传承中医药的栋梁，故中医界雅称其为"朱家军"）

　　这里必须特别提出的是，朱老于今年十一月初，发生轻度脑梗，在住院期间，仍盘膝于床，亲自披览该书增定稿。这种"烈士暮年，壮心不已"的精神，当彪炳史册，垂范后学！

我们衷心祝愿朱老早日康复，健康长寿，寿逾期颐！

缪正来谨志

2012 年 12 月

方名索引

（凡方名前有＊者为临床最常用的方剂）